― 現代医療に役立つ漢方薬の使い方 ―

現代漢方医学

東海大学教授
東海大学病院東洋医学科
　医学博士　**泉　義　雄**

医薬出版

【まえがき】

　本書は，日常診療の中で，漢方薬を治療薬の選択肢の一つに加え，より幅広い治療を考えておられる先生方のために書かれたものです。エキス剤を中心に網羅的に漢方薬を解説しました。漢方薬の古典的な解説と現代医学で解き明かされている最新知識を解説しました。

　人類の築いてきた文明文化は，時代の流れに即して進歩発展すべきもので，そのままの形で残そうとすれば，博物館に収蔵されるか，さもなければ衰退消滅する運命を背負っています。漢方医学は，2千年前の古い医学で，現在日本で行われている漢方医学も1800年前の傷寒論の記載を基礎としています。保険適応のエキス剤は浅田宗伯や大塚敬節によって創製された明治以降の方剤もありますが，ほとんどが傷寒論などに記載された古い方剤です。しかしながら，これらの長い時間生き続けてきた漢方方剤は，それなりの効能効果があってのことです。今日，高齢化社会を迎えた日本で見直されています。多愁訴で特定の診断病名の見つからない高齢者のための副作用の少ない薬として注目されています。

　本書では，古典的な方剤生薬解説と同時に，過去20年間の漢方医学関係の論文を渉猟し，臨床治験ばかりではなく，動物実験の成績も紹介し，現在，漢方薬は科学的にどこまで明らかにされてきているのかを解説しました。

　漢方薬は，黄芩（おうごん）の肺線維症，麻黄のエフェドリン作用，地黄や当帰の胃腸障害，甘草の低カリウム血症を除けば，副作用の少ない安全性の高い薬です。捉え所のない高齢者の多愁訴，冷え症と末梢循環障害，更年期障害，心身症，神経疾患などに，著者は随分と漢方薬のお世話になってきました。本書の知識が，漢方薬投与のきっかけとなり，多くの先生方が漢方薬を治療薬選択の一つに加えて頂ければ，幸いに存じます。

2014年6月1日

泉　　義　雄

【目　次】

第1章　漢方診断学 …………………………………………………………… 1
　【1】はじめに ……………………………………………………………… 3
　【2】四診と弁証論治 ……………………………………………………… 3
　【3】八綱弁証 ……………………………………………………………… 3
　　　（1）実証と虚証 ……………………………………………………… 4
　　　（2）表証と裏証 ……………………………………………………… 4
　　　（3）熱証と寒証 ……………………………………………………… 5
　　　（4）陰証と陽証 ……………………………………………………… 6
　【4】六淫七情と病邪弁証 ………………………………………………… 6
　【5】病期の分類と六経弁証 ……………………………………………… 7
　　　① 太陽病 ……………………………………………………………… 7
　　　② 少陽病 ……………………………………………………………… 7
　　　③ 陽明病 ……………………………………………………………… 7
　　　④ 太陰病 ……………………………………………………………… 8
　　　⑤ 少陰病 ……………………………………………………………… 8
　　　⑥ 厥陰病 ……………………………………………………………… 8
　【6】陰陽五行説と臓腑弁証 ……………………………………………… 8
　　　① 心 …………………………………………………………………… 9
　　　② 肺 …………………………………………………………………… 10
　　　③ 脾 …………………………………………………………………… 10
　　　④ 肝 …………………………………………………………………… 10
　　　⑤ 腎 …………………………………………………………………… 10
　　　⑥ 三焦 ………………………………………………………………… 10
　【7】気・血・水（津液）弁証 …………………………………………… 11
　　　（1）気 ………………………………………………………………… 11
　　　（2）血 ………………………………………………………………… 12
　　　（3）水（津液） ……………………………………………………… 13
　【8】経絡と鍼灸療法 ……………………………………………………… 13
　【9】漢方薬処方の実際 …………………………………………………… 15
　　　① 発汗法 ……………………………………………………………… 15

目　次

　　　② 清熱法(せいねつほう)･･･ 15
　　　③ 吐法(とほう)･･･ 16
　　　④ 消散法(しょうさんほう)･･･ 16
　　　⑤ 瀉下法(しゃげほう)･･･ 16
　　　⑥ 温裏法(おんりほう)･･･ 16
　　　⑦ 補益法(ほえきほう)･･･ 17
　　　⑧ 和解法(わかいほう)･･･ 17
　【10】漢方薬の副作用 ･･ 18

第2-1章　皮膚疾患の漢方治療 ･･ 19
　【１】漢方医学の皮膚病治療 ･･ 21
　【２】急性蕁麻疹 ･･ 21
　【３】慢性蕁麻疹 ･･ 21
　【４】急性湿疹（急性皮膚炎）･･ 23
　【５】慢性湿疹（慢性皮膚炎）･･ 23
　【６】乳児期のアトピー性皮膚炎 ･･ 24
　【７】幼児期のアトピー性皮膚炎 ･･ 25
　【８】成人期のアトピー性皮膚炎 ･･ 27
　【９】にきび ･･ 29
　【10】化膿性皮膚疾患 ･･ 29
　【11】創傷治癒と肉芽形成 ･･ 29
　【12】円形脱毛症 ･･ 30
　【13】進行性指掌角皮症 ･･ 31
　【14】しもやけ ･･ 32

第2-2章　精神神経疾患の漢方治療 ･･ 33
　【１】急性の頭痛 ･･ 35
　【２】慢性の緊張型頭痛 ･･ 35
　【３】虚証用の頭痛薬 ･･ 36
　【４】片頭痛 ･･ 37
　【５】漢方医学からみたうつ病 ･･ 37
　【６】うつ病に用いられる漢方薬 ･･ 38
　【７】神経症と心身症 ･･ 39

目　次

　【 8 】神経症の漢方治療 ……………………………………………………………… 40
　【 9 】高血圧性脳出血の治療 …………………………………………………………… 41
　【10】脳梗塞の治療 ………………………………………………………………………… 42
　【11】認知症（痴呆症） …………………………………………………………………… 44

第2-3章　運動器疾患の漢方治療　47
　【 1 】疼痛の漢方治療 …………………………………………………………………… 49
　【 2 】腰痛・坐骨神経痛 ………………………………………………………………… 49
　【 3 】変形性膝関節症 …………………………………………………………………… 51
　【 4 】肩こり ……………………………………………………………………………… 52
　【 5 】五十肩 ……………………………………………………………………………… 52
　【 6 】急性期の慢性関節リウマチ ……………………………………………………… 53
　【 7 】慢性期の慢性関節リウマチ ……………………………………………………… 54

第2-4章　呼吸器・耳鼻咽喉頭疾患の漢方治療 ……………………………… 57
　【 1 】発熱と悪寒のメカニズム ………………………………………………………… 59
　【 2 】急性期の感冒治療 ………………………………………………………………… 59
　【 3 】高齢者，虚弱者の感冒治療 ……………………………………………………… 60
　【 4 】亜急性期，遷延性の感冒治療 …………………………………………………… 60
　【 5 】急性気管支炎 ……………………………………………………………………… 61
　【 6 】慢性気管支炎 ……………………………………………………………………… 62
　【 7 】気管支喘息 ………………………………………………………………………… 63
　【 8 】花粉症 ……………………………………………………………………………… 64
　【 9 】慢性副鼻腔炎 ……………………………………………………………………… 65
　【10】咽頭炎と扁桃炎 …………………………………………………………………… 66
　【11】耳鳴と中耳炎 ……………………………………………………………………… 66
　【12】めまいのメカニズム ……………………………………………………………… 67
　【13】浮動感のめまい …………………………………………………………………… 68
　【14】回転性のめまい …………………………………………………………………… 69

第2-5章　産婦人科疾患の漢方治療 …………………………………………… 71
　【 1 】冷え症の原因 ……………………………………………………………………… 73
　【 2 】冷え症の治療 ……………………………………………………………………… 73

< 7 >

目　次

【3】生理不順のメカニズム　………………………………………………………………　75
【4】生理不順の治療　………………………………………………………………………　76
【5】月経困難症と子宮内膜症とは　………………………………………………………　77
【6】月経困難症と子宮内膜症の治療　……………………………………………………　77
【7】子宮筋腫と月経前緊張症　……………………………………………………………　79
【8】更年期障害の原因と症状　……………………………………………………………　79
【9】更年期障害の治療　……………………………………………………………………　80
【10】不妊症のメカニズム　…………………………………………………………………　81
【11】排卵障害の治療　………………………………………………………………………　82
【12】不妊症の随証治療　……………………………………………………………………　83
【13】漢方医学からみた妊娠　………………………………………………………………　84
【14】妊娠中の漢方治療　……………………………………………………………………　84
【15】産褥期の漢方治療　……………………………………………………………………　86

第2-6章　消化器疾患の漢方治療　……………………………………………………　87

【1】食欲不振　………………………………………………………………………………　89
【2】悪心嘔吐　………………………………………………………………………………　90
【3】胸やけ　…………………………………………………………………………………　91
【4】腹痛　……………………………………………………………………………………　92
【5】胃炎と消化性潰瘍の病態　……………………………………………………………　93
【6】慢性胃炎　………………………………………………………………………………　93
【7】消化性潰瘍　……………………………………………………………………………　95
【8】熱実証の便秘　…………………………………………………………………………　95
【9】寒虚証の便秘　…………………………………………………………………………　96
【10】他症状を伴う便秘　……………………………………………………………………　97
【11】急性胃腸炎の水様性下痢　……………………………………………………………　98
【12】過敏性腸症候群　………………………………………………………………………　99
【13】陰虚証の下痢　…………………………………………………………………………　100
【14】肝炎の活動性の抑制　…………………………………………………………………　100
【15】慢性肝炎　………………………………………………………………………………　101
【16】胆道疾患と膵炎　………………………………………………………………………　102

目　次

第2-7章　腎泌尿器疾患の漢方治療 … 103
【1】老化と腎虚 … 105
【2】主な地黄剤 … 105
【3】前立腺肥大症 … 106
【4】尿失禁 … 107
【5】膀胱炎 … 108
【6】尿路結石 … 109
【7】性機能障害 … 110
【8】急性糸球体腎炎 … 110
【9】慢性糸球体腎炎 … 111
【10】無症候性血尿・蛋白尿 … 111
【11】糖尿病性腎症 … 112
【12】ネフローゼ症候群 … 112

第2-8章　小児疾患・生活習慣病の漢方治療 … 115
【1】小児の特徴と頻用方剤 … 117
【2】起立性調節障害 … 118
【3】夜泣きと夜驚症 … 118
【4】夜尿症 … 119
【5】小児の呼吸器疾患 … 119
【6】老化と漢方医学 … 120
【7】高齢者の頻用方剤 … 121
【8】高血圧 … 122
【9】低血圧 … 123
【10】糖尿病 … 123
【11】肥満症 … 125
【12】やせ症 … 126
【13】脂質異常症（高脂血症） … 126
【14】悪性腫瘍 … 126
【15】動悸と不整脈 … 127
【16】甲状腺機能障害 … 128

目　次

第3章　漢方薬の方剤解説と最新知見 ……………………………………… 129

- 【1】葛根湯（かっこんとう） ………………………………………………… 131
- 【2】葛根湯加川芎辛夷（かっこんとうかせんきゅうしんい） …………… 131
- 【3】乙字湯（おつじとう） …………………………………………………… 132
- 【5】安中散（あんちゅうさん） ……………………………………………… 133
- 【6】十味敗毒湯（じゅうみはいどくとう） ………………………………… 133
- 【7】八味地黄丸（はちみじおうがん） ……………………………………… 134
- 【8】大柴胡湯（だいさいことう） …………………………………………… 136
- 【9】小柴胡湯（しょうさいことう） ………………………………………… 136
- 【10】柴胡桂枝湯（さいこけいしとう） ……………………………………… 137
- 【11】柴胡桂枝乾姜湯（さいこけいしかんきょうとう） …………………… 138
- 【12】柴胡加竜骨牡蠣湯（さいこかりゅうこつぼれいとう） ……………… 138
- 【14】半夏瀉心湯（はんげしゃしんとう） …………………………………… 139
- 【15】黄連解毒湯（おうれんげどくとう） …………………………………… 140
- 【16】半夏厚朴湯（はんげこうぼくとう） …………………………………… 141
- 【17】五苓散（ごれいさん） …………………………………………………… 141
- 【18】桂枝加朮附湯（けいしかじゅつぶとう） ……………………………… 144
- 【19】小青竜湯（しょうせいりゅうとう） …………………………………… 144
- 【20】防已黄耆湯（ぼういおうぎとう） ……………………………………… 145
- 【21】小半夏加茯苓湯（しょうはんげかぶくりょうとう） ………………… 146
- 【22】消風散（しょうふうさん） ……………………………………………… 146
- 【23】当帰芍薬散（とうきしゃくやくさん） ………………………………… 147
- 【24】加味逍遙散（かみしょうようさん） …………………………………… 148
- 【25】桂枝茯苓丸（けいしぶくりょうがん） ………………………………… 148
- 【26】桂枝加竜骨牡蠣湯（けいしかりゅうこつぼれいとう） ……………… 149
- 【27】麻黄湯（まおうとう） …………………………………………………… 150
- 【28】越婢加朮湯（えっぴかじゅつとう） …………………………………… 153
- 【29】麦門冬湯（ばくもんどうとう） ………………………………………… 153
- 【30】真武湯（しんぶとう） …………………………………………………… 154
- 【31】呉茱萸湯（ごしゅゆとう） ……………………………………………… 155
- 【32】人参湯（にんじんとう） ………………………………………………… 156
- 【33】大黄牡丹皮湯（だいおうぼたんぴとう） ……………………………… 156
- 【34】白虎加人参湯（びゃっこかにんじんとう） …………………………… 157

目　次

- 【35】四逆散（しぎゃくさん） …… 158
- 【36】木防已湯（もくぼういとう） …… 158
- 【37】半夏白朮天麻湯（はんげびゃくじゅつてんまとう） …… 159
- 【38】当帰四逆加呉茱萸生姜湯（とうきしぎゃくかごしゅゆしょうきょうとう） …… 161
- 【39】苓桂朮甘湯（りょうけいじゅつかんとう） …… 161
- 【40】猪苓湯（ちょれいとう） …… 162
- 【41】補中益気湯（ほちゅうえっきとう） …… 163
- 【43】六君子湯（りっくんしとう） …… 164
- 【45】桂枝湯（けいしとう） …… 165
- 【46】七物降下湯（しちもつこうかとう） …… 165
- 【47】釣藤散（ちょうとうさん） …… 166
- 【48】十全大補湯（じゅうぜんだいほとう） …… 167
- 【50】荊芥連翹湯（けいがいれんぎょうとう） …… 168
- 【51】潤腸湯（じゅんちょうとう） …… 170
- 【52】薏苡仁湯（よくいにんとう） …… 170
- 【53】疎経活血湯（そけいかっけつとう） …… 171
- 【54】抑肝散（よくかんさん） …… 172
- 【55】麻杏甘石湯（まきょうかんせきとう） …… 173
- 【56】五淋散（ごりんさん） …… 173
- 【57】温清飲（うんせいいん） …… 174
- 【58】清上防風湯（せいじょうぼうふうとう） …… 175
- 【59】治頭瘡一方（ぢづそういっぽう） …… 175
- 【60】桂枝加芍薬湯（けいしかしゃくやくとう） …… 176
- 【61】桃核承気湯（とうかくじょうきとう） …… 179
- 【62】防風通聖散（ぼうふうつうしょうさん） …… 180
- 【63】五積散（ごしゃくさん） …… 180
- 【64】炙甘草湯（しゃかんぞうとう） …… 181
- 【65】帰脾湯（きひとう） …… 182
- 【66】参蘇飲（じんそいん） …… 183
- 【67】女神散（にょしんさん） …… 183
- 【68】芍薬甘草湯（しゃくやくかんぞうとう） …… 184
- 【69】茯苓飲（ぶくりょういん） …… 185
- 【70】香蘇散（こうそさん） …… 186

<11>

目　次

- 【71】四物湯（しもつとう） …………………………………………………… 189
- 【72】甘麦大棗湯（かんばくたいそうとう） …………………………………… 190
- 【73】柴陥湯（さいかんとう） …………………………………………………… 191
- 【74】調胃承気湯（ちょういじょうきとう） …………………………………… 191
- 【75】四君子湯（しくんしとう） ………………………………………………… 192
- 【76】竜胆瀉肝湯（りゅうたんしゃかんとう） ………………………………… 192
- 【77】芎帰膠艾湯（きゅうききょうがいとう） ………………………………… 193
- 【78】麻杏薏甘湯（まきょうよくかんとう） …………………………………… 194
- 【79】平胃散（へいいさん） ……………………………………………………… 195
- 【80】柴胡清肝湯（さいこせいかんとう） ……………………………………… 195
- 【81】二陳湯（にちんとう） ……………………………………………………… 198
- 【82】桂枝人参湯（けいしにんじんとう） ……………………………………… 198
- 【83】抑肝散加陳皮半夏（よくかんさんかちんぴはんげ） …………………… 199
- 【84】大黄甘草湯（だいおうかんぞうとう） …………………………………… 200
- 【85】神秘湯（しんぴとう） ……………………………………………………… 201
- 【86】当帰飲子（とうきいんし） ………………………………………………… 201
- 【87】六味丸（ろくみがん） ……………………………………………………… 202
- 【88】二朮湯（にじゅつとう） …………………………………………………… 203
- 【89】治打撲一方（ぢだぼくいっぽう） ………………………………………… 203
- 【90】清肺湯（せいはいとう） …………………………………………………… 204
- 【91】竹筎温胆湯（ちくじょうんたんとう） …………………………………… 207
- 【92】滋陰至宝湯（じいんしほうとう） ………………………………………… 207
- 【93】滋陰降火湯（じいんこうかとう） ………………………………………… 208
- 【95】五虎湯（ごことう） ………………………………………………………… 209
- 【96】柴朴湯（さいぼくとう） …………………………………………………… 209
- 【97】大防風湯（だいぼうふうとう） …………………………………………… 211
- 【98】黄耆建中湯（おうぎけんちゅうとう） …………………………………… 212
- 【99】小建中湯（しょうけんちゅうとう） ……………………………………… 212
- 【100】大建中湯（だいけんちゅうとう） ………………………………………… 213
- 【101】升麻葛根湯（しょうまかっこんとう） …………………………………… 214
- 【102】当帰湯（とうきとう） ……………………………………………………… 217
- 【103】酸棗仁湯（さんそうにんとう） …………………………………………… 217
- 【104】辛夷清肺湯（しんいせいはいとう） ……………………………………… 218

目　次

- 【105】通導散（つうどうさん） …… 219
- 【106】温経湯（うんけいとう） …… 220
- 【107】牛車腎気丸（ごしゃじんきがん） …… 221
- 【108】人参養栄湯（にんじんようえいとう） …… 222
- 【109】小柴胡湯加桔梗石膏（しょうさいことうかききょうせっこう） …… 223
- 【110】立効散（りっこうさん） …… 224
- 【111】清心蓮子飲（せいしんれんしいん） …… 225
- 【112】猪苓湯合四物湯（ちょれいとうごうしもつとう） …… 228
- 【113】三黄瀉心湯（さんおうしゃしんとう） …… 229
- 【114】柴苓湯（さいれいとう） …… 230
- 【115】胃苓湯（いれいとう） …… 232
- 【116】茯苓飲合半夏厚朴湯（ぶくりょういんごうはんげこうぼくとう） …… 233
- 【117】茵蔯五苓散（いんちんごれいさん） …… 233
- 【118】苓姜朮甘湯（りょうきょうじゅつかんとう） …… 234
- 【119】苓甘姜味辛夏仁湯（りょうかんきょうみしんげにんとう） …… 235
- 【120】黄連湯（おうれんとう） …… 236
- 【121】三物黄芩湯（さんもつおうごんとう） …… 236
- 【122】排膿散及湯（はいのうさんきゅうとう） …… 240
- 【123】当帰建中湯（とうきけんちゅうとう） …… 240
- 【124】川芎茶調散（せんきゅうちゃちょうさん） …… 241
- 【125】桂枝茯苓丸加薏苡仁（けいしぶくりょうがんかよくいにん） …… 242
- 【126】麻子仁丸（ましにんがん） …… 242
- 【127】麻黄附子細辛湯（まおうぶしさいしんとう） …… 243
- 【128】啓脾湯（けいひとう） …… 245
- 【133】大承気湯（だいじょうきとう） …… 245
- 【134】桂枝加芍薬大黄湯（けいしかしゃくやくだいおうとう） …… 246
- 【135】茵蔯蒿湯（いんちんこうとう） …… 247
- 【136】清暑益気湯（せいしょえっきとう） …… 250
- 【137】加味帰脾湯（かみきひとう） …… 251
- 【138】桔梗湯（ききょうとう） …… 252
- 【311】九味檳榔湯（くみびんろうとう） …… 253
- 【314】梔子柏皮湯（ししはくひとう） …… 254
- 【320】腸癰湯（ちょうようとう） …… 255

目　次

【501】紫雲膏（しうんこう） ……………………………………………………………… 255

第4章　漢方薬の生薬解説と最新知見 ……………………………………………… 259
【はじめに】 ………………………………………………………………………………… 261
【1】阿膠（あきょう） …………………………………………………………………… 262
【2】威霊仙（いれいせん） ……………………………………………………………… 263
【3】茵蔯蒿（いんちんこう） …………………………………………………………… 263
【4】茴香（ういきょう） ………………………………………………………………… 263
【5】烏頭（うず） ………………………………………………………………………… 263
【6】烏薬（うやく） ……………………………………………………………………… 264
【7】延胡索（えんごさく） ……………………………………………………………… 264
【8】黄耆（おうぎ） ……………………………………………………………………… 264
【9】黄芩（おうごん） …………………………………………………………………… 265
【10】黄柏（おうばく） …………………………………………………………………… 265
【11】黄連（おうれん） …………………………………………………………………… 266
【12】遠志（おんじ） ……………………………………………………………………… 266
【13】艾葉（がいよう） …………………………………………………………………… 266
【14】何首烏（かしゅう） ………………………………………………………………… 267
【15】葛根（かっこん） …………………………………………………………………… 267
【16】滑石（かっせき） …………………………………………………………………… 267
【17】瓜呂根（かろこん），栝楼根（かろこん） ……………………………………… 267
【18】瓜呂仁（かろにん） ………………………………………………………………… 268
【19】乾姜（かんきょう） ………………………………………………………………… 268
【20】甘草（かんぞう） …………………………………………………………………… 268
【21】桔梗（ききょう） …………………………………………………………………… 269
【22】菊花（きくか） ……………………………………………………………………… 269
【23】枳実（きじつ） ……………………………………………………………………… 269
【24】羌活（きょうかつ） ………………………………………………………………… 270
【25】杏仁（きょうにん） ………………………………………………………………… 270
【26】苦参（くじん） ……………………………………………………………………… 270
【27】荊芥（けいがい） …………………………………………………………………… 270
【28】桂枝（けいし），桂皮（けいひ） ………………………………………………… 271
【29】膠飴（こうい） ……………………………………………………………………… 271

<14>

目　次

- 【30】紅花（こうか） ………………………………………………………… 271
- 【31】香附子（こうぶし） …………………………………………………… 272
- 【32】糠米（こうべい） ……………………………………………………… 272
- 【33】厚朴（こうぼく） ……………………………………………………… 272
- 【34】牛膝（ごしつ） ………………………………………………………… 273
- 【35】呉茱萸（ごしゅゆ） …………………………………………………… 273
- 【36】牛蒡子（ごぼうし） …………………………………………………… 273
- 【37】胡麻（ごま） …………………………………………………………… 273
- 【38】五味子（ごみし） ……………………………………………………… 273
- 【39】柴胡（さいこ） ………………………………………………………… 274
- 【40】細辛（さいしん） ……………………………………………………… 275
- 【41】山楂子（さんざし） …………………………………………………… 275
- 【42】山梔子（さんしし） …………………………………………………… 275
- 【43】山茱萸（さんしゅゆ） ………………………………………………… 275
- 【44】山椒（さんしょう），蜀椒（しょくしょう） ………………………… 276
- 【45】酸棗仁（さんそうにん） ……………………………………………… 276
- 【46】山薬（さんやく） ……………………………………………………… 276
- 【47】地黄（じおう） ………………………………………………………… 276
- 【48】地骨皮（じこっぴ） …………………………………………………… 277
- 【49】紫根（しこん） ………………………………………………………… 277
- 【50】疾梨子（しつりし），疾藜子（しつりし） …………………………… 277
- 【51】炙甘草（しゃかんぞう） ……………………………………………… 278
- 【52】芍薬（しゃくやく） …………………………………………………… 278
- 【53】車前子（しゃぜんし） ………………………………………………… 278
- 【54】縮砂（しゅくしゃ） …………………………………………………… 279
- 【55】生姜（しょうきょう） ………………………………………………… 279
- 【56】小麦（しょうばく） …………………………………………………… 279
- 【57】升麻（しょうま） ……………………………………………………… 279
- 【58】辛夷（しんい） ………………………………………………………… 280
- 【59】石膏（せっこう） ……………………………………………………… 280
- 【60】川芎（せんきゅう） …………………………………………………… 280
- 【61】前胡（ぜんこ） ………………………………………………………… 281
- 【62】川骨（せんこつ） ……………………………………………………… 281

目　次

【64】蒼朮（そうじゅつ） ………………………………………………… 281
【65】桑白皮（そうはくひ） ……………………………………………… 282
【66】蘇木（そぼく） ……………………………………………………… 282
【67】蘇葉（そよう），紫蘇葉（しそよう） …………………………… 282
【68】大黄（だいおう） …………………………………………………… 282
【69】大棗（たいそう） …………………………………………………… 283
【70】沢瀉（たくしゃ） …………………………………………………… 283
【71】竹茹（ちくじょ） …………………………………………………… 283
【72】知母（ちも） ………………………………………………………… 284
【73】丁香（ちょうこう），丁子（字）（ちょうじ） …………………… 284
【74】釣藤鈎（ちょうとうこう） ………………………………………… 284
【75】猪苓（ちょれい） …………………………………………………… 285
【76】陳皮（ちんぴ） ……………………………………………………… 285
【77】天南星（てんなんしょう） ………………………………………… 285
【78】天麻（てんま） ……………………………………………………… 285
【79】天門冬（てんもんどう） …………………………………………… 286
【80】冬瓜子（とうがし） ………………………………………………… 286
【81】当帰（とうき） ……………………………………………………… 286
【82】桃仁（とうにん） …………………………………………………… 286
【83】独活（どくかつ） …………………………………………………… 287
【84】杜仲（とちゅう） …………………………………………………… 287
【85】人参（にんじん） …………………………………………………… 287
【86】忍冬（にんどう） …………………………………………………… 288
【87】貝母（ばいも） ……………………………………………………… 288
【88】麦芽（ばくが） ……………………………………………………… 288
【89】麦門冬（ばくもんどう） …………………………………………… 289
【90】薄荷（はっか） ……………………………………………………… 289
【91】半夏（はんげ） ……………………………………………………… 289
【92】百合（びゃくごう） ………………………………………………… 289
【93】百芷（びゃくし） …………………………………………………… 290
【94】白朮（びゃくじゅつ） ……………………………………………… 290
【95】枇杷葉（びわよう） ………………………………………………… 290
【96】檳榔子（びんろうじ） ……………………………………………… 291

<16>

目　次

- 【97】茯苓（ぶくりょう） …………………………………………………… 291
- 【98】附子（ぶし） …………………………………………………………… 291
- 【99】防已（ぼうい） ………………………………………………………… 292
- 【100】芒硝（ぼうしょう） ……………………………………………………… 292
- 【101】防風（ぼうふう） ……………………………………………………… 293
- 【102】牡丹皮（ぼたんぴ） …………………………………………………… 293
- 【103】牡蠣（ぼれい） ………………………………………………………… 293
- 【104】麻黄（まおう） ………………………………………………………… 293
- 【105】麻子仁（ましにん） …………………………………………………… 294
- 【106】木通（もくつう） ……………………………………………………… 294
- 【107】木香（もっこう） ……………………………………………………… 294
- 【108】益母草（やくもそう） ………………………………………………… 295
- 【109】薏苡仁（よくいにん） ………………………………………………… 295
- 【110】竜眼肉（りゅうがんにく） …………………………………………… 295
- 【111】竜骨（りゅうこつ） …………………………………………………… 295
- 【112】竜胆（りゅうたん） …………………………………………………… 296
- 【113】良姜（りょうきょう） ………………………………………………… 296
- 【114】連翹（れんぎょう） …………………………………………………… 296
- 【115】蓮肉（れんにく） ……………………………………………………… 296

第5章　漢方医学の歴史 ………………………………………………………… 297

- 【１】神農本草経と黄帝内経 ………………………………………………… 299
- 【２】扁鵲と淳于意 …………………………………………………………… 299
- 【３】張仲景と傷寒論 ………………………………………………………… 300
- 【４】華佗と麻沸散 …………………………………………………………… 301
- 【５】奈良平安の日本医学と医心方 ………………………………………… 302
- 【６】鎌倉時代の医学と金元医学 …………………………………………… 302
- 【７】曲直瀬道三と後世派 …………………………………………………… 303
- 【８】古方派の勃興 …………………………………………………………… 303
- 【９】吉益東洞と万病一毒説 ………………………………………………… 304
- 【10】折衷派と考証医学 ……………………………………………………… 305
- 【11】明治維新から現代まで ………………………………………………… 306
- 【12】現代中医学と世界の動向 ……………………………………………… 306

<17>

目　次

第6章　近代日本医学史 … 309
- 【1】はじめに … 311
- 【2】ヨーロッパ医学の発達 … 311
- 【3】ザビエルの来日と南蛮流外科 … 312
- 【4】紅毛流外科と山脇東洋 … 313
- 【5】蛮書解禁令と杉田玄白 … 313
- 【6】前野良沢と解体新書 … 314
- 【7】華岡青洲と通仙散（麻沸湯） … 315
- 【8】シーボルトと鳴滝塾 … 316
- 【9】シーボルト事件と日本博物誌 … 317
- 【10】松本良順とポンペの来日 … 318
- 【11】長崎養生所とポンペの帰国 … 319
- 【12】ドイツ医学の採用とお雇い外国人による医学教育 … 320
- 【13】森鴎外と脚気論争 … 321
- 【14】北里柴三郎とコッホ … 321
- 【15】志賀潔とエールリッヒ … 323
- 【16】秦佐八郎とサルバルサン … 323
- 【17】英雄，野口英世の生涯 … 324

第7章　上海中医薬大学留学記 … 327
- 【1】はじめに … 329
- 【2】留学に至るまでの経緯 … 329
- 【3】曙光医院での研修内容 … 330
- 【4】中医学による肝炎の治療 … 331
- 【5】外来診療の実際 … 332
- 【6】中国の医学教育と医療の実情 … 332
- 【7】現代中西医結合医療と日本の東洋医学 … 334
- 【8】上海の現状と中国の展望 … 335
- 【9】国際教育学院と日本からの留学の方法 … 336
- 【10】書籍，薬品の購入の仕方 … 337

目　　次

第8章　中国語の医学論文 …………………………………………………………………… 339

【1】MRIを用いた実験的脳梗塞に対する抗浮腫薬の薬効評価 …………………………… 341
　　　　　中華内科雑誌　39(1)：34-36, 2000
　　　　　泉　義雄，灰田宗孝，栗田太作，劉萍，魏新

【2】当帰芍薬散の投与により経過良好であった急性視床性痴呆の1例 ………………… 344
　　　　　広州中医薬大学学報　17(4)：358-359, 2000
　　　　　泉　義雄，李敏

索引 …………………………………………………………………………………………… 347

【著者紹介】

泉　義　雄　Yoshio IZUMI M.D.

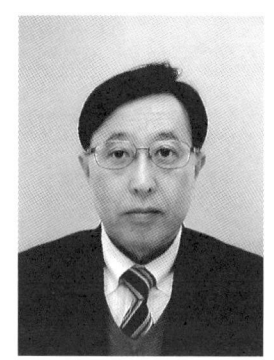

1978年　慶応義塾大学医学部卒業
　　　　慶応義塾大学病院神経内科勤務
1982年　慶応義塾大学大学院終了
　　　　医学博士，日本神経学会専門医，日本内科学会認定医
1989年　パリ大学ラリボワジエール病院神経内科留学
　　　　アグノー教授に師事し臨床神経学を研鑽
　　　　フランス国立科学研究所（CNRS　UA 641）に留学
　　　　セーラズ教授に師事し脳循環代謝の研究に従事
1993年　フランスより帰国，東海大学医学部神経内科講師
1999年　上海中医薬大学附属曙光医院にて中医学の臨床研修
2002年　東海大学医療技術短期大学助教授
　　　　東海大学病院非常勤医師を兼任
2005年　東海大学医療技術短期大学教授，現在に至る
2013年　東海大学医学部非常勤講師を兼任
　　　　日本東洋医学会神奈川県部会顧問
主な著書　医学フランス語会話（医薬出版，A4版409頁）
　　　　　神経内科のスピード学習と専門医学習（医薬出版，改訂第二版，B5版813頁）
　　　　　合格国試看護学（医薬出版，B5版878頁）
　　　　　現代漢方医学（医薬出版，B5版358頁）

第1章　漢方診断学

【1】はじめに …………………………………………………………………………3
【2】四診と弁証論治 …………………………………………………………………3
【3】八綱弁証 …………………………………………………………………………3
【4】六淫七情と病邪弁証 ……………………………………………………………6
【5】病期の分類と六経弁証 …………………………………………………………7
【6】陰陽五行説と臓腑弁証 …………………………………………………………8
【7】気・血・水（津液）弁証 ………………………………………………………11
【8】経絡と鍼灸療法 …………………………………………………………………13
【9】漢方薬処方の実際 ………………………………………………………………15
【10】漢方薬の副作用 …………………………………………………………………18

第1章　漢方診断学

1　はじめに

　日常臨床に漢方薬を使用しておられる先生方の中には，方剤選択の基本となる弁証論治は理解しにくいので，臨床上の経験から方剤を選択しておられたり，またこれから東洋医学を学ぼうとする医師や医学生の中には，はじめの診断学の所でつまずいてしまう方も多い。

　そこで，漢方診断の基本となる古典的症候群である証の見方を中心に分かりやすく解説し，要点を絞って漢方医学の全体像がつかめる様に解説をした。漢方専門用語も文中で分かりやすく解説し，それぞれの証に対して使われる代表的生薬や方剤も取り上げ，副作用についても解説を加えた。

2　四診と弁証論治

　現存する中医学の原典は紀元前100年頃の前漢の時代に書かれた，黄河文化圏で生まれた医学書である**黄帝内経**で，**素問**と**霊枢**の二部よりなり，**陰陽五行説**（自然界の全ては木火土金水のいずれかに該当する）を基本理論としている。四診法により診断する。**望診**は神技とされ現代の視診に相当する。まず神気を見て，皮膚の色つや気血の盛衰を知る。舌診も望診に含まれる。**聞診**は聖技とされ，患者の音声を聞き臭いを嗅ぐ。**問診**は工技とされる。**切診**は巧技とされ現代の触診に相当し，脈診・腹診が含まれる。四診で得られる情報は，望診・聞診・問診・切診の順に優先して証が決められる。

　証とは，患者の持っている体質的なものや症状的なものを示す古典的症候群で，様々な証の組み合わせにより体全体の状態を知り，この証に基づいて方剤を決定する。医師の立場により異なる証が存在する。弁証とは症候の弁別によって証を判定することで，論治とは証に見合った治療を施すことである。証を見極めないで漢方薬を処方するのは，内科領域で打聴触診をしないで病気の診断をする様なもので正道とは思われない。主な証の見方には以下のものがある。

3　八綱弁証

(1) 実証と虚証

　実は**邪気**（外部から侵入する発病因子）の有余を指し，虚は**正気**（人体機能の総称で疾病に対する抵抗力）の不足を指す。素問には，邪気盛んなる時は則ち実，精気奪する時は則ち虚，と記載されている。実証と虚証は患者の邪正の盛衰を弁別する二大綱領である。

　実証とは邪気の亢進・邪気の旺盛を主とする病態で，体力は充実しているが排除されるべき邪気

(3)

第 1 章　漢方診断学

も充満していて病気と力強く戦っている状態を示す。筋肉質で筋肉は弾力性があり揉むと嫌がる（拒按）。動作は活発，発声は高く重く濁る。発汗は少なく便秘（秘結）がある。
① 脈診では実脈で，拍動が大きく積極的で力のある脈である。
② 弦脈（脈状が長くまっすぐで弓の弦をはじいた時のように触れる）。
③ 洪脈（脈状はゆったりと大きい）。
④ 滑脈（拍動が非常に滑らか）を示す。
⑤ 腹診では腹筋は厚みがあり弾力的。上腹部季肋部の筋緊張が著しく充満感があり苦しい（胸脇苦満）。
⑥ 心窩部の腹筋も緊張が強く，胸につかえて触れると抵抗感がある（心下痞鞕）。

　虚証は正気の不足を主とする病態で，体力が虚弱で病気に対する抵抗力が弱い状態を示す。筋肉に弾力性がなく揉まれると気持ちがいい（喜按）。栄養状態不良のやせ型の下垂体質または水太りの肥満で，動作が緩慢，発声は低く軽く澄む。疲れ易く，脱力感・食欲不振・動悸・息切れ・めまい・自汗（発熱労働によらず自然に出る汗）・軟便下痢（泄瀉）・小便頻数を示す。
① 脾胃虚証とは胃腸虚弱のこと。
② 脈診では虚脈で，拍動が細く消極的で力のない脈である。
③ 濡脈（柔らかく触れる無力な脈）。
④ 弱脈（沈取して初めて触知できる無力な脈）。
⑤ 微脈（少しでも力を入れると触れなくなる脈）を示す。
⑥ 腹診では，腹部は全体が軟弱で弾力もなく無力。上腹部の筋肉に緊張があるのに下腹部臍下の正中の緊張が欠けるのを小腹不仁といい虚証である。
⑦ 腹皮拘急は腹直筋が恥骨結合部付近で異常に緊張しているもので虚証である。
⑧ 実証とも虚証ともいい難いものを中間証といい，体力があるのによく下痢をするなど両方の証が同時にあるものを虚実夾雑という。

　瀉法とは邪気や余っている気血を取り去り実を瀉すことで，実証には体に入り込み蓄積したものを体外に駆逐する瀉性薬が用いられる。大黄・芒硝は下剤（瀉下薬）で，芒硝は酸化マグネシウムとほぼ同一である。胸脇苦満には柴胡と黄芩の併用が，心下痞鞕には黄連と黄芩の併用が用いられる。
　補法とは正気の不足を補い虚を補うことで，虚証には体力を充実させ病気に対する抵抗力を高める補性薬が用いられる。人参のほか，黄耆・膠飴・山茱萸・山薬・当帰・地黄・大棗などがある。人参と黄耆を含むものを参耆剤といい強い補気作用があり，方剤では補中益気湯・十全大補湯などがある。

(4)

（2）表証と裏証

　表証とは病気がまだ浅く，頭・項部・背部・腰部など体表部に苦痛や症状のある状態である。裏証とは病気が深く，胸腹部など内臓に苦痛や症状のある状態をいう。かぜの頭痛は表証だが慢性頭痛は裏証となる。皮膚病や関節リウマチは急性期は表証だが慢性化すると裏証となる。胸痛・腹痛は裏証として扱う。表証の熱は規則正しい**稽留熱**（1日の日差が1度以内）で，裏証の熱は不規則な**弛張熱**（日差が1度以上）または**間歇熱**（高熱期と無熱期が交代に現われる）である。**舌診**では，表証は薄苔・白苔で舌苔が薄く見底できる。裏証は厚苔・黄苔で舌苔が厚く見底できない。脈診では表証は**浮脈**で軽く押せば拍動が指に感じられ，重く押せば感じ方が弱くなる。裏証では**沈脈**で，軽く押しても感じられず重く押すと得られる脈である。表証と裏証が半ばするものを**半表半裏**という。病気の大半は裏証である。

　表証には作用が外に向かって働く**発散性薬**（散性薬，発表薬）が用いられる。例えば葛根は項背部の凝りをとる。紫蘇葉は眼病に，荊芥・防風は皮膚疾患に有効とされる。大半の薬物は裏証用である。

（3）熱証と寒証

　熱証は体や病気が興奮的・亢進的・炎症的な状態をいう。**寒証**は体や病気が萎縮的・衰退的・無力的な状態をいう。顔面紅潮や汗出のある場合は熱証，青白く生気のない場合は寒証となる。**壮熱**とは高熱が続き**悪熱**（熱がり温熱を嫌うこと）して**悪寒**（強い寒気）がないもの。**潮熱**とは毎日一定の時刻になると発熱を繰り返すもの。**寒熱往来**とは悪寒と悪熱が交互に出現するものをいう。熱証では冬でも冷たい物を飲みたがり，冷房を好む。腹診で胸脇苦満・心下痞鞕のあるのは熱証である。寒証は反対に夏でも温かい物を好んで飲みたがり暖房を好む。また冷え症であり手足が冷たい。熱証では濃い粘稠痰があり，尿は濃い黄色，便秘になりやすい。寒証では水様の痰や鼻水があり，尿はうすく無色透明，下痢をしやすい。感染症の場合，熱証は熱感が強く発疹が出やすいが，寒証では悪寒が強い。**上熱下寒**といって顔はほてるが足は冷たく，上部は熱性，下部は寒性のある場合は全体として熱証と考える。舌診では，熱証は**芒刺舌**がみられ舌体にとげ状の隆起があり黄苔で，**熱極**（ひどい熱証）では**胖舌**で舌体が腫れて大きくなり深紅色で**黒苔**となる。寒証は薄苔である。脈診では，熱証は**数脈**で，1分間に脈数90拍以上，1呼吸6拍以上の速い脈となる。寒証は**遅脈**で，1分間に脈数60拍以下，1呼吸3拍以下の緩慢な脈となる。正常な脈は**平脈**で，1呼吸4拍である。

　熱証の場合は炎症をとり，興奮を鎮める**寒性薬**を用いる。石膏の入った方剤は全て寒性薬である。方剤では白虎湯（肺実熱証），大承気湯（胃腸実熱証）などがある。山梔子・柴胡・黄芩は解熱薬である。寒性薬を用いて熱病を治療することを**清熱**という。寒証に対しては体を温め新陳代謝を盛んにする**温性薬**が用いられる。附子の入った方剤は全て温性薬である。ほかに，生姜・乾姜・当帰・呉茱萸・熟地黄，方剤では当帰四逆加呉茱萸生姜湯などがある。

（4）陰証と陽証

古代中国人は森羅万象を全て陰陽2つに分けて考えてきた。陽は明るいもの，上にあるもの，軽いもの，目に見えないもの，積極的なもの，強いものを示す。陰は暗いもの，下にあるもの，重いもの，形のあるもの，消極的なもの，弱いものを示す。

陽証とは体や病気が陽的な状態を示し，ほぼ熱証に相当する。後述の気血水および五臓の働きによって維持される生体の恒常性が乱された場合，生体の呈する修復反応の性質が総じて熱性，活動性，発揚性のものが陽証である。

陰証とは体や病気が陰的な状態を示し，ほぼ寒証に相当する。陽の力が弱った陽虚証，邪気のうち陰邪（六淫のうち寒湿などの邪）が盛んな陰実証はほぼ寒証に相当する。総じて寒性，非活動性，沈降性のものが陰証である。陰液（体の液体物質の総称）が不足し陰の力が弱った陰虚証，陽邪が盛んであるが，なお体力優位・病毒劣位の陽実証はほぼ熱証に相当する。手のひらがほてる**手掌煩熱**は陰虚証である。

4 六淫七情と病邪弁証

気血の巡行を阻害する因子に**六淫七情**がある。六淫とは外因となる環境因子で，風（目に見えない伝播性の病因）・寒（寒冷刺激）・暑（暑熱刺激）・湿（高湿度刺激）・燥（乾燥刺激）・火（高温度刺激）である。七情とは内因となる感情的ストレスで，怒・喜・思・憂・恐・悲・驚がある。

風邪は自然界の風の性質に似て，急に疾病を発症させ，人体の上部や肌表を犯しやすい。**寒邪**は自然界の寒の性質に似て，陽気を傷ることによって身体に寒冷性の症候を出現させる。気や血を凝滞させることによって疼痛を生じる。**暑邪**は夏の邪気で炎熱の性が強く，その侵襲を受けると，高熱，口渇，多汗などの症候が現われる。**湿邪**は自然界の多湿の気候や水の停滞，貯留の現象に似て，性質が粘稠で停滞性であり，除去しがたい。更に湿邪は脾胃を侵しやすく，水腫，腹水を来すこともある。**燥邪**は自然界の乾燥の性質に似て，乾燥した季節や環境において発症しやすく，特に肺を障害する。乾咳，喀痰，喘息，胸痛，皮膚粘膜の乾燥を発現させる。**火邪**は**熱邪**ともいい，自然界の熱に似て，高熱，悪熱（熱がり温熱を嫌うもの），煩渇（強い口渇があり水を飲みたいこと）など全身あるいは局所に熱性の症候を出現させる。

七情は，通常は生理的な変動の範囲内にあるが，突然強い精神的衝撃を受けたり，長期に渡って精神的ストレスにさらされたりすると，気血，臓腑などの失調を引き起こし，いわゆる陰陽のバランスをくずして発病する。臨床上でよく見られるのは，七情の失調が心や肝や脾の異常を引き起こすものである。

① 急激な感情の変化が心に影響を及ぼせば，心の「神明を主る」働きが乱れる。そのため，動

悸，不眠，多夢，息切れ，胸苦しい，不安感，驚きやすい，悲しんでよく泣く，話したくないなどの症状が現れ，さらに重症では精神錯乱，意識朦朧，表情が乏しい，感情が乏しいなどを表わす。

② 急激な感情の変化が肝に影響を及ぼせば，肝の「疏泄を主る」働きが乱れ，イライラする，憂うつになる，人の言動が気になってしようがない，のどがつかえた感じがする，物がはっきり見えない，頭痛，肩こり，胸脇部の脹り，月経不順などの症状が現われる。さらに重症では，めまい，意識不明，突然のけいれんなどが現われる。

③ 急激な感情の変化が脾に影響を及ぼせば，脾の運化作用が乱れ，食欲がない，腹がつかえる，悪心嘔吐，不正出血，下痢，便秘，あるいは下痢と便秘が交互に現われる，手足が重だるい，やる気がないなどの症状が現われる。

いずれの症状も精神状態に左右されやすい。

5 病期の分類と六経弁証

病気，特に伝染病などの急性熱性疾患は次の六期を経て進行し，厥陰病となって死に至る。(1)太陽病期（表熱証）→(2)少陽病期（半表半裏熱証）→(3)陽明病期（裏熱証）→(4)太陰病期（半表半裏寒証）→(5)少陰病期（裏寒証）→(6)厥陰病期（裏寒極証）の順に進行する。

太陽病は表証で，症状として発熱，悪寒，頭痛がみられる。治療には発汗法を行い，桂枝湯類，麻黄湯類を用いる。**少陽病**は半表半裏で症状として胸脇苦満，寒熱往来，食欲不振，悪心がみられる。治療には清熱法，和解法を行い，柴胡湯類，瀉心湯類を用いる。**陽明病**は裏証で，症状として口渇，便秘，腹部膨満感がみられる。治療には瀉下法を行い，承気湯類を用いる。**太陰病，少陰病**は裏証で，症状として腹部の冷えと下痢，全身倦怠感，手足の冷えがみられる。治療には温裏法，補益法を行い，建中湯類，人参湯類を用いる。**厥陰病**は裏証で，症状として極度の衰弱がみられる。治療には当帰四逆加呉茱萸生姜湯などを用いる。

六経弁証は，傷寒論で発病の時点から時々刻々変化する病態を6つの病期に分けて細かく分析し，さらにその治療法を論じたものである。その概要は以下の様である。

① **太陽病**は，風寒の邪が太陽の部位である表を侵襲し，体内の正気が動員され，悪寒・寒風・発熱・頭痛・身体痛・脈浮が現れる。中風と傷寒の2つの病態がある。中風は良性の邪で，風邪優位で，発熱・寒風・頭痛・自汗・鼻症状があり脈緩である。傷寒は悪性の邪で，寒邪優位で，発熱・悪寒・頭項強痛・体痛・無汗・脈浮緊となる。

② **少陽病**は，邪が半表半裏の部位に侵入し，寒熱往来がみられる。ほかに胸脇苦満・口苦・脈弦がある。少陽病は，わずかな発汗を伴って治癒することも，陽明に伝入して裏証になることも，三陰に伝入して虚証となることもある。

③陽明病は，風寒の邪が化熱して裏の陽明の部位（脾胃）に入ったもので，熱症があるのが特徴で2つに分けられる。陽明経証は熱が盛んで胃の津液が消耗され，高熱・大汗・大煩渇・脈洪大を呈する。陽明腑証は，熱邪が胃腸内で食積や燥屎などと結びついて，潮熱・譫語（うわごと）・腹満・便秘・脈沈実有力を呈する。

④太陰病は，邪が太陰の部位に侵入し，脾の機能を障害したもので，腹満・時々腹痛・食欲不振・嘔吐・泥状便・脈緩弱を呈する。まだ体力が半ば残っているので，3つの陰病の中では緩証である。

⑤少陰病は，邪が少陰の部位に侵入し，心腎の機能を障害したもので，重篤なものはしばしば致命的である。多くは虚寒症状を呈し，畏寒・嗜眠傾向・四肢厥冷・時々不消化下痢・脈微細などを呈する。腎陰が傷害されたものは逆に虚熱を呈し，心煩・不眠・咽乾・脈細数がみられる。

⑥厥陰病は，邪が厥陰の部位に侵入し，肝や心包の機能を障害したもので，心包の陽熱が下に降りず上炎するために上熱下寒となったり，肝の蔵血機能が障害されて血行が凝滞し，四肢厥寒を呈したりする。

6 五臓六腑の概念と臓腑弁証

世界が陰と陽という二つの状態のバランスによって支配されているという考え方が，**陰陽説**である。陰と陽の関係は，単純な二律背反ではなく，陰は時として陽にも転じ，また陽の中にも陰が内包されている。陰と陽は互いに反発したり，逆に取り込んだり，さらには自ら相反するものに転化したりしながら，万物，万象を形成していく。世界を形成する5つの基本物質である**五行**は木・火・土・金・水の五元素で，**相生**とは五行がお互いどれかを生み出していくという連鎖であり，**相剋**とは五行がお互いどれかを排斥していくという連鎖である。これらの五元素が**相生相剋**という法則に従って流転していくことが，**五行説**である。**陰陽五行説**は人体のすべての解釈に応用される。男は陽，女は陰，五臓は奇数なので陰，六腑は偶数なので陽である。

内臓には内部が充実した五臓と内部が空間の六腑がある。**五臓とは肺・心・脾・腎・肝を，六腑とは膀胱・胆・胃・小腸・三焦・大腸をいう。合わせて五臓六腑**という。六腑は外界からエネルギーの源となる精気を吸収し，五臓は精気を原料にして，気・血・水を生成して代謝する。それぞれの臓腑はそれぞれ特有の機能を持っており，臓と腑には表裏関係があり，それぞれの臓は特定の腑と対応している。肝は胆に，心は小腸に，脾は胃に，肺は大腸に，腎は膀胱に対応する。三焦は体温を作り出す架空の臓器で**水穀**を気化する。五臓が正常な機能を営み代謝を円滑に行うエネルギーを**陽気**という。代謝を調節する因子と代謝を受ける物質を**陰液**という。陰液とは，人体内の津・液・精・血などの液体物質の総称である。五臓の機能は陽気と陰液のバランスの上に成り立ってお

第1章　漢方診断学

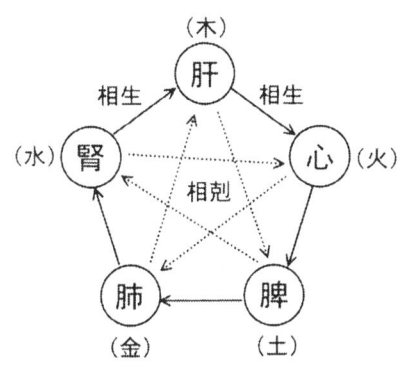

図1　五行説による相生相剋関係

り，また臓腑経絡学説により五臓六腑は密接に関係しており，五臓の間には**相生相剋**と呼ばれる相関関係があり，相互に抑制し合い助け合い互いに調和を保つ（図1）。**臓腑弁証**は八綱弁証でいう裏証をさらに詳しく弁証する時に用いる。

木（肝）をすり合わせると**火**（心）が生じ，燃えつきると**土**（脾）になり，土中には**金**（肺）を生じ，岩の間から水（腎）が涌き出し，**水は木を養う**というのが相生で，木は土から養分を吸い上げ，土は水を奪い，水は火を消し，火は金を溶かし，金は木を傷つけるというのが相剋である。例えば肝の作用は心に対しては促進的に，脾に対しては抑制的に働く。怒り（肝）は精神活動（心）を活発にはするが，食欲を低下させ消化を抑える（脾）ので結局は体力は消耗してしまう。**五臓は解剖学的名称ではなく心身一如の機能単位である。**

肝は精神活動を安定させ，新陳代謝を行い，血を貯蔵して全身に栄養を供給し，骨格筋のトーヌスを維持する作用を主り，その**華は爪**にあり，爪で肝の状態が分かる。**華とは気血循環の状況と臓腑機能を示す標識である。心**は意識水準を保ち，覚醒睡眠のリズムを調整し，血の循環を主り，その華は**面**（顔）にある。**脾**は食物を消化吸収して水穀の気を生成し，血の流通を滑らかにし，血管からの漏出を防ぎ，筋肉の形成と維持を主り，その華は**唇**にある。**肺**は呼吸により**宗気**（飲食した水穀から化生した水穀の気と，呼吸により吸入した清気が結合して生じる）を摂取し，水穀の気の一部から血と水を生成し，皮膚の機能を制御し，その防衛力を主り，その華は**皮毛**にある。**腎**は成長発育生殖能を主り，骨歯牙の形成と維持にあずかり，水分代謝を調整し，呼吸機能を維持し，思考力，判断力，集中力を主り，その華は**髪**にある。

① **心**は意識と精神の中枢である。これを「**心は神明を主る**」という。人間が正常な精神活動を行うことができるのはこの働きによる。また血液が脈中を絶え間なく循環できるのは心の作用によ

(9)

る。心には君火があり全身の熱源になっている。心の外側に心包と呼ばれる膜があり，付随する脈絡を合わせて心包絡という。**心証**とは動悸，胸痛，胸苦しい，健忘，夢をよく見るなど。

②肺は呼吸を主る。自然界の清気を吸入し体内の濁気を呼出する。これを「肺は気を主る」という。同時に，気や津液の内から外，上から下への流通を推進している。前者を「宣散(せんさん)」，後者を「粛降(しゅくこう)」という。肺はこの宣散と粛降の作用により，水分代謝を通調する。皮膚は外からの邪の侵入を防ぐが，皮膚や汗腺や体毛は肺の支配領域であり，これを「肺は皮毛を主る」という。**肺証**とは，呼吸異常，痰が出る，胸苦しい，咳，鼻がつまるなど。

③脾は消化・吸収および全身への栄養の輸送を行う。これを「脾は水穀の運化と精微の輸布を主る」という。胃や腸で消化を受けた飲食物のエッセンス（水穀の精微）を吸収する働きがある。即ち，後天的なエネルギーを産生する部門である。それ故，脾（胃を含めて中焦という場合もある）は気血生化の源といわれる。吸収されなかった食物の残渣物は小腸大腸を経て，大便として排出される。人間が太ったり痩せたりするのは脾の機能の状態による。脾には血液が脈中から漏れ出ないようにする機能がある。これを「脾は統血する」という。**脾証**とは，食欲不振，便がゆるい，腹痛，腹部の脹満感，むくみ，味覚異常など。

④肝はすべての臓腑の気機がスムーズに行くように調節するコントロール・センターである。従って感情を調節する中枢でもある。この機能を**疏泄(そせつ)**という。気機が順調でのびやか（調暢）であるかどうかは，肝の疏泄(そせつ)機能の良否にかかわっている。また，肝は血を貯蔵し，血量を調節する。身体が活動している時には，血は全身に分布してその機能を発揮するが，睡眠に入るとその一部が肝に貯蔵される。これを「肝は血を蔵す」という。**肝証**とは，イライラ感，怒りっぽい，精神の抑うつ感，胸脇苦満，目の疾患など。

⑤腎は成長・発育・生殖を主っている。親からもらった生命エネルギーと食物から得られた後天的な生命エネルギーはここから全身に配られる。これを「腎は精を蔵す」という。腎精は幼年期より徐々に充実し，思春期に充盛し，老年になると次第に衰退する。生殖も腎の作用の1つである。腎は成長・発育を促進する機能の一部として「骨を主り，髄を生ず」る。また「歯は骨の余」とされ，いずれも腎精と関連している。体内に取り込まれた水分は，脾の運化，肺の水道を通調する作用によって全身に輸布される。代謝され，不要になった水分は，膀胱に送られて体外に排泄されるが，この過程全般は腎によってコントロールされている。これを「腎は水液を主る」という。**腎証**とは，先天的発育異常，性機能減退，老化現象が早く起こる，足腰がだるい，めまい，耳鳴り，健忘，大小便の異常，むくみなど。

⑥三焦(さんしょう)は体内における気・血・津液の通路であり，これらの精微物質は三焦を通って全身の臓腑・組織・器官に行き渡る。名ありて形なしの臓腑とされている。体温を発生して食物を消化し，気化する

各臓腑は単独で機能している訳ではなく，それぞれ他の臓腑と密接な関係を有している。心は血脈を主り，肺は気を主るので，両者の協調により気血が運行される。宗気がこれをバックアップしている。心は神を蔵し，精神活動を行うが，これは気血の生化の源であり，脾の助けを受けて行われる。また心の血液循環作用は，脾の統血作用の存在下に正常に行われる。心は血脈を主り，肝は血を蔵するので，両者の共同作業により，血の運搬と貯蔵が行われる。また心は神を蔵し，肝は疏泄を主るので，両者の協調により精神活動が順調に行われる。心の火は下行して腎の水を温養し，腎の水は上行して心の火を涵養している。これを「心腎相交」という。また，心の火は腎の火（命門の火）と一体になって全身の総熱源となっている。

　肺は宣散粛降を主り，呼吸運動の主体であり，脾は気血生化の源としてこれを助ける。宗気の形成もこの両者の協調によるものである。また脾は運化を主り，水穀の精微と共に水液を吸収して肺に上げ，肺は水道を通調するので，この部分の水液代謝は両者の協調による。肺は宣散粛降を主り，肝は疏泄を主り，協調して気機（とくに昇降）を調節している。肺は呼吸を主るが，腎は納気を主ることによってこれを助けている。即ち，肺によって吸入された気は，腎の納気作用によって腎に至り，元気に化生する。呼吸は両者の協調作業である。肝の疏泄作用は，胃の通降，脾の運化作用をコントロールしており，これにより消化・吸収が順調に行われる。腎には「水液を主る」作用があり，脾と協調して水液代謝を行う。

7　気・血・水（津液）弁証

（1）気

　体内を巡って生命現象の源になるものを気・血・水（津液）という。気は働きだけあって形のないもので精神神経機能・内分泌機能・免疫機能などを示す。体内を流れる精微物質（エネルギー）で，人間が生命活動を営むための生理機能であり，生命の根源である。気は経絡を主たる経路として全身を巡る。

　気には様々ある。宗気とは呼吸や心拍，発声や経脈の運行を主る。栄気（営気）は全身を栄養する。衛気は体表部を巡る気で，外邪の侵入を防ぎ汗孔を開閉し，皮毛を潤し，臓器を暖める。元気は生命活動の原動力となる。

　気滞とは体内の気の運行が伸びやかでなく体の一部に滞る状態で，のどのつかえ感・うつ状態を起こす。気鬱とはイライラして怒り易い・食欲不振・月経不順などを示す。気虚とは正気の不足で元気の虚弱を示し，顔色が青白く光沢がなく，めまい・耳鳴・動悸・自汗（体を動かさなくても室温が高くなくても汗をかく）・語声低微・倦怠・無力がみられる。舌診では歯痕舌で，舌体のふちに歯の痕がある。元気が衰弱して煩を覚えるものを虚煩といい，過労のため肉体が衰弱して精神が困

第1章　漢方診断学

憊した状態を**虚労**という。気滞には**理気薬**を用いる。枳実・木香・厚朴・香附子，方剤では半夏厚朴湯などがある。気虚には**補気薬**を用いる。人参・黄耆・山薬・白朮，方剤では補中益気湯・四君子湯などがある。腹診で，左上腹部に腹部大動脈を触知するものを**臍上悸**といい，精神の病的な緊張を示し，鎮静作用のある竜骨・牡蠣，方剤では柴胡加竜骨牡蠣湯が用いられる。気は上にのぼり，のぼせなどがあることを**気の上衝**という。

　上に向かう症状が強すぎたり，下に向かうべき症状が欠如するものを**升証**という。興奮・喀血・吐血・咳・発汗過多・のぼせ・便秘・無月経などを示す。上に向かう症状が欠如したり，下に向かう症状が強すぎるものを**降証**という。便血・無汗・多尿・下痢・月経過多・脱力などを示す。

　升証には**降性薬**を用いる。降性薬には，竜骨・牡蠣・酸棗仁・竜眼肉のような鎮静薬，半夏のような制吐薬，杏仁・細辛のような鎮咳去痰薬がある。降証には升性薬を用いる。**升性薬**には，人参・附子のような興奮賦活薬，麻黄・桂枝のような発汗薬がある。

（2）**血**

　血は血液，特に静脈血を示す。しかし物質的な血液とは若干異なった概念で，そこには生命現象の源である気が潜在している。気と血の本態は同一で気は陰，血は陽である。物質的な水穀の一部が肺で赤色化したものが血であり，血は脈管中を流れる。気の作用により血脈中を絶えず循環している赤い有形の物質であり，全身を栄養し潤し，精神活動を支える。口から摂取された食物や水は水穀の精気として脾胃から吸収される。体表部を巡る血を**営血**という。**血虚**とは血の栄養・滋潤作用が低下した状態で，るい痩・顔色不良・皮膚につやがない・目がかすむ・爪がもろい・四肢のしびれ・筋肉のけいれん・動悸がみられる。脈診では**細脈**で，糸のように細いが指にしっかりと触れる。舌診は淡舌で正常な舌色より淡白である。気虚と血虚が同時に存在する状態を**気血両虚**という。舌診では**痩舌**（舌体がやせて小さく薄い）・**軟舌**（舌体が軟弱で伸縮無力）・**顫動舌**（舌体が震えて止まらない）である。血虚には補血薬を用いる。当帰・熟地黄など，方剤では四物湯・当帰芍薬散・帰脾湯がある。また三陰交穴・足三里穴に鍼灸治療を行い補血調経を行う。三陰というのは太陰，少陰，厥陰の総称である。**三陰交穴**は足の内果の上三寸，脛骨後縁にある。**足三里穴**は足の陽明胃経の経穴で，下腿前外側，脛骨の外側を膝関節の下方で指の止まる所のくぼみに取る。

　瘀血は血液が停滞して起こる状態で，特に女性の生殖器疾患・性機能障害・月経不順などを生じる。肝硬変に伴う手掌紅斑・前胸部のくも状血管腫・痔疾・下腿静脈瘤・打撲による皮下出血・鼻出血・喀血・吐血も瘀血に含まれる。顔は紫がかった紅色，舌周辺には瘀血斑があり，舌色が青紫となる。

①脈診は結脈または渋脈で，**結脈**とは脈拍が遅くて，時々不規則に欠落する脈である。
②**渋脈**とは拍動の感じがなめらかでなく小刀で竹をこそぐような感じの脈である。
③腹診で前上腸骨棘と臍を結ぶ線上に抵抗・圧痛を認めるものを**小腹硬満**といい，瘀血の圧痛とみなされる。

(12)

④ 小腹急結も瘀血の圧痛とされ，左下腹部に触れる硬結でS状結腸の常習性便秘であることが多い。

瘀血には駆瘀血薬を用いる。桃仁・牡丹皮・紅花，方剤では桂枝茯苓丸・桃核承気湯・大黄牡丹皮湯・通導散がある。

(3) 水（津液）

水（津液）とは血液以外の体液を示す。生体を物質的に支える無色の液体で，水穀の気が転化したものである。食物中の精気から主として脾臓で作られる。血とともに脈管内を循環し，脈管外にも浸み出して，組織，器官，臓腑を潤す。**五液とは涙・汗・涎・涕・唾**をいう。大便・小便は脾・肺・腎・膀胱による津液代謝と関係が深い。水の滞りを**水滞**といいほぼ湿証に相当する。**湿証**とは体内の水分が過剰な場合で，くしゃみや鼻水の多いもの・乏尿・浮腫・腹水・嘔吐（胃内に水分貯留がある）は湿証である。舌診では**潤苔**（苔に潤いがある）・**滑苔**（舌苔の水分過多がみられる）となる。脈診は**滑脈**で，流れが滑らかで円滑に指に触れる。腹診で，上腹部を指頭で叩くとポチャポチャと音のするものを**胃内停水**といい，また上腹部に水音を聴取するものを**胃部振水音**といい湿証である。湿証には体内の水分を排出する**燥性薬**，すなわち**利水去湿薬**が用いられる。利水薬として，沢瀉・猪苓・茯苓・白朮・蒼朮・防已・車前子などがある。方剤では五苓散・猪苓湯などがある。

燥証は体内の水分が不足している場合で，皮膚は乾燥し，舌も乾燥して燥苔となる。燥証に対しては体内に水分を保留し体を潤す**潤性薬**を用いる。興奮強壮強精作用のある人参，寒性薬の生地黄，温性薬の熟地黄，解熱消炎止渇作用のある知母，乾咳に有効な麦門冬，止渇鎮咳作用のある天門冬，消炎湿潤作用のある瓜呂根（栝楼根）などがある。

燥証と湿証が同時にある場合，例えば糖尿病で口渇があるが下腿浮腫を伴う場合は湿証を優先する。

8 経絡と鍼灸療法

古代中国人は，身体に変調があると現れる体表の反応を細かく観察することで，**経絡と経穴**を発見した。指圧などの経験から人間の体表上には苦痛を和らげるツボ（経穴）があり，これが体表上に連なっていることから，この経穴を結んだ経路を経絡と呼んだ。経絡に生命エネルギーともいえる気が流れていると考えた。経穴を指圧や鍼灸で刺激することは，体内の気の巡りを改善させる効果がある。経絡は体表の反応を臓腑の働きと関連づけて線状に整理したもの，気血の巡行する道筋を経絡といい，経穴は経絡上に現れた反応点を整理したものである。手の太陰肺経から始まり，足の厥陰肝経に終わる12の循環系からなり**十二正経**という（図2）。

陰経は上行性で体表の腹側，陽経は下行性で体表の背側を通る。その順序は，(1) 手の太陰肺経

第1章　漢方診断学

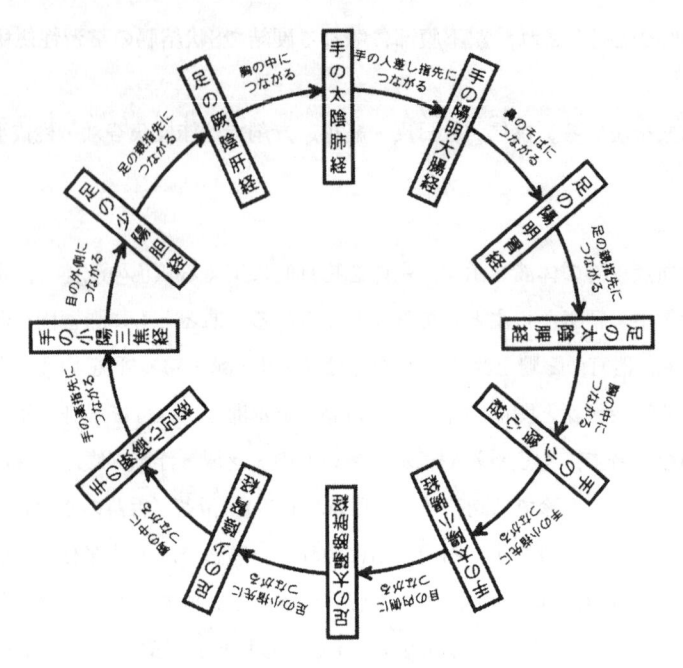

図2　十二経脈の流注図（ながれ）

→(2)手の陽明大腸経→(3)足の陽明胃経→(4)足の太陰脾経→(5)手の少陰心経→(6)手の太陽小腸経→(7)足の太陽膀胱経→(8)足の少陰腎経→(9)手の厥陰心包経→(10)手の少陽三焦経→(11)足の少陽胆経→(12)足の厥陰肝経である。**督脈**とは身体後面の正面を通る経絡で，**任脈**は身体前面の正中を通る経絡である。十二正経と合わせて十四経という。**経穴**は経絡上に位置しており，経穴は俗にツボといわれ，体表にあり気が出入りする部位で，正穴は354穴，左右合わせると657穴ある。正経を補助するものを奇経といい八経絡あり，**奇経八脈**という。これ以外に奇穴・阿是穴・新穴などがある。**奇穴**は十二経脈および督脈と任脈以外のツボを指す。**阿是穴**とは患者の自覚を頼りに押して痛むところをツボとしたものである。気血水が健全に保たれ経絡を介する巡行が滞りなく行われれば病気にはならない。この変調は経絡経穴現象として観察される。切診といって経絡を触診すると，圧痛・硬結・陥下（かんげする所には灸をする）・細絡（細かい静脈が浮いている）がみられ，鍼灸治療の対象となる。鍼灸の古典は紀元後200年頃書かれた**難経**で，難経の七十七難には上工は**未病**を治し，中工は已病を治す（上級の医者は病状が発現しないうちに見抜いて治すが，中級の医者は発病してから治す）と記載されている。未病の徴は脊柱起立筋，とくに肩甲間部の過緊張，腹筋の過緊張とされる。足腰の冷えも末梢血管の過緊張の徴とされる。経絡の気血不通による疼痛が鍼の疎通作用で通ずれば，則ち痛まずとなる（疎通経絡，調和気血）。治療原則は五行穴の相生相剋原理に基づく補虚瀉実で本経と表裏経を用いる（難経）。**標治法**（症状に対して行う治療）

と**本治法**（病気の本質を治す）があり，急なれば標を治し，緩なれば本を治す。治病求本といい，治病は必ず本に求める（黄帝内経）。髄経論治とは経絡の通ずる所，主治の及ぶ所で，循経取穴（遠位取穴）とは，病証の発現部位が一方に偏り，臨床上で主証のある部位より遠方の臓腑・体表に針を用いて治療する。つまり疾病の症状が上（下）部にあれば針を反対の下（上）部に刺針する（上病下取，下病上取）。

科学的には鍼の治効には6つのメカニズムが考えられる。

(1) 組織損傷による生体防御機転の刺激。
(2) 筋への刺鍼により，筋の過緊張を緩和し，血液循環を良くする刺鍼作用。
(3) 筋刺激による交感神経を遠心路とする反射機転。
(4) 皮膚・皮下組織による副交感神経機能を主体的に高め，自然治癒を高める機転。
(5) 坐位時の低周波通電療法による全身的交感神経機能亢進作用。
(6) 臥位時の低周波通電療法による全身的交感神経機能の緊張を解く作用。

9 漢方薬処方の実際

患者の証が決まれば次に治療薬を選定する。治療の原則は陰陽のバランスを整えることで，**本治**とは疾病の本質を治すことで，**標治**とは外面に現われた症状を治す対症療法である。虚証には正気を補い，実証には病邪を除去する。これを**扶正**と**祛邪**といい，虚すればそれを補い，実すればそれを瀉す。治法には8種類あって，中国では汗・吐・下・和・清・温・消・補の8つに分け，これを**八法**と呼んでいる。

① **発汗法**は発汗によって病邪を外に追い出す。病気がまだ浅く，表の部位にあると見られた場合に用いられる。発汗といっても必ずしも，目に見えるほどの汗をかくわけではなく，桂枝湯のような虚証向きの緩和な発散剤もある。**解表剤**は，発汗・解肌・透疹などの作用により，表証を解除する方剤をいう。肌表は人体の最も外側にあるので，外邪が人を傷れば，一般にまず表証を表す。解表剤は主に外感病の初期に使用する。

辛温解表剤は，風寒表証用の方剤で，肌表に風寒の邪の侵襲を受けて発症した悪寒・発熱・頭痛・身体痛・脈浮などの表寒証に用いる。麻黄・桂枝・荊芥・防風・紫蘇葉などを主体にする。桂枝湯，麻黄湯，葛根湯加川芎辛夷，小青竜湯，川芎茶調散，麻黄附子細辛湯などがある。

辛涼解表剤は，風熱表証用の方剤で，風熱の侵襲を受けて発症した発熱・微寒風寒・頭痛・咽痛・口渇・咳嗽などの表熱証に用いる。薄荷，牛蒡子，菊花，葛根などを用いる。方剤として麻杏甘石湯，五虎湯，升麻葛根湯がある。

② **清熱法**とは身体の深部にある熱を取り除く。著しい熱証に対して寒涼性の強い方剤を用いる。

第1章　漢方診断学

強い炎症を駆逐することを瀉火という。熱証には実熱と虚熱がある。実熱は主に病邪が熱に変化した証で，発汗しても熱が除かれない時，清熱瀉火の方剤を用いる。虚熱は陰虚による熱証で，脱水や栄養不良で，津液を消耗したために熱を発生する。

清実熱には，白虎加人参湯，竜胆瀉肝湯，三黄瀉心湯，黄連解毒湯，温清飲，荊芥連翹湯，柴胡清肝湯，桔梗湯，清肺湯，排膿散及湯，辛夷清肺湯，清上防風湯，十味敗毒湯，消風散，治頭瘡一方，乙字湯，立効散，茵蔯蒿湯，茵蔯五苓散，五淋散，猪苓湯がある。清虚熱には三物黄芩湯，清心蓮子飲がある。

③ 吐法とは体内の邪気を吐かせて取り除く。必ず裏証に用いられる。現在日本では，ほとんど行われていない。

④ 消散法とは体内の病理的産物などを除去する。利水剤は，痰飲や水腫を治療する目的で使用される。痰飲とは肺の宣降，脾の運化，腎の蒸化が失調して津液の正常な輸布ができず，水湿が停滞したために生じた病理的産物。粘稠なものを痰，清稀なものを飲というが基本的には同じものである。水毒も同義語で，胃の中に貯まる胃内停水や，気道粘膜からの過剰な分泌物を指している。水腫とは，主に四肢躯幹の浮腫，関節腔内貯留液，腹水，胸水，肺水腫などを指している。一般に局所的なものを痰飲，全身性のものや広い範囲のものを水腫と言っているが，痰飲と水腫に画然とした区別がある訳ではない。

利水剤には，五苓散，茯苓飲，小半夏加茯苓湯，茯苓飲合半夏厚朴湯，半夏白朮天麻湯，当帰芍薬散，苓桂朮甘湯，苓甘姜味辛夏仁湯，防已黄耆湯，越婢加朮湯，木防已湯，桂枝加朮附湯，麻杏薏甘湯，薏苡仁湯，二朮湯，桂枝芍薬知母湯，疎経活血湯，大防風湯がある。

駆瘀血薬は瘀血や蓄血を治療する方剤である。瘀血は，脈管外に溢出した血液が組織間に積滞する，脈管内にはあるが臓器内で積滞する，脈管内で血液が滞留するもので，打撲，月経異常，下腹部腫瘤，小腹硬満を認める。蓄血は邪が下焦に伝わり，下腹部の脹痛，悪寒，発熱，譫妄，発狂，煩躁（気分が落ち着かず，手足を動かし落ち着かないこと）がみられる。駆瘀血薬には，桃核承気湯，桂枝茯苓丸，通導散，治打撲一方がある。

⑤ 瀉下法とは大便を排出させ病邪を外に追い出す。瀉下効果により燥屎や宿食を下す。峻下剤と緩下剤がある。峻下剤には大黄・芒硝を主薬に用いて裏の実熱を攻下（下法を施すこと，瀉下ともいう）する。緩下剤は寒積や陽虚で腸の動きが悪くなったもの，あるいは脱水や栄養不良で腸燥便秘をしたものを治す。

峻下剤には大承気湯，調胃承気湯，大黄牡丹皮湯，緩下剤には桂枝加芍薬大黄湯，大黄甘草湯，麻子仁丸，潤腸湯がある。

⑥ 温裏法とは体内の深部にある寒邪を取り除く。温熱性の薬物を用いて裏寒を改善させる方剤を温裏剤といい，経脈を温め陽気を回復させる働きのあるものを回陽剤という。

裏寒の原因は，陽気の不足により，寒が内より生じる場合と，外寒が直接裏に入る場合がある。

第1章　漢方診断学

治療法は温中散寒，回陽，補陽である。

温中散寒剤として，人参湯，桂枝人参湯，安中散，当帰湯，大建中湯，小建中湯，当帰建中湯，黄耆建中湯，桂枝加芍薬湯，呉茱萸湯，当帰四逆加呉茱萸生姜湯，温経湯がある。回陽，補陽剤として真武湯，八味地黄丸，牛車腎気丸がある。

⑦ **補益法**とは不足しているものを補う。**補気剤**とは気虚を治療する方剤である。気虚があると元気がなく疲れやすく，無気力，顔が青白く，言葉に力がない，下痢しやすく，食欲が乏しい。人参，黄耆，炙甘草などで治療する。方剤として，四君子湯，六君子湯，補中益気湯，啓脾湯がある。

補血剤とは血虚を治療する方剤である。血虚があると皮膚に色つやがなく，肌がさつく，頭がボーッとしてめまい感がある。補血剤として四物湯，芎帰膠艾湯，当帰飲子，七物降下湯がある。

気血双補剤とは，気虚と血虚の両方の症候がみられるものを治療する。気血両虚に用いられる。十全大補湯，人参養栄湯，帰脾湯，加味帰脾湯がある。

滋陰剤とは陰虚証を治療する。陰液全般の不足があり，血虚に加え津液枯渇（脱水）を伴う。虚熱がありほてりや発熱があり熱証である。虚熱の程度が著しいものを**陰虚火旺**という。滋陰剤には六味丸，滋陰降火湯，滋陰至宝湯，麦門冬湯，炙甘草湯，清暑益気湯がある。

理気剤とは気の巡りを改善して，気滞や気逆などの気の運行の障害を調整する方剤である。脾胃気滞により，腹満，腹痛，胸やけ，ゲップ，悪心嘔吐，食欲不振，便通異常がおこる。肝気鬱滞で，胸脇部の脹痛，月経不順，月経痛などの症状が起こる。肺気上逆により，咳嗽，呼吸困難，喘息が，胃気の上逆により悪心嘔吐，ゲップ，シャックリが起こる。理気剤には半夏厚朴湯，香蘇散，女神散，二陳湯，平胃散，胃苓湯，釣藤散，抑肝散，抑肝散加陳皮半夏がある。

安神剤とは，精神安定，鎮静を目的とする方剤である。不眠，多夢，動悸，不安，いら立ちなどの症状に対して用いられる。安神剤には主に竜骨，牡蠣，酸棗仁，茯苓などが用いられる。方剤として甘麦大棗湯，酸棗仁湯，柴胡加竜骨牡蠣湯，桂枝加竜骨牡蠣湯がある。

⑧ **和解法**とは汗，吐，下が禁忌で病邪を和解して取り除く。病気が半表半裏に進んで，発汗法では治すことができず，裏証ではないので瀉下剤で治すこともできない場合に用いられる。柴胡剤が最も普通に用いられる。柴胡は瀉性薬であるが，方剤中には多くの補性薬を含んでいるので，方剤全体としては補性方剤である。和解剤には，外の寒熱往来を治す少陽和解の方剤，中で寒熱が互いに相争っている状態を治す脾胃調和の方剤と，肝気鬱結が脾に影響を及ぼして肝脾の不和を生じたのを治す肝脾調和の方剤がある。

少陽の和解剤として，小柴胡湯，小柴胡湯加桔梗石膏，柴胡桂枝湯，柴胡桂枝乾姜湯，柴陥湯，柴朴湯，柴苓湯，竹茹温胆湯がある。肝脾調和剤として，四逆散，芍薬甘草湯，加味逍遙散，神秘湯がある。脾胃調和剤として，半夏瀉心湯，黄連湯がある。

表裏双解剤とは，表証と同時に裏の実証，熱証，寒証が存在する病態に用いられる方剤である。解表剤にそれぞれ合併している裏証の方剤を加える。大柴胡湯，防風通聖散，五積散，参蘇飲があ

(17)

る。
　日本で治療に使われる生薬は120種類だが，一種類のみで用いられることは甘草湯くらいで，通常は数種類以上を合わせた方剤で，方剤を2つ以上合わせた**合方**もある。**主成分を主薬，則ち君薬，副成分を臣薬，佐薬，使薬という**。漢方とは証と薬物の対応であり，漢方薬は薬物の調合に妙味がある。**同病異治・異病同治**という考え方があり，同一の疾患でも病人により身体の反応も症候も異なれば治療薬も異なる。異なった疾病でも同一性質の証を呈する場合には同一の漢方薬を用いる。現在使われている保険適応のエキス剤の多くは，今から1800年前の後漢の張仲景によって著された，『傷寒雑病論』に記載されている方剤である。傷寒論は三陰三陽説を基本理論とし，寒に傷られた場合，つまり表寒証の方剤に優れている。

10　漢方薬の副作用

　長期服用の安全性について，2000年以上前に書かれた，揚子江文化圏で生まれた薬物書である『神農本草経』によれば，生薬には上品・中品・下品の分類がある。上品とは一生飲んでいても副作用がないもので，上薬に入る生薬には，人参・白朮・茯苓・甘草・大棗・黄耆などがある。中品とはとくに副作用はないが病気が治ったら止めるべき薬で，柴胡・黄芩・川芎・当帰・枳実・厚朴などがある。下品は作用は強いが副作用があるので長期使用を控えるべき薬とされ，大黄・附子・半夏などがある。
　現代医学の面からいえば，地黄・麻黄・大黄・附子・桃仁などの生薬の配合されたエキス剤は副作用の頻度が高い。酸棗仁・地黄・石膏・川芎・当帰・芒硝・麻黄は胃腸の虚弱な者には不適切である。大黄・芒硝は下痢，軟便のある者には不適切である。附子は実証で暑がりの者には不適切である。桃仁・牡丹皮には早流産の危険性があるとされる。**小柴胡湯による間質性肺炎が報告**されており，インターフェロン製剤を投与中の患者には使用禁忌である。甘草による偽アルドステロン症（低カリウム血症・血圧上昇・浮腫），小柴胡湯・芍薬甘草湯によるミオパチー（血中CPK上昇）や肝障害・発疹などがある。弁証論治が適切でなく，例えば虚証を実証として治療した場合，症状の悪化がみられる。これは誤治と呼ばれ副作用とは区別される。

第2-1章　皮膚疾患の漢方治療

【１】漢方医学の皮膚病治療 …………………………………………………………21
【２】急性蕁麻疹 ………………………………………………………………………21
【３】慢性蕁麻疹 ………………………………………………………………………23
【４】急性湿疹（急性皮膚炎） ………………………………………………………23
【５】慢性湿疹（慢性皮膚炎） ………………………………………………………24
【６】乳児期のアトピー性皮膚炎 ……………………………………………………25
【７】幼児期のアトピー性皮膚炎 ……………………………………………………26
【８】成人期のアトピー性皮膚炎 ……………………………………………………27
【９】にきび ……………………………………………………………………………28
【10】化膿性皮膚疾患 …………………………………………………………………29
【11】創傷治癒と肉芽形成 ……………………………………………………………29
【12】円形脱毛症 ………………………………………………………………………30
【13】進行性指掌角皮症 ………………………………………………………………31
【14】しもやけ …………………………………………………………………………32

第2-1章　皮膚疾患の漢方治療

1　漢方医学の皮膚病治療

　漢方医学では皮膚病は内臓疾患のあらわれであり，内臓の病変を治すことにより，皮膚病は治癒し毛髪や爪も潤ってくると考えられている。皮膚は五行学説に基づく肺臓に属していて，皮膚病に対する**宣肺解表**（肺気を宣通して表証の病邪を除去する）という治療原則が使われるが，実際には内臓病変との関係は不明なことが多く，皮疹の状態によって治療が行われる。**皮膚病治療の原則はすべて発散させて治すこと**で，発汗により皮膚から毒素を排出させることを**発表**という。全身の八綱弁証のほかに皮疹の証を決める。赤みの強いものは熱証，弱いものは寒証，大きくて勢いのよい丘疹は実証，小さくて力の弱い丘疹は虚証と考える。

　漢方医学では全身状態の改善も行う。皮膚病の治療には全身の証をみることも大切で，とくに**便秘は本来大便の形で排出されるべき邪毒が逃げ道を失って皮膚病を悪化させた**と考えられており，便秘があれば大黄甘草湯などの大黄剤を併用する。熱実証で太鼓腹の肥満体で便秘傾向ならば防風通聖散，それほど肥満体ではないが季肋下が張って苦しい胸脇苦満があれば大柴胡湯，虚証なら小柴胡湯を用いる。大柴胡湯と小柴胡湯は柴胡剤で胸脇苦満を目標に使用される。同様に静脈血のうっ滞である瘀血の証があれば桂枝茯苓丸などの駆瘀血剤を，水滞の証があれば防已黄耆湯や五苓散などの利水剤を，気力の低下した気虚の証があれば補中益気湯などの補気剤を加える。

大黄甘草湯	便秘，他に実証なら調胃承気湯・桃核承気湯，虚証に麻子仁丸・潤腸湯
防風通聖散	熱実証の太鼓腹肥満体，便秘
大柴胡湯	胸脇苦満，実証，便秘
小柴胡湯	胸脇苦満，虚証
桂枝茯苓丸	瘀血
防已黄耆湯	水滞
五苓散	水滞
補中益気湯	気虚

2　急性蕁麻疹

　皮膚は表皮，真皮，皮下組織からなる。一過性，限局性に出現する真皮浅層の浮腫を蕁麻疹という。紅潮を伴う膨疹を形成し，激しい瘙痒を訴える。通常は数時間以内に消失するが，3週間以上持続するものを慢性蕁麻疹という。蕁麻疹は皮膚肥満細胞から遊離されるヒスタミンなどの物質に

(21)

第2-1章 皮膚疾患の漢方治療

より真皮血管の拡張と血管透過性亢進により生じる。急性蕁麻疹はアレルギーや薬剤によることが多く、物理的刺激による寒冷・圧迫・日光蕁麻疹などもある。

急性の熱証の蕁麻疹には、発表剤として、**葛根湯**や越婢加朮湯を用いる。**葛根湯**は麻黄と桂枝で発汗解熱をさせるもので、項背強を目標に用いる。桂枝湯は葛根湯から葛根と麻黄を除いたもので、麻黄湯は麻黄・杏仁・桂枝・甘草からなる。**桂麻各半湯**は桂枝湯と麻黄湯の合方で、瘙痒の強い場合に用いる。大きな丘疹の出る蕁麻疹は浮腫と同様に考えてよく、熱証の場合には**越婢加朮湯**を用いる。発表の麻黄、清熱の石膏、利水の蒼朮が含まれ、大棗・甘草には抗アレルギー作用がある。

かゆみが著しく、局所の発赤と熱感の強い場合には**黄連解毒湯**を用いる。黄連・黄芩・黄柏・山梔子からなり、いずれも清熱涼血（炎症と充血をとり、解熱させ血分の熱邪を清除する）が期待できる。魚を食べて起こった蕁麻疹（魚毒）には**香蘇散**がよい。香蘇散は桂枝湯に似た発散薬で、胃腸虚弱で神経質な者の感冒に用いられるが、紫蘇葉を含むので食事性蕁麻疹に使われる。刺身に添えられる紫蘇葉は昔から魚毒を防ぐ目的で使われてきた。

最も一般的な蕁麻疹の第一選択薬は**十味敗毒湯**で、寒証向きで急性期にも慢性期にも用いられる。主薬の荊芥・防風はいずれも温性の発散薬で皮膚病の治療には欠かせない。柴胡はステロイドの減量効果があり、アレルギー体質の改善薬としても使われる。丘疹は浮腫と同様に考えてよく、利水作用のある**茵蔯五苓散**もよく用いられる。茵蔯蒿は利胆作用があり、黄疸の要薬であるが、蕁麻疹に対する解毒作用も期待できる。五苓散は利水薬である。便秘傾向の者には大黄を含んだ**茵蔯蒿湯**を用いる。

葛根湯	発汗解熱作用、項背強を目標に用いる
桂麻各半湯	発汗作用、瘙痒の強い場合
越婢加朮湯	浮腫性の大きな丘疹、熱証
黄連解毒湯	局所の発赤と熱感の強い場合
香蘇散	魚毒、食事性蕁麻疹
十味敗毒湯	一般的な第一選択薬、寒証、アレルギーの体質改善薬
茵蔯五苓散	丘疹があり浮腫性、蕁麻疹の解毒作用
茵蔯蒿湯	便秘傾向、蕁麻疹の解毒作用

3　慢性蕁麻疹

　慢性蕁麻疹では組織に白血球などの炎症細胞浸潤があり，原因として，病巣感染・寄生虫・膠原病・悪性腫瘍などがあり，原病の治療が優先される。原因不明の場合も多い。対症的に**十味敗毒湯**がしばしば用いられる。十味敗毒湯は皮膚疾患に広く応用され，化膿性皮膚疾患や滲出物の少ない皮膚疾患に適している。**温清飲**は黄連解毒湯と補血薬の四物湯の合方で，内を温め外を清すの意味である。乾燥性の皮膚瘙痒症でうっ血性の赤みがあり，慢性化したものに適する。分泌物のあまりない熱証の皮膚疾患によい。十味敗毒湯と合方で用いてもよい。**当帰飲子**は血虚・血燥による皮膚瘙痒症に用いられ，老人の皮疹の目立たない分泌物の少ない蕁麻疹や老人性皮膚瘙痒症に使用される。飲子とは冷やして内服する方剤のことである。温清飲も当帰飲子もいずれも地黄剤である。地黄は清熱涼血と補血滋陰（血分を補い組織の水分を補充する）の作用があるとされ，また利水作用や免疫抑制作用が報告されている。

十味敗毒湯	化膿性皮膚疾患，滲出物の少ない皮膚疾患
温清飲	乾燥性の皮膚瘙痒症，うっ血性の赤み，慢性
当帰飲子	皮疹の目立たない皮膚瘙痒症，老人性皮膚瘙痒症

4　急性湿疹（急性皮膚炎）

　湿疹と皮膚炎は皮膚疾患のなかで最も多く見られ，**湿疹と皮膚炎はほぼ同義語**である。急性湿疹と慢性湿疹とがあり，西洋医学では外用療法が主体でステロイド外用薬と抗ヒスタミン剤で急性湿疹の多くは治癒する。しかし慢性湿疹の場合は治療に手こずることが多く，漢方薬の併用が効果的な場合も多い。

　皮膚は表皮・真皮・皮下組織からなる。急性湿疹では空洞変性と呼ばれる細胞内浮腫と海綿状浮腫と呼ばれる細胞間浮腫が主体で，肉眼的には紅斑（表面が平坦で毛細血管拡張による発赤）で始まり丘疹（軽度の隆起性病変），小水疱（表皮内に液体が貯留したもの），膿疱（中に膿を含んだ水疱），を経て湿潤し痂皮（かさぶた），鱗屑を有して治癒する。瘙痒感を伴う。

　湿疹は性状により方剤を選択する。**消風散**は湿疹の標準的処方で，風湿熱の皮疹で分泌物が多くて痂皮を形成しかゆみの強いものに用いる。石膏が入っているので熱証用である。地黄と当帰には補血滋陰（血分を補い組織の水分を補充する）の作用があるとされ，血燥を潤す。石膏と知母は血熱を清する。発表剤の荊芥と防風は風熱を去り蒼芥を治す。苦参・牛蒡子・蝉退は風熱を治し

止痒作用があるとされる。全体として消風散はとくに止痒作用に優れているとされる。湿潤性の脂漏性湿疹やアトピー性皮膚炎に適する。

越婢加朮湯は赤く腫れ上がった熱を持った浮腫傾向の湿疹に用いられる。麻黄・石膏・蒼朮が主薬で清熱利水作用があり，炎症性浮腫に用いられる。大棗と甘草は抗アナフィラキシー作用があるとされる。**温清飲**は清熱涼血（炎症と充血をとり解熱させ血分の熱邪を清除する）の黄連解毒湯に補血薬の四物湯を加えた，より虚証用の方剤で，越婢加朮湯や消風散に比べて紅斑が軽く，水疱やびらんがなくむしろ乾燥性の湿疹（乾燥発赤した皮疹）に用いる。**荊芥連翹湯**は温清飲に荊芥・防風・連翹・薄荷などの多くの発散剤を加えたもので熱証の湿疹にしばしば使われる。連翹は瘡家の要薬といわれ化膿症によく用いられ，荊芥連翹湯は蓄膿症・慢性鼻炎・にきびにもよく用いられる。

升麻葛根湯は升麻・葛根・芍薬・甘草・生姜からなる。升麻と葛根は発疹を十分に出尽くさせる働きがあり，麻疹・風疹・水痘などのウイルス性発疹性疾患で発疹の不十分な時期の常用処方で，麻疹の内攻を防ぐための発表剤である。**十味敗毒湯**は蕁麻疹に頻用されるが発赤の強い寒証用の湿疹に急性，慢性のいずれにも使用される。分泌物の多い場合には，花粉症に使用する燥性薬の**小青竜湯**を，悪寒や項背部のこりのある場合には，頭痛・感冒・肩こりに使用する発散薬の**葛根湯**を用いてもよい。**治頭瘡一方**は小児の顔面や頭部に痂皮ができ，分泌物が出て痒がる胎毒に対する方剤である。連翹・忍冬・防風・荊芥・紅花を含み分泌物，瘙痒，痂皮のある小児の頭瘡や乳幼児の湿疹に用いられて来た。

消風散	湿疹の標準的処方，湿潤性で痂皮を形成，痒みが強い
越婢加朮湯	赤く腫れ上がった熱を持った浮腫傾向の湿疹
温清飲	乾燥発赤した皮疹，虚証，水疱やびらんがない
荊芥連翹湯	熱証の湿疹，蓄膿症・慢性鼻炎・にきび
升麻葛根湯	ウイルス性発疹性疾患，麻疹の内攻を防ぐ
小青竜湯	分泌物の多い湿疹，花粉症
葛根湯	悪寒や項背部のこりのある場合
治頭瘡一方	小児の顔面や頭部に痂皮ができ分泌物が出て痒がる胎毒

5 慢性湿疹（慢性皮膚炎）

慢性期の湿疹や皮膚炎は表皮の肥厚と角質の増殖が特徴で，真皮に血管周囲性リンパ球浸潤がある。肉眼的には浸潤と肥厚が現れ苔癬化の状態となる。

第2-1章　皮膚疾患の漢方治療

　陰部の湿疹で痒みの強いものには**竜胆瀉肝湯**を用いる。君薬が竜胆，臣薬が黄芩と山梔子である。竜胆はリンドウの根茎からつくられる苦味薬で清熱燥湿の作用により排尿痛・陰嚢の腫脹・帯下などに用いられる。下焦（臍以下の部位）の湿熱を除くとされる。黄芩と山梔子にも清熱作用がある。

　寒証の湿疹には**十味敗毒湯**が選択される。急性期にも慢性期にも用いられる。主薬の荊芥・防風はいずれも温性の発散薬で皮膚病の治療には欠かせない。接触性皮膚炎・にきびなどの化膿性皮膚疾患や滲出物の少ない皮膚疾患などに用い，主に発赤の強い皮膚疾患に適している。柴胡はステロイドの減量効果があり，アレルギー体質の改善薬としても使われる。紅斑がなく，痒みのみを訴える**老人性瘙痒症**には**当帰飲子**を用いる。補血薬の四物湯に補血の何首烏と発表薬の防風・荊芥，皮膚の肉芽形成を助ける黄耆が含まれている。適応は皮膚の乾燥傾向など温清飲に似ているが，**温清飲**の方はより体力があり，瘙痒感が強く発赤・熱感を伴う場合に用いる。

　慢性期の皮膚炎にはステロイドの外用薬を頻用するが，ステロイドの補完作用のある柴胡剤として小柴胡湯・柴苓湯・柴朴湯が用いられる。慢性皮膚疾患の場合にはとくに便秘は重要で，本来大便の形で排出されるべき邪毒が逃げ道を失って皮膚病を悪化させたと考えられており，実証ならば調胃承気湯・桃核承気湯，虚証ならば麻子仁丸・潤腸湯などの大黄剤を併用する。外用薬の**紫雲膏**には痒みをとる作用はないが肌の荒れを抑えるので湿潤性の湿疹以外には広く用いることができる。

竜胆瀉肝湯	陰部の湿疹で痒みの強いもの
十味敗毒湯	滲出物が少なく，発赤の強い皮膚疾患，接触性皮膚炎
当帰飲子	紅斑がなく，痒みのみを訴える老人性瘙痒症
温清飲	皮膚の乾燥傾向，瘙痒感が強く発赤・熱感を伴う場合
紫雲膏	外用薬，痒みをとる作用はない，肌の荒れを抑える

6　乳児期のアトピー性皮膚炎

　アトピー性皮膚炎は増悪寛解を繰り返す瘙痒の激しい湿疹を主病変とするアレルギー性疾患で，患者がアトピー性素因を持つのが特徴である。**アトピー性素因**とは気管支喘息・アレルギー性鼻炎・IgE抗体を産生しやすい素因などを指す。アトピー性皮膚炎は年齢によって症状が異なるのが特徴でこの点を考慮して治療薬を選択する。

　乳幼児期のアレルゲンとしては卵白・牛乳・大豆などの食餌抗原が主体であり，生体はこれらのアレルゲンに対して抗体をつくり生体から排除する。ところがIgE抗体が産生されると，IgE抗体は

肥満細胞や白血球の中の好塩基球に結合する性質があり，この結合が起こると，肥満細胞や好塩基球からヒスタミンやロイコトリエンが放出されてI型（即時型）アレルギー反応が起こる。したがって検査では好酸球増多・高IgE血症がみられる。乳児では生後1〜2ヶ月から頭部・顔面の**脂漏性湿疹**として始まり，これに**おむつ皮膚炎**が合併する。次第に体幹・四肢に広がり湿潤傾向を示すのが特徴である。

　乳児期には**黄耆建中湯**が好んで用いられる。黄耆建中湯は小建中湯に黄耆を加えた方剤で，小建中湯は虚弱児の体質改善や栄養状態の改善に頻用される。黄耆は皮膚の栄養を高め，とくに体表の防衛力を高め，体表に滞った水を除く作用があるとされる。成分にGABAを含み抗アレルギー作用と免疫賦活作用が証明されている。

　治頭瘡一方は小児の顔面や頭部に痂皮ができ，分泌物が出て痒がる**胎毒**に対する方剤である。分泌物，瘙痒，痂皮のある小児の頭瘡や乳幼児の湿疹に用いられ，頭部のアトピー性湿潤性湿疹に適している。

黄耆建中湯	乳児期浸潤性湿疹の第一選択薬
治頭瘡一方	頭部のアトピー性湿潤性湿疹

7　幼児期のアトピー性皮膚炎

　2歳頃から体幹にアトピー皮膚と呼ばれる**ドライスキン**の毛包一致性の瘙痒性丘疹が多発する。皮脂腺からの皮脂の分泌が減少して皮膚はカサカサとなる。次いで肘窩や膝の裏に限局した苔癬が現れる。苔癬とは慢性の経過で皮膚が肥厚し，皮溝，皮丘形成が著明になった状態をいう。四肢の痒疹は乾燥性落屑と魚鱗癬様皮膚を示す。魚鱗癬とは，炎症性変化後や角化異常において発疹部の上皮が角化したものを鱗屑といい，その角片がウロコ状の場合をいう。アトピー性皮膚炎は乳児期浸潤性湿疹で始まり，次第に慢性化して肘，膝の裏側に限局した苔癬や全身の幼児期乾燥性湿疹の像を示す。

　幼児期乾燥性湿疹には**柴胡清肝湯**が用いられる。温清飲は黄連解毒湯と四物湯の合方で，温清飲に消炎発散作用のある柴胡・薄荷・連翹，排膿作用のある桔梗・牛蒡子，消炎潤燥作用のある瓜呂

柴胡清肝湯	幼児期乾燥性湿疹の第一選択薬
柴胡桂枝湯	幼児期乾燥性湿疹

根を加えた方剤が柴胡清肝湯である。小児用の方剤でリンパ腺や扁桃腺の腫れやすい体質の改善に用いられてきた。温清飲と同様に小児の乾燥性湿疹に用いられる。**柴胡桂枝湯**を用いてもよい。

8　成人期のアトピー性皮膚炎

　成人期にはアレルゲンとしてダニ・ハウスダスト・カビなどの環境抗原が主体となる。成人期には乾燥性で苔癬化の著しいアトピー性皮膚炎に移行し，瘙痒感が非常に強い。壮年期を過ぎると自然治癒する傾向がある。

　成人期で痒みと局所の発赤と熱感の強い熱証の場合には**黄連解毒湯**が第一選択薬となる。黄連・黄芩・黄柏・山梔子からなり，いずれも清熱涼血（炎症と充血をとり，解熱させ血分の熱邪を清除する）が期待できる。黄連は皮膚病では痒みの基本処方で，皮膚の熱をとり乾燥させる。皮膚の熱をとることを目標に石膏剤である白虎加人参湯や消風散も用いられる。石膏は皮膚がボロボロした感じのものに適応があり清熱湿潤作用がある。**白虎加人参湯**は知母・石膏・人参・甘草・糠米からなる。知母・石膏・糠米はいずれも皮膚病向きの表証用の発散薬で，人参・甘草には利水を妨げ体液を保持する働きがある。全体として解熱しながら体液を補う滋陰清熱薬である。**消風散**は湿疹の標準的処方で，風湿熱の皮疹で分泌物が多くて痂皮を形成し，痒みの強いものに用いる。地黄と当帰には補血滋陰（血分を補い組織の水分を補充する）の作用があるとされ，落屑・痂皮・カサカサに適する。石膏と知母は血熱を清する。全体として消風散は特に止痒作用に優れているとされる。湿潤性の脂漏性湿疹やアトピー性皮膚炎に適する。皮疹がカサカサしている場合には温清飲が用いられる。**温清飲**は黄連解毒湯に補血薬の四物湯を加えたより虚証用の方剤で，消風散に比べて紅斑が軽く，水疱やびらんがなく，むしろ乾燥性の湿疹に用いる。発赤乾燥傾向の強くない寒証の場合には**十味敗毒湯**を用いる。主薬の荊芥・防風はいずれも温性の発散薬で皮膚病の治療には欠かせない。成分の柴胡はステロイドの減量効果があり，アレルギー体質の改善薬としても使われる。頭部

黄連解毒湯	痒みと局所の発赤と熱感の強い熱証の第一選択薬
白虎加人参湯	皮膚がボロボロした感じのもの，清熱湿潤作用
消風散	止痒作用，湿潤性の脂漏性湿疹
温清飲	消風散に比べて紅斑が軽い乾燥性の湿疹
十味敗毒湯	発赤乾燥傾向の強くない寒証，アレルギー体質の改善
治頭瘡一方	頭部の落屑，びらん
十全大補湯	汚いびらん性顔面皮疹，免疫力増強

の落屑，びらんがあれば治頭瘡一方を用いる。赤くびらんを伴う一皮剥けたような非隆起性の皮疹には十全大補湯を用いる。気虚の基本方剤である四君子湯と血虚の基本方剤の四物湯の合方を八珍湯といい，八珍湯に黄耆と桂枝を加えたものが十全大補湯である。免疫力増強を目的とした基本的な補剤（虚を補う方剤）でアトピー性皮膚炎の急性増悪期や易出血性の汚いびらん性顔面皮疹に劇的に奏効することがある。小柴胡湯や柴胡清肝湯などの柴胡剤を用いてもよい。便秘や瘀血の徴候のある者には大黄を含む漢方薬や駆瘀血薬を併用することが大切である。

9 にきび

にきび（尋常性痤瘡）は思春期から30歳前後まで，主に顔面・胸部・背部などの毛包に一致してみられる丘疹で，アクネ桿菌による慢性の炎症性疾患である。男性ホルモンの分泌亢進により皮脂の分泌が盛んになったことが原因と考えられている。生薬中の黄芩，黄柏，黄連，連翹は皮脂の合成を抑制することが知られている。

熱実証の元気のよい若者のにきびには清上防風湯が第一選択薬である。清上防風湯は，清熱解毒薬の代表である黄連解毒湯から黄柏を除き薄荷・連翹・荊芥・防風の皮膚疾患に不可欠の発表薬を加え，さらに排膿作用のある桔梗，血液の循環をよくする川芎などを加えた方剤で全体として上焦（横隔膜より上部）の風熱を発散によって治す。

熱証ではあるが虚証傾向で，にきびもあまり勢いのない場合には荊芥連翹湯の方がよい。温清飲は黄連・黄芩・黄柏・山梔子からなる清熱解毒薬の黄連解毒湯に補血薬の四物湯を加えたより虚証用の方剤で，荊芥連翹湯は温清飲に荊芥・防風・連翹・薄荷などの多くの発散剤を加えたもので熱証の湿疹にしばしば使われ，連翹は瘡家の要薬といわれ化膿症によく用いられる。荊芥連翹湯は蓄膿症・慢性鼻炎にもよく使われる。

寒証で瘀血証の場合には桂枝茯苓丸加薏苡仁を用いる。瘀血証とは，眼瞼・顔面の色素沈着，舌・口唇・歯肉の暗赤化，さめはだ（甲錯），皮膚の毛細血管拡張（細絡），腹部の圧痛，痔疾，月経不順を指す。桂枝茯苓丸は駆瘀血薬の標準的処方で，君薬の桃仁・牡丹皮は瘀血を除去し，桂枝は気血巡行を改善し，芍薬は血虚の改善，茯苓は利水薬である。薏苡仁には消炎，排膿作用があり，さめはだに有効とされる。月経不順・便秘を調整することも重要で，この場合には桃核承気湯が用いられる。

清上防風湯	熱実証の元気のよい若者のにきびの第一選択薬
荊芥連翹湯	熱証であるが虚証傾向，あまり勢いのないにきび
桂枝茯苓丸加薏苡仁	寒証で瘀血証，さめはだ

10　化膿性皮膚疾患

皮膚の化膿性疾患の癤とは1個の毛包を中心とした周辺組織の炎症で，癰とは数個の毛包に生じた炎症である。発熱・疼痛・腫脹が著しくなると清熱解毒薬，清熱瀉火薬，清熱涼血薬を用いる。清熱解毒には柴胡・黄芩・黄連・山梔子・連翹などが，清熱瀉火には石膏などが，清熱涼血には大黄・牡丹皮などが用いられる。

化膿性皮膚疾患の場合，必ずしも抗生物質に頼らなくとも漢方薬である程度の対応ができる。**排膿散及湯**は患部が発赤腫脹して疼痛を伴った癤・癰などの化膿症に奏功する。桔梗・枳実・芍薬・甘草・大棗・生姜からなる。桔梗の排膿作用に枳実の心窩部の張りをとる作用，芍薬の鎮痛鎮痙作用が加わり，体表の化膿症の排膿に用いる。

十味敗毒湯は皮膚疾患に広く応用され，化膿性皮膚疾患や滲出物の少ない皮膚疾患に適している。寒証向きで，主薬の独活・荊芥・防風はいずれも温性の発散薬で皮膚病の治療には欠かせない。桔梗・柴胡・川芎は，それぞれ排膿・消炎解毒・気血巡行の働きがある。茯苓は滲出性病変に有効な利水薬で，樸樕は悪瘡の薬として用いられて来た。

防已黄耆湯は気力の低下した気虚の傾向で汗かきの者の癤・癰などの化膿症に用いる。黄耆には熟膿の薬能があるとされている。この構成生薬の防已，白朮は燥性薬で，黄耆をはじめ大半が温性薬からなり，本来は色白の水太りで疲れやすいタイプの余分な湿を除く方剤である。

排膿散及湯	患部が発赤腫脹して疼痛を伴った癤・癰などの化膿症
十味敗毒湯	化膿性皮膚疾患や滲出物の少ない皮膚疾患，寒証向き
防已黄耆湯	気虚の傾向で汗かきの者の癤・癰などの化膿症，熟膿

11　創傷治癒と肉芽形成

切開排膿後，肉芽の発育（肉の盛りあがり）が悪い場合には十全大補湯や黄耆建中湯を用いる。気虚の基本方剤である四君子湯（人参・白朮・茯苓・甘草）と血虚の基本方剤である四物湯（当帰・地黄・芍薬・川芎）の合方を八珍湯といい，八珍湯に黄耆と桂枝を加えたものが十全大補湯である。気虚の症状として，倦怠感・無気力・易疲労感・胃下垂・内臓下垂・舌の淡白紅と腫大・眼光音声に力がない・日中の眠気・脈が弱い・腹部が軟弱・食欲不振・寝汗をかく・風邪を引きやすいことなどが挙げられる。血虚の症状として，顔色不良（貧血）・皮膚の乾燥と荒れ・抜け毛・眼精疲労・こむら返り・低栄養（るいそう）・集中力低下・睡眠障害・爪がもろくひび割れる・めまい・息切れ・手足の冷え・月経不順などが挙げられる。**十全大補湯**は免疫力増強を目的とした代表的な補剤

（虚を補う方剤）で，長期臥床からの体力回復と褥瘡（床ずれ）などの肉芽形成促進に効果がある。
　黄耆建中湯は小建中湯に黄耆を加えた方剤で，小建中湯は虚弱児の体質改善や栄養状態の改善に頻用される。黄耆は皮膚の栄養を高め，とくに体表の防衛力を高め，体表に滞った水を除く作用があるとされる。成分にGABAを含み抗アレルギー作用と免疫賦活作用が証明されている。黄耆の特性を生かして痔瘻・膿瘍・下腿潰瘍・創傷治癒の遷延に用いられる。

十全大補湯	切開排膿後の肉芽の発育，褥瘡などの肉芽形成促進
黄耆建中湯	痔瘻・膿瘍・下腿潰瘍・創傷治癒の遷延

12　円形脱毛症

　円形脱毛症は頭部に円形の脱毛部を生じる疾患で，突然頭髪，時には腋毛・恥毛なども脱毛する。自然治癒が期待できるが，広範な型ほど難治性である。原因は不明であるが，心身症の1つと考えられ，心理的因子（心因：ストレス）により引き起こされた自律神経失調症による身体の病と考えるのが一般的である。漢方医学的治療は理気剤が主体となるが，これに駆瘀血剤や補血剤を併用する。
　円形脱毛症では頭皮の血管を拡張して血液循環をよくして，ストレス改善を図ることが大切である。竜骨，牡蠣の鎮静作用，桂枝，芍薬，人参の血管拡張作用が効果的とされる。竜骨は象・犀・牛などの大型哺乳動物の化石で主に炭酸カルシウムからなる。鎮静作用があり，ことに臍下の動悸を鎮め不眠を治す薬とされる。牡蠣は食用カキの貝殻で，鎮驚安神の薬能により心神の驚きやすい・びくびくする・焦燥・不眠・夢をよくみる・動悸などに用いる。第一選択薬は**柴胡加竜骨牡蠣湯**であるが，これは柴胡剤の適応である上腹部の苦しい胸脇苦満のある熱虚証向きの方剤である。寒虚証の場合には**桂枝加竜骨牡蠣湯**を用いる。これらはもともと不眠症・精神的ストレスに使用される方剤で，これにステロイド外用薬や紫外線照射療法を併用する場合もある。**疎経活血湯**が有効なことがあり，特に悪性円形脱毛症に効果があるという。

柴胡加竜骨牡蠣湯	熱虚証の第一選択薬
桂枝加竜骨牡蠣湯	寒虚証の場合
疎経活血湯	悪性円形脱毛症

13　進行性指掌角皮症

　進行性指掌角皮症は洗剤を用いる主婦の手掌から手背にかけて湿潤傾向の強い湿疹性変化が起こり，次いで利き手側より乾燥・角質増殖・亀裂が発生する状態で主婦湿疹ともいう。指先から手掌にかけて乾燥して亀裂を生じ皮膚が肥厚して指紋もなくなり痛みを伴うようになる。手掌という特定部位に発症することと女性に発病することから瘀血や冷え症に対して活血化瘀剤や温裏去寒剤が頻用される。虚証の女性に多く，麦門冬，生地黄，知母などの潤性薬を用いる。進行性指掌角皮症は漢方の比較的よい対象疾患で，瘀血証ならば**桂枝茯苓丸加薏苡仁**を用いる。瘀血証とは，眼瞼・顔面の色素沈着，舌・口唇・歯肉の暗赤化，さめはだ（甲錯），皮膚の毛細血管拡張（細絡），腹部の圧痛，痔疾，月経不順を指す。桂枝茯苓丸は駆瘀血薬の標準的処方で，君薬の桃仁・牡丹皮は瘀血を除去し，桂枝は気血巡行を改善し，芍薬は血虚の改善，茯苓は利水薬である。薏苡仁はイネ科ハトムギの成熟種子で，抗炎症作用があり，また抗ウイルス作用，抗癌作用が証明されている。古来より疣を去り皮膚の荒れを治すとされてきた。パポバウイルス感染症である青年性扁平疣贅・尋常性疣贅・伝染性軟属腫（小児に好発する水イボ）の治療に用いられてきた。薏苡仁にはさめはだを治す作用があるとされている。**紫雲膏**は外用薬で，紫根・当帰・胡麻油・蜜蝋・豚脂からなる。紫根・当帰・胡麻のいずれもが潤性薬で乾燥した皮膚疾患に好適である。痒み止めとしての作用はないが，火傷・凍傷・褥瘡・痔疾などの治療に用いられる。乾燥肌の進行性指掌角皮症には適切で外用薬として併用する。熱虚証ならば**加味逍遙散加薏苡仁**を用いるが潤性薬の四物湯を追加してもよい。加味逍遙散は女性の冷えのぼせなどの不定愁訴や精神神経症状に頻用される方剤で，虚弱で肩こり・頭痛・めまい・発作性の発汗などのある場合に使用される。寒虚証ならば**温経湯加薏苡仁**を用いる。温経湯は補血薬の基本方剤の四物湯から地黄を除いて，潤性の強い人参・麦門冬を加え，さらに温性の強い呉茱萸・桂枝・生姜を加えたものである。皮膚がカサカサし口唇や鼻が乾きがちの燥証用の潤性薬で，手掌・足蹠にほてりのある者に適するとされる。温経湯は進行性指掌角皮症のほかに不妊症・月経不順に適応がある。内服薬は潤性薬を用いることを原則とするが，指掌が乾燥していても全身が燥証であるとは限らないので，湿証用の方剤を用いることもある。顔色が悪く蒼白く冷

桂枝茯苓丸加薏苡仁	瘀血証で眼瞼・顔面の色素沈着，さめはだ
紫雲膏	外用薬，潤性薬で乾燥した皮膚疾患に好適
加味逍遙散加薏苡仁	熱虚証，冷えのぼせなどの不定愁訴や精神症状
温経湯加薏苡仁	皮膚がカサカサし，手掌・足蹠にほてりのある者
当帰芍薬散加薏苡仁	顔色が悪く蒼白く冷え症で，体全体としては湿証

え症で，体全体としてはむしろ湿証の場合には燥性薬の当帰芍薬散を用い，**当帰芍薬散加薏苡仁**(とうきしゃくやくさんか よくいにん)を使用する。

14　しもやけ

　しもやけ（凍瘡）は小児や老人に多くみられ，寒冷に対して特に敏感な人が，寒冷により血行障害を起こして生じる。寒冷の季節に皮膚の露出部，とくに指趾・手足背・耳朶(みみたぶ)などに紅斑・腫脹・うっ血・水疱・びらん・潰瘍を生じて瘙痒と疼痛がある。しもやけは0〜10度の比較的緩和な寒冷により生じるが，凍傷は通常は0度以下の寒冷に暴露された部位に誰にでも生じる。

　しもやけの第一選択薬は**当帰四逆加呉茱萸生姜湯**(とうきしぎゃくかごしゅゆしょうきょうとう)で著しい寒がりに適する。当帰四逆加呉茱萸生姜湯には温性作用の強い当帰・細辛(さいしん)・呉茱萸が含まれ，また細辛には麻酔作用があるので，芍薬の鎮痙鎮痛作用とあいまって，冷えて痛む場合には最適である。**四物湯**は貧血傾向で皮膚が乾燥している者に適する。**温経湯**(うんけいとう)は月経不順で，気血両虚の傾向の人に適している。

当帰四逆加呉茱萸生姜湯	しもやけの第一選択薬，著しい寒がりに適する
四物湯	貧血傾向で皮膚が乾燥
温経湯	月経不順で気血両虚の傾向

第2-2章　精神神経疾患の漢方治療

【1】急性の頭痛 ……………………………………………………………………35
【2】慢性の緊張型頭痛 ……………………………………………………………35
【3】虚証用の頭痛 …………………………………………………………………36
【4】片頭痛 …………………………………………………………………………37
【5】漢方医学からみたうつ病 ……………………………………………………37
【6】うつ病に用いられる漢方薬 …………………………………………………38
【7】神経症と心身症 ………………………………………………………………39
【8】神経症の漢方治療 ……………………………………………………………40
【9】高血圧性脳出血の治療 ………………………………………………………41
【10】脳梗塞の治療 …………………………………………………………………42
【11】認知症（痴呆症） ……………………………………………………………44

第2-2章　精神神経疾患の漢方治療

1　急性の頭痛

　頭痛は，漢方医学的にははっきりとした分類がある訳ではないが，西洋医学的分類と漢方独自の弁証によって方剤を決めることができる。西洋医学では消炎鎮痛薬が用いられ胃を荒らすのでしばしば内服の継続が困難である。漢方薬は胃にはやさしく頭痛に予想以上の効果がある。頭痛は病邪が体表にあり表証であるが，しばしば慢性に経過するので裏証用の方剤が用いられる。しかし頭痛に用いられる大半の方剤には表証用の発散薬である桂枝が含まれている。

　感冒その他の原因で今まで頭痛などなかったのに急に頭痛を訴えた場合には，通常葛根湯か桂枝湯を用いる。**葛根湯**は体力のある実証用で，葛根は項頸部の異常緊張・肩こりをとり，麻黄は発汗薬のエフェドリンを含んでいて局所の循環を改善させる。発散薬の桂枝も含まれる。芍薬には鎮痙・鎮痛・解熱・筋弛緩作用がある。体力のない虚証には**桂枝湯**を用いる。桂枝湯は桂枝・芍薬・生姜・大棗からなる。桂枝には軽い発汗作用・体を温めて悪寒や頭痛を発散させる作用・のぼせを引き下げて神経性心悸亢進を鎮める作用・健胃作用がある。生姜と大棗はペアで使われることが多く，体を温める健胃薬として使われる。

　この2剤で効果不十分の場合には**川芎茶調散**が使われる。漢方医学では病邪には外因となる環境因子に6種類（六淫）あって，風邪とは自然界の風の性質に似て，急に疾病を発症させ，人体の上部や肌表を犯しやすい。寒邪とは自然界の寒の性質に似て，陽気を傷つけることによって身体に寒冷性の症状を出現させる。川芎茶調散は風邪や寒邪などの外感病のために頭痛やめまいを呈した時，これを外に散ずる表寒証用の方剤である。川芎・荊芥・防風・薄荷をはじめ，構成生薬のほとんどが発散性で，痛みを発散させて頭痛を治す温性薬である。

葛根湯	体力のある実証用，肩こりをとり，頭痛を発散させる
桂枝湯	体力のない虚証用，体を温め悪寒や頭痛を発散させる
川芎茶調散	葛根湯や桂枝湯で効果不十分の場合，頭痛を外に散ずる

2　慢性の緊張型頭痛

　筋収縮性頭痛とは頭蓋や頸部に分布する筋肉の持続的収縮によるこりや痛みで，**緊張性頭痛**とは精神的緊張からもたらされる頭部の重圧感や頭痛をいう。この両者をあわせて国際的には**緊張型頭痛**という。両側性で後頭下部の締めつけられるような持続性頭痛，ストレスで増悪する非拍動性頭痛で，悪心嘔吐を伴うことは少ない。普通型片頭痛と合併した場合には**混合性頭痛**と呼ばれる。こ

の頭痛にも葛根湯・桂枝湯・川芎茶調散を用いて差し支えない。

慢性病は裏証で，柴胡には向精神薬の働きがありストレスで増悪するような頭痛には，桂枝の入った柴胡剤である**柴胡桂枝湯**や虚証には**柴胡桂枝乾姜湯**が用いられる。更年期または生理不順のある女性で，頭痛のみならず肩こり・めまい・動悸・不眠などの不定愁訴の多い場合には**加味逍遙散**を用いる。**五苓散**は桂枝に利水薬を加えた湿証用の方剤で，めまいや悪心嘔吐・口渇・尿量減少を伴う頭痛に有効で二日酔いの頭痛にも効果がある。

高齢者の頭痛は頭を抱え込むような頭痛というよりも，むしろ持続する頭重感で，早朝起床時に強く肩こりを伴うことは少ない。**釣藤散**はいわゆる脳動脈硬化症に対する方剤で，虚証用で，寒性薬の石膏が含まれているので熱証用である。生薬の釣藤鈎には降圧作用・鎮痛作用・鎮痙作用があり，短気で高血圧傾向の者に適切で，脳動脈硬化症に伴う頭痛・めまい・肩こり・イライラに有効である。

柴胡桂枝湯	ストレスで増悪するような頭痛，胃腸虚弱のある場合
柴胡桂枝乾姜湯	ストレスで増悪するような頭痛，不安焦燥感を伴う虚証
加味逍遙散	更年期，肩こり・めまい・動悸・不眠などを伴う
五苓散	めまいや悪心嘔吐・口渇・尿量減少を伴う，二日酔い
釣藤散	高齢者の頭重感，脳動脈硬化症に伴う頭痛・めまい

3　虚証用の頭痛薬

胃腸虚弱の寒証の頭痛には**桂枝人参湯**が用いられる。人参湯は冷え症で下痢傾向の者用の健胃薬で，桂枝人参湯は人参湯の乾姜を減じて桂枝を加えたものである。桂枝をもって表証を治し，人参湯をもって裏証を治すということである。一方湿証でめまいを伴う場合には，**半夏白朮天麻湯**を用いる。半夏白朮天麻湯は健胃薬の代表である六君子湯の変法で，天麻は肝気の高まりによる頭痛やめまいをとるとされる。

桂枝人参湯	胃腸虚弱の冷え症のある寒証用の頭痛
半夏白朮天麻湯	肝気の高まりによる頭痛やめまいをとる健胃薬

4　片頭痛

　片頭痛は頭蓋外血管の拡張によって起こる発作性の血管性頭痛で，痛みが拍動性で悪心嘔吐を伴う。一側性の頭痛が突発して1時間でピークに達して4〜6時間持続する。10〜30歳の女性に好発する。西洋薬のイミグランが奏功するが血管収縮薬であるため，心筋梗塞や狭心症発症の報告があり，またイミグランそれ自体が悪心嘔吐を起こすので使いにくい側面がある。漢方薬では**呉茱萸湯**が第一選択薬で，足冷・頭痛・嘔吐の3つが揃えば奏功する。呉茱萸湯は呉茱萸・人参・生姜・大棗からなる。呉茱萸は苦味薬で強い温性・燥性・降性作用を持つ。升証とは上に向かうべきものが強すぎるもので，興奮・のぼせ・発汗過多などを指す。頭痛や頚部のこり，嘔吐も升証と捉えることができ，降性薬を用いる。五苓散も片頭痛に用いることができる。**五苓散**は湿熱証用の方剤で，口渇と尿量減少があり，頭痛やめまいを伴い，水を飲むと吐くというのが，典型的な証である。呉茱萸湯はまた，胃腸虚弱で首筋のこる緊張型頭痛や混合性頭痛に用いることもできる。

| 呉茱萸湯 | 足冷・頭痛・嘔吐があれば奏功，緊張型頭痛や混合性頭痛にも有効 |
| 五苓散 | 口渇と尿量減少，頭痛やめまいを伴い，水を飲むと吐く場合 |

5　漢方医学からみたうつ病

　原因不明の内因性うつ病の一般人口に対する発病率は，0.4%で女性に多く，発病年齢は思春期から老年期まで広く分布する。単極性うつ病が全体の80%で最も多く，次いで躁状態とうつ状態を繰り返す双極性躁うつ病が多い。うつ状態の平均持続期間は6〜12ヶ月で，躁状態の持続期間は1〜2ヶ月である。経過は周期的で，各病相は完全に寛解する。神経生化学的に脳内ノルアドレナリンとセロトニンの低下が証明されている。心因性うつ病は50歳以上の男性に多い。**うつ病の基本症状は不快気分で抑うつ気分・焦燥・悲哀がみられる**。身体症状も多くみられ，食欲減退・性欲減退・不眠がある。

　西洋薬では脳内のノルアドレナリンやセロトニンを増加させる三環系抗うつ薬が使用されるが，口渇・尿閉・便秘・心毒性などの副作用がある。最近は選択的にセロトニン濃度を高めるパキシルやジェイゾロフトが頻用され，副作用も少なく，強迫神経症やパニック障害にも使用される。漢方薬はこれらの西洋薬の作用に及ばない。しかし，うつ症状があれば向精神薬をただちに投薬するというのではなく，漢方薬とメンタルケアによって回復する患者さんも多く，患者さんの多くは必ずしも向精神薬の投薬を望んでいない。

第2-2章 精神神経疾患の漢方治療

漢方医学的には気血水巡行の障害で，気滞（気の滞り）や気虚（気の不足）が原因で，この気の流れを調節（疏泄）するのが肝で，肝は胆と表裏をなし，肝胆が機能失調をおこせば，肝気鬱結となる。気鬱により抑うつ気分・うつ状態が，気虚により意欲障害・食欲不振が起こる。また二次的に血の異常が起こり，瘀血により頭痛・うつ状態・意欲障害，血虚により健忘・不安感，血熱により不安・焦燥感・易怒性が生じる。

6 うつ病に用いられる漢方薬

向精神薬として使用できる漢方薬は多く，副作用の少ない利点がある。気滞を改善する理気薬として半夏厚朴湯が挙げられる。半夏・厚朴・茯苓・紫蘇葉・生姜からなり，半夏・厚朴・紫蘇葉は憂うつ感・抑うつ感を寛解し，自律神経系の緊張を緩める（理気解鬱）。全体として鬱を開き，気を巡らす。のどに物がつかえた感じのする梅核気（ヒステリー球）を目標に使用されることが多く，気がふさがって晴れず，胸につまった感じ（痞塞感）のある場合に用いる。香蘇散は香附子・紫蘇葉・陳皮・甘草・生姜からなる。胃腸虚弱の気鬱に用いられる。香蘇散は加藤清正が朝鮮出兵の時，兵士に飲ませたことで有名な抗うつ薬であるが，作用は弱い。

気虚に対して補気薬を用いる。最も強力な補気作用のある生薬は人参と黄耆で，両者の含まれた方剤を参耆剤という。帰脾湯は竜眼肉・酸棗仁・茯苓・遠志など養心安神の作用のある生薬を含んだ参耆剤で，意欲障害があり不眠・健忘・抑うつを示す胃腸虚弱のある者に用いられる。煩躁とはイライラして気分が落ち着かずじっとしていられないことをさすが，焦燥感を伴えば，柴胡・山梔子を加えた加味帰脾湯を用いる。補中益気湯は，消化機能が低下して全身倦怠感が著しく気力の低下した者に用いる。柴胡・升麻を含み，筋緊張を高め参耆剤の作用を強めて作用時間を延長する升提の聖薬とされている。

肝気鬱結に対しては疏肝薬を用いる。肝鬱とは肝気が鬱結した状態で，気鬱して怒りやすく，食欲が低下して思慮がめぐらなくなったもので，治療は柴胡剤が中心で，柴胡は抗ストレス作用がある。気の上昇を抑える降性薬が主体で，鎮静効果の強い柴胡加竜骨牡蠣湯が代表的方剤である。気鬱があり不安焦燥感・動悸・煩躁の強い場合に用いられる。黄芩・大黄は頭部の充血を緩解し，イライラや易怒性を改善する（瀉火）。体力のない虚証の場合には柴胡桂枝乾姜湯を用いる。

四逆散は柴胡・枳実・芍薬・甘草からなる。肝気鬱結の基本処方で，感情が外に発散されず内にうっ積してイライラや不眠・抑うつのある場合に用いられる。ヒステリーや心身症にも応用される。柴朴湯は半夏厚朴湯と小柴胡湯の合方で，肝の陽気（機能亢進）の病的過剰状態があり，半夏厚朴湯証でさらに胸や胃のつまる感じの強い者に適する。

加味逍遙散は更年期障害に頻用されるが，発作性動悸や神経過敏のある自律神経失調症，月経に

第2-2章　精神神経疾患の漢方治療

関連しておこる抑うつ状態などには良い適応となる。産後うつ状態とは産後1〜3ヶ月で発病するうつ症状で，幻覚・妄想を伴うこともある。この場合には**芎帰調血飲**が適切である。

半夏厚朴湯	梅核気を目標に，気がふさがって晴れない場合
香蘇散	胃腸虚弱の気鬱，作用は弱い
帰脾湯	意欲障害があり不眠・健忘・抑うつを示す胃腸虚弱
加味帰脾湯	帰脾湯証でイライラして焦燥感を伴う
補中益気湯	消化機能が低下して全身倦怠感・気力の低下した場合
柴胡加竜骨牡蠣湯	不安焦燥感がある者のイライラや易怒性を改善
柴胡桂枝乾姜湯	体力のない虚証の不安焦燥感を改善
四逆散	感情が内にうっ積してイライラ・抑うつのある場合
柴朴湯	半夏厚朴湯証でさらに胸や胃のつまる感じの強い者
加味逍遙散	発作性動悸や神経過敏，月経に関連しておこる抑うつ
芎帰調血飲	産後うつ状態，幻覚・妄想を伴う場合

7　神経症と心身症

　神経症（ノイローゼ）は病識がある，行動の乱れがあっても社会的許容範囲内にとどまるのが特徴である。欲求不満や葛藤を上手に処理することを適応といい，神経症の発生に関する基本理念は個体の環境に対する不適応という点にある。

　不安神経症でみられるパニック発作は，動悸・発汗・震え・息切れ・窒息感・胸痛・嘔気・めまい・発狂の恐怖などが突然に発現し，10分以内に頂点に達するのを繰り返す。**強迫神経症**では手洗いを数回繰り返してもまだ気がすまない洗浄強迫，外出時かならず右足から出る強迫行為，寝る前に枕の位置を一定に保つよう確める行為を儀式的に反復する強迫儀式などがある。

　恐怖神経症では人前に出ると必ず顔が紅潮する赤面恐怖，人に接するのに恐怖を感じる対人恐怖などがある。心気神経症（心気症）は，病気でないのに病気と思い込む，軽い病気を重病と思い込む。

　ヒステリーは欲求ないし願望が抑圧され，環境に適応できなくなった時の自己防衛の方法としての，疾病への逃避と解釈される。主として運動障害・知覚障害の形をとる転換型と，健忘・もうろう状態・遁走・多重人格などの精神症状の出現するものの解離型に分けられる。

(39)

第2-2章　精神神経疾患の漢方治療

　心身症は自律神経系の症状が中心で，精神的葛藤やストレスにより惹起された身体的症状が慢性固定化されたものである。主な疾患には，消化性潰瘍・過敏性腸症候群・気管支喘息・過換気症候群・片頭痛・円形脱毛症・アトピー性皮膚炎・摂食障害などがある。心身症では神経症と異なり環境への適応はよい。

8　神経症の漢方治療

　西洋薬では，抗不安薬を主体に抗うつ薬を追加して治療する。抗不安薬はベンゾジアゼピン化合物がほとんどで，抑制性神経細胞の神経伝達物質であるGABAの増強作用がある。たくさんの抗不安薬があるが，作用には大差なく，違うのは作用時間の長短である。長時間型のセルシン，中間型のワイパックス，短時間型のデパスなどである。漢方薬では方剤により作用が異なり，患者の症状に応じて選択する必要がある。漢方薬と抗不安薬を併用することも可能である。

　柴胡には抗ストレス作用があり，古来より精神科疾患に頻用され，著者も好んで用いている。鎮静効果の強い柴胡加竜骨牡蠣湯が代表的方剤で，気の上昇を抑える降性薬が主体となっている。不安焦燥感が強い場合に用いられ，動悸・肩こりなどを伴うことが多い。ヒステリーや強迫神経症にも有効とされる。四逆散は肝気鬱結に対する基本処方で，心身症・ヒステリーに対して効果が高い。肝脾不和の証に用いられる柴胡剤で，和田東郭は「希代の霊方たり」と賞賛している。柴胡桂枝湯は胃腸虚弱で心気的な訴えや不安感に用いられる。柴胡桂枝乾姜湯は柴胡加竜骨牡蠣湯の虚証向きの方剤で治療目標は同じである。桂枝加竜骨牡蠣湯は桂枝湯に竜骨と牡蠣を加えた虚証用の方剤で，神経衰弱・動悸・逆上・煩驚に用いられる。抑肝散加陳皮半夏は，肝気上亢による興奮性の精神症状に用いられ，焦燥感や攻撃的な面のある者に用いる。抑肝散は本来，小児のひきつけの処方で眼瞼けいれんにも用いられる。

　半夏厚朴湯は代表的理気剤で，のどに閉塞感のある咽喉頭異常感症を目標に使用される。抗うつ薬としても用いられ，これに小柴胡湯を加えたものが柴朴湯である。柴朴湯は本来，気管支喘息に適応があり，不安神経症で気道閉塞感，呼吸困難，あるいはパニック発作を起こす者などに使用される。心身症の1つである過換気症候群にも用いられる。加味帰脾湯は補気作用のある参耆剤で，抗うつ薬として使用される。精神不安・不眠・イライラ・健忘などに有効で，うつ病・心臓神経症・自律神経失調症・過換気症候群など抗不安薬が適応となるノイローゼに幅広く使うことができる。

　比較的女性に特徴的で，特に性周期に関連して認められる精神症状には駆瘀血薬が奏効する。桃核承気湯は腹部の圧痛などの瘀血の症状があり，のぼせ・めまい・頭痛などを伴う者に用いる。特に月経前に精神異常や異常な言動を現す女性に適する。大黄を含むので便秘がちの者に適する。通導散は最も実証向きの駆瘀血薬でこれに理気剤と下剤を加えたものである。桃核承気湯よりもさ

(40)

らに精神症状の強い者に用いるが，のぼせを下げる作用はない。**加味逍遙散**は，更年期障害に頻用されるが，心気神経症にもよい適応がある。**女神散**は本来，浅田宗伯が考案した産褥精神病のための方剤で，加味逍遙散では効果不十分の産前産後のノイローゼや気の上衝と血熱に伴ってみられるのぼせ・めまい・頭痛・肩こりなどに用いられる。

柴胡加竜骨牡蠣湯	不安焦燥感が強い場合，鎮静効果が強い
四逆散	肝気鬱結の基本処方，心身症・ヒステリーに効果が高い
柴胡桂枝湯	胃腸虚弱で心気的な訴えや不安感のある場合
柴胡桂枝乾姜湯	柴胡加竜骨牡蠣湯の虚証向きの方剤で治療目標は同じ
桂枝加竜骨牡蠣湯	虚証用，神経衰弱・動悸・逆上・煩驚に用いられる
抑肝散加陳皮半夏	興奮性の精神症状があり，焦燥感や攻撃的な面のある者に用いる
半夏厚朴湯	のどに閉塞感のある咽喉頭異常感症を目標に用いる
柴朴湯	不安神経症でパニック発作を起こす者，過換気症候群
加味帰脾湯	精神不安・不眠・イライラ・健忘などに幅広く有効
桃核承気湯	腹部の圧痛などの瘀血の症状，月経前緊張症
通導散	桃核承気湯よりもさらに精神症状の強い者，実証用
加味逍遙散	更年期障害に頻用されるが，心気神経症にもよい適応
女神散	産褥精神病，加味逍遙散では効果不十分の神経症

9　高血圧性脳出血の治療

　脳卒中は，漢方医学では中風といい，中は「当たる」，風は「速い」を意味している。突然に発症し意識障害などを来たすところから名付けられた。自然界からの影響の外風と，精神的ストレスや肝気上逆などの内風が病因とされている。脳血管障害の治療は従来慢性期に主眼が置かれていたが，最近では危険因子を取り除き，積極的な予防医学の立場からの投薬が行われている。

　脳実質内への出血で，原因として高血圧が最も多く通常脳出血といえば，高血圧性脳出血を指す。30年前には脳出血と脳梗塞の頻度は相半ばしていたが，高血圧の治療の普及により現在では，脳梗塞70%，脳出血20%，くも膜下出血10%である。

　漢方医学には，もともと高血圧，低血圧という概念はない。重症高血圧に対応できるような降圧薬はなく，もっぱら心因性要素の強い軽症高血圧が治療の対象となる。興奮しやすく不眠症の升証

で，頭に血の昇りやすいがっちりした体格の熱実証用の方剤が使われる。

柴胡加竜骨牡蠣湯は，構成生薬である竜骨や牡蠣にはトランキライザーとしての効果が期待できる。柴胡や大棗などにも自律神経系を調整して鎮静効果が期待できる。典型的な熱証で，のぼせがあり，いかにも赤ら顔の者には**黄連解毒湯**を用いる。構成生薬の黄連，黄芩，黄柏，山梔子にはいずれにも鎮静降圧が期待できる。黄連解毒湯には動物実験では海馬における脳血流量の増加や脳梗塞周辺部の脳血流の改善が報告されている。便秘があれば黄連解毒湯の代わりに大黄の配合された**三黄瀉心湯**を用いる。

高齢者のいわゆる脳動脈硬化症で頭に血の昇りやすい熱虚証で，頭痛・頭重・めまいなどの訴えのある患者には**釣藤散**が第一選択薬となる。構成生薬の釣藤鈎には降圧薬のレセルピンと同じ成分が含まれている。釣藤散には微小循環改善作用・赤血球集合能改善作用・赤血球変形能改善作用・抗うつ作用の報告もある。

柴胡加竜骨牡蠣湯	自律神経系を調整し，鎮静作用が強く降圧効果がある
黄連解毒湯	典型的な熱証でのぼせがあり，いかにも赤ら顔の者
三黄瀉心湯	黄連解毒湯証で便秘のある者
釣藤散	高齢者の脳動脈硬化症で頭に血の昇りやすい熱虚証用

10 脳梗塞の治療

脳梗塞の片麻痺側には筋血流の減少が証明されており，脳循環障害と末梢循環障害を改善する目的で，駆瘀血薬がしばしば用いられている。駆瘀血薬としては末梢循環障害の基本処方である**桂枝茯苓丸**が第一選択薬で，桃仁，牡丹皮，芍薬はうっ血を改善し，血液循環を改善させる活血化瘀の働きがあるとされる。最近では，血小板凝集抑制作用・血液粘度低下作用・赤血球変形能改善作用・抗動脈硬化作用などが報告されている。末梢の冷えが強くレイノー現象がみられるようであれば**当帰四逆加呉茱萸生姜湯**を用いる。当帰四逆加呉茱萸生姜湯は主に動脈側の血行障害を改善するとされ，当帰，細辛，呉茱萸には温性作用があり，細辛には麻酔作用が，芍薬には鎮痛作用がある。

脳底動脈不全症によるめまいは脳循環不全によるものであるので，脳底動脈の血流改善をしなければならない。著者は通常は駆瘀血薬の桂枝茯苓丸を用いている。また下肢痛のある場合には**疎経活血湯**を用いている。疎経活血湯は関節痛，神経痛，腰痛，筋肉痛にも用いられる。体格がよく顔色もよい熱実証で，とくに便秘があり精神的に興奮状態にあるものには**桃核承気湯**が好んで用

第2-2章　精神神経疾患の漢方治療

いられる。

危険因子の改善

糖尿病については，漢方薬にはインスリンのようなホルモンとして作用するものはないが，血糖降下作用のある生薬として，地黄，人参，山薬，知母，麦門冬，麻子仁などが知られている。本来東洋医学には血糖，尿糖という考え方はなく，口渇多飲多尿などの自覚症状の点からは**白虎加人参湯**が第一選択薬で，この中には血糖降下作用のある人参，知母が含まれている。しかし白虎加人参湯は石膏の入った寒性薬なので，冷えの強い場合には地黄，山薬の含まれた六味丸や潤性薬の麦門冬が主薬の麦門冬湯が用いられる。八味地黄丸は六味丸に附子と桂枝を加えたもので冷えの強いものに適する。

肥満症については，体重を減少させるためには食事療法・運動療法が最良で，薬物で減量するのは難しい。薏苡仁（ハトムギ）は脂肪肝に用いられる生薬で，脂肪を溶かす作用と利水作用があるとされ，以下の漢方薬としばしば併用される。基本的には瀉性薬が基本方剤で，皮下脂肪が厚く胸脇苦満，便秘のある熱実証には**大柴胡湯**を薏苡仁と共に用いる。**防風通聖散**は太鼓腹を目標に便秘の肥満に用いる。

脳卒中後遺症

上述のような様々な薬物療法が試みられているが，知的機能や片麻痺，日常生活動作の改善にはおのずと限界がある。しかし，漢方薬には体を温め新陳代謝を盛んにする温性補性薬（補剤）があり，様々な愁訴に効果がある。西洋薬には体を温める薬は一剤も存在しない。気血両虚に対する補剤の効果は素晴らしい。易疲労感，無気力，体力低下には，補中益気湯や十全大補湯，人参養栄湯が用いられる。退行性うつ病や胃腸虚弱には，帰脾湯や加味帰脾湯が用いられる。末梢循環不全による神経痛・腰痛・しびれ感には，当帰四逆加呉茱萸生姜湯，疎経活血湯のほかに桂枝加朮附湯が用いられる。排尿障害に対しては，八味地黄丸や牛車腎気丸が用いられる。筋肉痛や肩こりには芍薬甘草湯や加味逍遙散などが用いられる。

桂枝茯苓丸	うっ血を改善し，末梢の血液循環を改善させる
当帰四逆加呉茱萸生姜湯	体を温め，主に動脈側の血行障害を改善させる
疎経活血湯	末梢循環を改善し，下肢痛・関節痛・神経痛を改善
桃核承気湯	熱実証で便秘があり，精神的に興奮状態にある者
白虎加人参湯	糖尿病治療の第一選択薬
大柴胡湯	皮下脂肪が厚く胸脇苦満，便秘のある熱実証
防風通聖散	太鼓腹を目標に便秘を伴う肥満の改善

11 認知症（痴呆症）

　知能障害は成長期に知能が正常に発達しない精神発達遅滞と，いったん正常に形成された知能が低下した痴呆とに分けられる。生理的な老化に伴う記銘力低下では，通常見当識障害や人格水準の低下はみられないが，病的な痴呆では見当識障害や人格水準の低下のため日常生活に明らかな支障を来たす。痴呆の主症状はあくまで知能障害であるが，周辺症状として感情障害・うつ状態・精神興奮・幻覚妄想・夜間せん妄・徘徊などを随伴することもある。アルツハイマー型痴呆は大脳萎縮による認知症で，脳内アセチルコリン濃度の低下が証明されている。脳血管性痴呆は，大脳中心部に小梗塞が多発したり，深部白質に血流障害による不全軟化巣が生じて発症する。

　アルツハイマー病は女性に多く，閉経後女性ホルモンの補充療法を受けた女性は，受けなかった女性よりもアルツハイマー病の発症率が低かったことに注目して，婦人病の聖薬で脳下垂体からのホルモン分泌作用の証明されている**当帰芍薬散**が抗痴呆薬として注目されるようになった。動物実験では女性ホルモン分泌作用，脳内ノルアドレナリン・ドパミン・セロトニン増加作用，アセチルコリン受容体数増加作用が証明され，痴呆患者への投与でも全般機能改善効果が報告されている。著者の経験でも今まで無口であったアルツハイマー病患者さんが待合室で隣りの患者さんに話しかけるようになったり，急性発症の視床梗塞性痴呆の患者さんが職場復帰した経験もある。しかしすべての患者さんに効果を期待することは難しい。

　イチョウエキスはドイツで行われていた民間療法で，これにアメリカの研究者が治験を行い認知機能の有意な改善を報告してから注目を集めるようになった。著者には投薬の経験はない。

　従来いわゆる脳動脈硬化症と診断され，頭痛・めまい・肩こりなどを訴える患者さんには経験的に**釣藤散**が投薬されてきた。釣藤散の脳血管性痴呆患者への治験は軽症から中等症の痴呆139名を対象に行われた。会話の自発性，表情の乏しさ，計算力低下，知的機能全般，夜間せん妄，睡眠障害，幻覚妄想の改善において釣藤散群が有意に優れていた。釣藤散はラットではドパミン系の活性化が報告され，8方向放射状迷路課題を用いた実験でも空間認知障害の改善が報告されている。投薬により明らかに調子がよくなったと訴える患者さんがおり，この場合には投薬を継続している。

　江戸時代には現在の痴呆を健忘と呼んでいたようで，通常**加味帰脾湯**が投薬されていた。著者のデータでは，物忘れで初診した生理的老化の患者7名に加味帰脾湯を投薬すると長谷川痴呆スケールでは有意な改善がみられ，健忘の自覚症状の改善は全員に認められた。痴呆患者7名では長谷川痴呆スケールの改善はみられないものの，自他覚症状の改善が半数にみられた。帰脾湯には，最も強力な補気作用のある人参と黄耆が含まれ，さらに竜眼肉・酸棗仁・茯苓・遠志など養心安神の作用のある生薬が含まれている。本来抗うつ薬として作用し，意欲障害があり不眠・健忘・抑うつを示す胃腸虚弱のある者に用いられる。焦燥感を伴えば，柴胡・山梔子を加えた加味帰脾湯を用いる。加味帰脾湯には，その構成生薬の遠志にアセチルコリン合成酵素活性を高めることが証明され

ている。

　痴呆の随伴症状としての夜間徘徊，暴力等に対しては肝気上亢(かんきじょうこう)（神経の高まり）を抑える**抑肝散加陳皮半夏**(よくかんさんかちんぴはんげ)が有効である。著者は痴呆患者14名に投薬し，程度の差はあるものの抑肝散加陳皮半夏は全例に有効で無効と判断される症例はなかった。5名は著効ありと考えられた。抑肝散加陳皮半夏で意欲低下や拒食を呈した者はなく，うつ状態が改善し意欲が向上したり表情の明るくなった者も4名いた。総じて脳血管性痴呆では長期に渡り比較的安定した効果がみられたが，アルツハイマー型痴呆では，本来が進行性であり漢方薬のみでの治療には限界があった。抑肝散とは肝気上亢(かんきじょうこう)を抑えるという意味で，精神不安・イライラ・不眠を訴える患者に用いる。釣藤鈎・茯苓(ぶくりょう)には鎮静・鎮痙作用がある。柴胡(さいこ)が入っており胸脇苦満(きょうきょうくまん)があるものに最適で，筋肉の緊張をゆるめ，強い鎮痙効果が期待できる。当帰・川芎(せんきゅう)は補血薬で，虚証で貧血傾向の者に向く。脳卒中後遺症のふるえ・眼瞼けいれん・痙性斜頚にも有効とされる。抑肝散加陳皮半夏は抑肝散に理気作用のある陳皮と鎮吐作用のある半夏を加えたもので，抑肝散より一層神経症状が強く悪心嘔吐を伴うものに適する。虚証向きである。抑肝散加陳皮半夏のマウスを用いた実験では，視床下部のノルアドレナリンを増加させ，さらにアセチルコリンの脳内含有量を増加させる報告がある。従来暴力徘徊などには，抗精神病薬であるリスパダールやセロクエルが用いられてきたが，副作用として無気力な人間や続発性パーキンソン症候群がある。まず本剤を試みてもらい，無効ならば，抗精神病薬を考慮して頂きたい。

当帰芍薬散	アルツハイマー型痴呆の改善，女性ホルモン分泌作用
釣藤散	脳血管性痴呆，臨床治験で知的機能全般の改善
加味帰脾湯	意欲障害があり不眠・健忘・抑うつ傾向の改善
抑肝散加陳皮半夏	随伴症状としての夜間徘徊，暴力，拒食の改善

第2-3章　運動器疾患の漢方治療

【1】疼痛の漢方治療 …………………………………………………………49
【2】腰痛・坐骨神経痛 ………………………………………………………49
【3】変形性膝関節症 …………………………………………………………50
【4】肩こり ……………………………………………………………………52
【5】五十肩 ……………………………………………………………………52
【6】急性期の慢性関節リウマチ ……………………………………………53
【7】慢性期の慢性関節リウマチ ……………………………………………54

第2-3章　運動器疾患の漢方治療

1　疼痛の漢方治療

　鎮痛作用のある生薬としては，発汗薬として葛根湯などにも含まれる麻黄，生薬の中で体を温める働きの最も強い温性薬である附子，冷え症の女性を治す要薬とされる当帰，ミカン科の果実で頭痛には欠かせない呉茱萸，麻酔作用のある細辛などがある。局所の熱感が強い場合には体を冷やす働きのある寒性薬を用いる。鉱物でもっとも強い寒性薬である石膏，心窩部のつかえを取り健胃薬としても使われる黄連，湿潤作用があり気管支炎などの薬にも含まれる知母などが寒性薬の代表である。

　漢方医学では気力や精神神経機能を示す目に見えない気と，全身を栄養し精神活動を支える有形物質の血液と，血液以外の体液である涙や唾液・消化液などの水の巡行に滞りがあると病気になるとされる。この気血水の巡行の改善を行う。血液のうっ滞による循環不全を瘀血という。瘀血がある場合には駆瘀血薬を用いて治療する。駆瘀血薬としてノモモの成熟種子である桃仁，牡丹の根皮である牡丹皮，ベニバナの花弁である紅花などがある。むくみなど体に余分な水分のあるものを水毒または水滞という。水毒があれば，利水薬として利水作用のある防已，黄耆，白朮，蒼朮，茯苓などを用いる。急性期で病邪がまだ体表にある場合を表証という。表証の疼痛であれば発汗によって病邪を外に駆逐する麻黄剤，排尿により病邪を排泄する利水剤，下剤である大黄を用いて病邪を大便により排出させる大黄剤の適応が多く，慢性病である裏証の疼痛には正気（疾病に対する抵抗力）の不足を補い体力を充実させ病気に対する抵抗力を高める補剤（補性薬）を用いる。とりわけ寒冷による疼痛の増悪傾向があれば温性薬の附子，当帰，細辛，桂枝，川芎，乾姜などを用いる。

2　腰痛・坐骨神経痛

　運動器疾患の疼痛は基本的には老化による組織の変化が原因で必ずしも完治を期待できるものではない。腰痛の原因は急性であれば椎間板ヘルニア，慢性であれば脊椎分離症，脊椎こり症などによることが多い。急性の腰痛には**芍薬甘草湯**を用いる。芍薬甘草湯は芍薬と甘草の２つの生薬からなり，速効性があり，急激におこる筋肉のけいれんを伴う疼痛に頻用される。慢性の場合には血液循環を改善し患部周辺のむくみをとることを目標に駆瘀血薬，利水薬を用いる。冷え症はなく体や病気が炎症的な状態の熱証で瘀血がある場合には**桂枝茯苓丸**を用いる。これは駆瘀血薬の桃仁・牡丹皮に，鎮痛利水作用のある茯苓さらに鎮痙作用のある芍薬を加えたものである。

　冷え症で，病気も炎症のない寒証の腰痛は患部に冷えと水滞を伴っている。腰の冷えが強く水の中に浸かっているようだと訴えるならば**苓姜朮甘湯**の適応で，この方剤は乾姜・茯苓・白朮・甘草からなり腰と下肢に冷えと痛みがある場合に頻用される。上半身はのぼせ，下半身が冷えるよう

(49)

第2-3章　運動器疾患の漢方治療

であれば**五積散**を用いる。五積散は五つの病毒のうっ積を治すとされ，慢性に経過し症状の激しくない場合に用いられる。寒冷に対する順応性の乏しい冷房病にもよい。手足の冷え，下腹部痛，しもやけを伴う場合には**当帰四逆加呉茱萸生姜湯**を用いる。この方剤は最も強力な温性薬で，寒冷によって症状の増悪する末梢循環不全・疼痛には最適である。下肢痛を伴えば**疎経活血湯**を用いる。疎経活血湯は冷え症で瘀血・水滞があり，下半身の関節痛・神経痛・腰痛・筋肉痛があれば用いられる。胃腸虚弱で体質虚弱，冷え症の場合には**当帰芍薬散**がよい。当帰芍薬散は婦人病の聖薬とされ貧血・月経不順・更年期障害にも使われる。**桂枝加朮附湯**も寒と湿におかされた者の基本処方で体力のない冷え症の関節痛・神経痛に用いられる。高齢者の腰痛には**八味地黄丸**を用いる。八味地黄丸は気血水を全て補う生薬が含まれており，最も頻用される強壮薬である。八味地黄丸は古来より老化に伴う疲労倦怠・腰痛・排尿障害・陰萎などに頻用されてきた。冷え症がなくむしろほてりなどのある熱証の場合には，温性薬の桂枝・附子を除いた**六味丸**を用いる。**牛車腎気丸**は八味地黄丸に利水薬の車前子・牛膝を加えた八味地黄丸の強化版である。坐骨神経痛として保険適応のある方剤は八味地黄丸のみであるが，坐骨神経痛の治療はほぼ腰痛に準じて症状により各種使用するのが通常である。

芍薬甘草湯	速効性があり，急性の急激な筋肉けいれんを伴う腰痛
桂枝茯苓丸	炎症的な状態の熱証で患部周辺のむくみをとる
苓姜朮甘湯	腰の冷えが強く水の中に浸かっている様な腰痛
五積散	上半身はのぼせ，下半身が冷える腰痛，冷房病
当帰四逆加呉茱萸生姜湯	手足の冷え，下腹部痛，しもやけを伴う疼痛
疎経活血湯	下肢痛，下半身の関節痛・神経痛・腰痛・筋肉痛
当帰芍薬散	胃腸虚弱で体質虚弱，冷え症の場合
桂枝加朮附湯	体力のない冷え症の関節痛・神経痛
八味地黄丸	高齢者の腰痛，疲労倦怠・排尿障害・陰萎
六味丸	冷え症がなく，むしろほてりのある八味地黄丸証
牛車腎気丸	八味地黄丸に利水薬を加えた強化版

3　変形性膝関節症

変形性膝関節症は閉経後の女性に好発し，特に肥満で膝関節への負担がかかっている場合が多い。

これは更年期以降のホルモン分泌の変化，骨変性・肥満が深く関与している。症状として，膝痛・運動制限・関節の水分貯留・変形などがあり，進行すれば正座ができないばかりか畳での生活は困難となる。西洋医学的には貼布薬や非ステロイド性消炎鎮痛薬・ステロイドの内服やステロイド，ヒアルロン酸の関節内注入・手術などがあるが，消化器症状などの副作用もあり，十分な効果が期待できない。

漢方医学では**弁証論治**によって方剤を決定する。証とは患者の持っている体質的なものや症状的なものを示す古典的症状群で，様々な証の組み合わせで体全体の状態を知り，この証に基づいて方剤を決定する。弁証とは症状の弁別により証を判定することで，論治とは証に見合った治療を施すことである。変形性膝関節症は，膝関節に水が溜まるので湿証用の利水薬や発汗薬などの燥性薬と末梢血液循環不全である瘀血があるので駆瘀血剤を用いる。また，冷えを伴うので寒証用の温性薬を用いて患部や体を温める。

変形性膝関節症の第一選択薬は**防已黄耆湯**である。この構成生薬の防已，白朮は燥性薬で，黄耆をはじめ大半が温性薬からなり，色白の水太りで疲れやすいタイプの余分な湿を除く方剤ということになる。強力な発汗薬の麻黄や強力な温性薬の附子が含まれないので，高齢で体力の衰えがあっても投与しやすい。鎮痛効果は緩徐で効果発現までに時間を要することが多い。**桂枝茯苓丸**は駆瘀血薬の代表的な方剤で，単独または防已黄耆湯と併用で用いる。桂枝茯苓丸は比較的体力があり，のぼせた赤ら顔で，瘀血の腹部症状である臍周囲の圧痛がある場合には効果的である。

同じ肥満傾向であっても防已黄耆湯のような体力のない虚証ではなく，体力があり胃腸が丈夫な実証ならば**越婢加朮湯**が用いられる。この方剤は寒性薬の石膏が含まれており，とくに局所に熱感のある急性期に用いると効果的である。体力が中等度であれば，越婢加朮湯と防已黄耆湯を半量ずつ併用してもよい。胃腸が弱く冷え症ならば，寒と湿の基本処方である**桂枝加朮附湯**を用いる。**薏苡仁湯**は本来，関節リウマチの亜急性期から慢性期に頻用されるが，比較的体力があり関節の腫脹疼痛がある時には用いてよい。高齢者で腰痛を伴う場合には**八味地黄丸**を用いる。

防已黄耆湯	変形性膝関節症の第一選択薬，水太りで疲れやすい虚証
桂枝茯苓丸	比較的体力があり，のぼせ赤ら顔で，腹部で瘀血圧痛点
越婢加朮湯	体力があり胃腸が丈夫な実証，とくに局所に熱感のある急性期
桂枝加朮附湯	胃腸が弱く冷え症
薏苡仁湯	比較的体力があり関節の腫脹疼痛がある場合
八味地黄丸	高齢者で腰痛を伴う場合

4　肩こり

　肩こりは肩周辺部の筋肉が過度に緊張して不快感や鈍痛を訴えるもので，整形外科的疾患が背景にある場合もあるが，多くは長時間の同一姿勢や過度の心理的緊張によって引き起こされる。男性よりも女性に多く，40歳代がピークで50，30歳代がこれに次ぐ。70歳以上の高齢者では少ない。漢方医学的には病邪が体表にあるので表証であるが，慢性的に経過することがしばしばで，慢性病の裏証というより，その中間の半表半裏である。筋緊張という観点から生薬として葛根・芍薬・甘草を中心とした方剤が適切である。肩こりは急性症状として現れる場合には**葛根湯**が第一選択薬である。葛根湯は寝違えにも効果がある。葛根湯は項背強を取る葛根・発汗剤の麻黄と桂枝・筋肉のけいれんを取る芍薬と甘草・生姜・大棗からなる。この方剤はあくまで表寒実証用で熱証の場合には不適切である。葛根湯には麻黄が含まれているが，高齢者や胃腸虚弱，虚血性心疾患などで麻黄の使えない場合には**二朮湯**か**桂枝加朮附湯**を用いる。慢性肩こりの寒虚証者には鎮痛効果の高い二朮湯がある。これは健胃薬の六君子湯に鎮痛作用の強い生薬を多数配合した燥性薬である。肩こりでも心因性の要素が強く，腹部所見として上腹部季肋部の筋緊張が著しく，充満感があり苦しい胸脇苦満がある場合には向精神薬として使われる柴胡剤の適応で，**小柴胡湯・四逆散・柴胡加竜骨牡蠣湯**などを用いることもある。更年期障害で冷えのぼせなどの自律神経失調症状があったり，虚証で肩こりのほかに頭痛，めまいなどの愁訴のある女性の場合には**加味逍遥散**が第一選択薬となる。

葛根湯	急性症状として現れる場合の第一選択薬，寝違えに有効
二朮湯	高齢者や胃腸虚弱，心疾患などで麻黄の使えない場合
桂枝加朮附湯	高齢者や胃腸虚弱，心疾患などで麻黄の使えない場合
小柴胡湯	心因性の要素が強く，胸脇苦満がある場合，虚証
四逆散	心因性の要素が強く，胸脇苦満がある場合，中間証
柴胡加竜骨牡蠣湯	心因性の要素が強く，胸脇苦満がある場合，実証
加味逍遥散	肩こりのほかに頭痛，めまいなどのある女性の場合

5　五十肩

　40歳代から50歳代に好発する肩関節周囲炎で，上腕にかけて痛みやしびれを伴う。胃腸虚弱で水滞と冷えが主因で起こる水太りタイプの五十肩には**二朮湯**を用いる。二朮湯は健胃薬の六君子湯に燥性薬・発散薬・鎮痛薬を加味したような処方で，水毒肥満体質の五十肩に用いる。比較的体力の

低下した者に**桂枝加朮附湯**，比較的体力のある者に**葛根湯**を用いてもよい。比較的体力があり冷えはなく，関節や筋肉の痛みが強い場合には**薏苡仁湯**を用いる。局所に炎症や熱感があれば**越婢加朮湯**を用いる。痛みの激しい場合には頓服として**芍薬甘草湯**を用いる。

二朮湯	胃腸虚弱で水滞と冷えが主因で起こる水太りタイプ
桂枝加朮附湯	比較的体力の低下した者
葛根湯	比較的体力のある者
薏苡仁湯	体力があり冷えはなく，関節や筋肉の痛みが強い場合
越婢加朮湯	体力があり冷えはなく，局所に炎症や熱感がある場合
芍薬甘草湯	痛みの激しい場合に頓服

6 急性期の慢性関節リウマチ

　慢性関節リウマチは，20歳から50歳の女性に好発する多発性関節炎で，関節の滑膜細胞の増殖により関節の破壊が生じる。疾患修飾抗リウマチ薬DMARDsの登場でリウマチ治療は新しい時代を迎えようとしているが，同時に重篤な副作用の発生などから漢方薬の併用療法が見直されている。

　関節リウマチは原因不明の左右対称性の滑膜炎症による破壊性関節炎で，発症早期ほど破壊が急速に進行し，変形・強直・運動制限を来たす。リウマチの罹患により生命予後は10年短縮すると言われている。最近では発症早期からのステロイドや抗リウマチ薬による積極的な治療を行い，関節破壊を阻止して寛解率を向上させる試みがなされている。しかし副作用の点から漢方薬の併用も行われ，関節の腫脹疼痛に麻黄・附子剤が使用され，消化器症状・疲労感などの全身症状に対して補剤などが使われている。

　漢方医学からみた慢性関節リウマチは急性症状を呈する表証であり，また炎症を起こして水がたまりやすいので湿証であり，発散薬や利水薬が適応となる。漢方では**風湿**といい関節に水が溜まる水毒と考えられ，発表剤の麻黄，清熱剤の石膏，燥性熱性剤の附子などが用いられる。顔色のよい冷え症のない熱証と冷え症を訴える寒証では方剤が異なる。

　胃腸が丈夫な熱証の標準的な処方は**越婢加朮湯**である。局所に活動性の炎症所見があれば適応となる。麻黄・石膏・蒼朮・甘草・生姜・大棗からなる。発汗薬の麻黄，寒性薬の石膏，利水薬の蒼朮が含まれており，表証で湿証を治す方剤であり，強い発散性と燥性が期待できる。麻黄は温性薬であるが石膏を含む方剤は全て寒性薬で清熱利水作用を示す。大棗と甘草は抗アナフィラキシー作用を示す。

(53)

体力が比較的あり関節炎症所見が亜急性か活動性が強くない時には薏苡仁湯を用いる。薏苡仁湯は麻黄・薏苡仁・蒼朮・桂枝・当帰・芍薬・甘草からなる。薏苡仁には消炎・清熱作用がある。当帰・芍薬は血液の循環の改善を目的に，芍薬は鎮痛効果を目的に配合されている。関節周囲に筋肉の腫脹・疼痛があり運動障害のある者に適する。麻杏薏甘湯は，麻黄・杏仁・薏苡仁・甘草からなる。麻黄と薏苡仁はしびれと疼痛を改善する。また組織中の水分を血中に吸収して利水作用により浮腫を改善する。杏仁もこれを補助する。炎症性疼痛を伴う関節痛・筋肉痛を目標に疼痛よりも腫脹の強い者に用いる。これらの麻黄剤は胃腸虚弱者，高齢者，心疾患，腎疾患のある患者には慎重投与が必要である。

寒証で胃腸が弱く関節炎も強くない場合には桂枝加朮附湯が第一選択薬となる。桂枝加朮附湯は，発散剤の桂枝湯に蒼朮と附子を加えた方剤で，桂枝・芍薬・甘草・蒼朮・大棗・生姜・附子からなる。附子は燥性薬・散性薬であると同時に強い熱性薬であり，冷え症の関節リウマチには最適な方剤である。附子にはまた強い鎮痛作用がある。局所に活動性の炎症所見があり越婢加朮湯証で，全身的にはやや虚証で冷え症という場合には，桂枝二越婢一湯を用いる。これは桂枝加朮附湯と越婢加朮湯を2：1で混ぜた合方である。血液循環の改善を目的に当帰芍薬散や桂枝茯苓丸を併用してもよい。

越婢加朮湯	胃腸が丈夫な熱証の標準的な処方，局所に炎症所見
薏苡仁湯	体力が比較的あり，関節炎症所見があまり強くない場合
麻杏薏甘湯	炎症性疼痛を伴う関節痛，疼痛よりも腫脹の強い場合
桂枝加朮附湯	寒証で胃腸が弱く，関節炎も強くない場合
桂枝二越婢一湯	局所に炎症所見があり全身的にはやや虚証で冷え症

7　慢性期の慢性関節リウマチ

関節リウマチが進行して関節変形を来たしたような場合に使う方剤に大防風湯と桂芍知母湯がある。鶴膝風とは鶴の膝に当たる関節の様子から慢性関節リウマチが進行した状態を表している。慢性化し寒虚証で衰弱した者には大防風湯を用いる。これは十全大補湯から茯苓，桂枝を除き発散鎮痛作用のある防風，杜仲，附子を加えたものである。附子はアコニチンを主成分とするが過剰投与により熱感，ほてり，発汗，動悸などを呈する。関節がはれて痛み麻痺・強直して屈伸しがたい慢性関節リウマチに用いられる。鶴膝風の関節腫脹，歩行障害，風湿による痺証の治療薬で慢性に経過して栄養状態が低下し身体が衰えた人の下肢が麻痺して運動障害を起こした者に使用される。

第2-3章　運動器疾患の漢方治療

桂芍知母湯は麻黄と附子が配合されている。蒼朮・桂枝・知母・防風・芍薬・麻黄・甘草・生姜・附子からなる。胃腸が比較的丈夫な者に適し，なお発散による治療を目指し湿と冷えを目標にしている。

　関節外症状に対する漢方治療も合わせて行う。関節リウマチでも貧血・微熱・体重減少を伴い，疲労倦怠感・食欲不振などを来たす場合には人参湯類や人参と黄耆を含んだ参耆剤が適する。補中益気湯や十全大補湯による全身状態の改善，朝のこわばり，握力の増加が報告されている。人参養栄湯，加味帰脾湯，四君子湯，六君子湯なども用いられる。関節リウマチに対する漢方治療では漢方方剤の持つ鎮痛効果や補剤の効果により関節症状と関節外症状の両方の改善が期待できることから，西洋医学に漢方薬を併用することで患者のコンプライアンスを高め，薬物治療の成績の向上が期待される。

大防風湯	鶴膝風で慢性化し寒虚証で衰弱した者
桂芍知母湯	胃腸が比較的丈夫で，なお発散による治療を目標とする場合

第2-4章　呼吸器・耳鼻咽喉頭疾患の漢方治療

【１】発熱と悪寒のメカニズム ……………………………………………………59
【２】急性期の感冒治療 ……………………………………………………………59
【３】高齢者，虚弱者の感冒治療 …………………………………………………60
【４】亜急性期，遷延性の感冒治療 ………………………………………………60
【５】急性気管支炎 …………………………………………………………………61
【６】慢性気管支炎 …………………………………………………………………62
【７】気管支喘息 ……………………………………………………………………63
【８】花粉症 …………………………………………………………………………64
【９】慢性副鼻腔炎 …………………………………………………………………65
【10】咽頭炎と扁桃炎 ………………………………………………………………66
【11】耳鳴と中耳炎 …………………………………………………………………66
【12】めまいのメカニズム …………………………………………………………67
【13】浮動感のめまい ………………………………………………………………68
【14】回転性のめまい ………………………………………………………………69

1　発熱と悪寒のメカニズム

　漢方医学では，古典的症候群である証を見定めることにより疾患を診断し方剤を決定する。かぜ症候群（感冒）の処方を決める際のポイントは，患者さんが体力のある実証か体力のない虚証のいずれであるか，熱感のある熱証か悪寒を伴う寒証か，自然発汗があるかどうか，及び病期の決定である。漢方の基本的な考え方では，かぜ症候群では体を冷やすことは好ましくなく，臥床安静して保温し温かい物を摂取するのが基本である。

　人間では体温調節中枢は視床下部にあり，熱産生と熱放散により，平熱をおよそ36.8℃に保っている。ウイルス感染や細菌感染が起こると，生態防御反応によって体温中枢の基準温度が上昇して発熱する。実際の体温が基準温度に達するまで寒気や悪寒戦慄が生じ，骨格筋が攣縮し，アドレナリン分泌が亢進して熱産生を促進する。小児や若年者では高熱となるが，虚弱者や老人ではあまり発熱しない。一旦体温が基準温度に達すると悪寒戦慄は消失し，熱感を訴えるようになる。漢方では，発熱は問題ではなく，**熱感を訴えれば熱証であり，寒気や悪寒を訴えれば寒証**である。アスピリンは体温中枢の基準温度を平熱ないしそれ以下に下げる。このため大量の発汗が起こり解熱する。漢方の生薬にはアスピリンのように強力で優れた解熱薬は存在しない。悪寒は熱産生に伴って起こり，発汗過多は熱放散に伴って起こるので，通常悪寒と発汗は同時には起こらない。

2　急性期の感冒治療

　感冒の初期には脈診で軽く押せば拍動が指で感じられる浮脈で，体力があり頭痛・寒気・項部や肩のこり・関節痛があれば，頻用されるのは**葛根湯**である。これは表寒実証用，つまり急性の悪寒を伴い発汗の少ない体力の充実した患者用の方剤で，葛根はダイゼインを含み，解熱と肩や首のこりを治す作用がある。発熱して汗をかいている患者は熱証であるので葛根湯は不向きで，高熱・咳痰鼻水・咽頭痛のある場合にはアスピリンなどの鎮痛解熱薬の方が有効である。**麻黄湯**は麻黄・杏仁・甘草・桂枝からなり，体力があり，悪寒・発熱・頭痛・諸関節痛のある場合に使われる。麻黄はエフェドリンを主成分とし交感神経興奮作用のある発汗薬で気管支拡張作用・抗炎症作用・体温上昇作用がある。杏仁は鎮咳去痰薬である。麻黄湯は鼻かぜには無効で，この場合には麻黄湯の

葛根湯	浮脈で体力があり，頭痛・寒気・項部や肩のこり・関節痛
麻黄湯	体力があり，悪寒・発熱・頭痛・諸関節痛
小青竜湯	鼻かぜ。うすい鼻水・くしゃみに有効で鎮咳作用も強い

変法で燥性薬の小青竜湯を用いる。小青竜湯は抗アレルギー作用があり，うすい鼻水・くしゃみに有効で鎮咳作用も強い。

3　高齢者，虚弱者の感冒治療

　熱があまり出ず青白い顔をした体力のない寒虚証の患者さんには沢山の方剤がある。桂枝湯は発汗があり軽度の発熱，悪寒のみられる患者さんに有効である。桂枝湯は葛根湯から葛根と麻黄を除いた方剤である。麻黄附子細辛湯は発熱があり悪寒の強い虚弱者や高齢者に適している。漢方では高齢者の発熱で脈がなかなか触れない脈沈細の場合，真寒仮熱といい，発熱の裏には寒があり，この場合には温性薬を用いて裏寒を温めて解熱させる。この治療法を温散という。麻黄・附子・細辛はいずれも温性薬である。老人に鎮痛解熱薬が処方されるのをよく見かけるが，著者は漢方医学の方が正論であると思う。老人の感冒は温かい物をとり，暖かい布団で少し汗をかくようにしてぐっすり休むのが最良の回復法だと思う。香蘇散は抗うつ作用のある蘇葉を含み，不安・不眠傾向のある胃腸の弱い軽症の感冒には有効であるが，作用はあまり強くない。胃腸虚弱で麻黄剤の用いられない者には参蘇飲が用いられる。長引くかぜで発熱・頭痛・肩こり・胃部膨満・悪心嘔吐があれば適応である。感冒に伴う頭痛には川芎茶調散が有効である。

桂枝湯	熱があまり出ず青白い顔をした体力のない寒虚証。発汗があり軽度の発熱，悪寒
麻黄附子細辛湯	発熱があり悪寒の強い虚弱者や高齢者。麻黄剤
香蘇散	不安・不眠傾向のある胃腸の弱い軽症の感冒
参蘇飲	長引くかぜで発熱・頭痛・肩こり・胃部膨満・悪心嘔吐
川芎茶調散	感冒に伴う頭痛

4　亜急性期，遷延性の感冒治療

　感冒が遷延してくると舌診で無苔であった患者に白苔が見られるようになり，口苦・咽乾・食欲不振が現れる。胃腸機能を整え咽頭，気管支粘膜を丈夫にするとされる柴胡を加えた小柴胡湯が使用される。著者は小柴胡湯に桂枝湯を加えた柴胡桂枝湯をよく処方している。体力がさらに虚弱な者には柴胡桂枝乾姜湯を用いる。のどが腫れて痛む者には桔梗湯をうがいするようにして内服させ

るとよい。**小柴胡湯加桔梗石膏**は小柴胡湯に排膿・鎮咳去痰作用のある桔梗と寒性薬の石膏を加えたもので発熱のある扁桃腺炎に使用する。熱が長引いて咳や痰がとれず，イライラして眠りが妨げられるような場合には**竹筎温胆湯**を用いる。痰のない激しい乾咳が続けば麦門冬湯を用いる。慢性気管支炎になり，皮膚乾燥と痰のない乾咳には**滋陰降火湯**を，胃腸虚弱には**滋陰至宝湯**を，痰の多い咳には**清肺湯**を使用する。

柴胡桂枝湯	小柴胡湯に桂枝湯。白苔・口苦・咽乾・食欲不振
柴胡桂枝乾姜湯	遷延性感冒で，体力がさらに虚弱な者
桔梗湯	のどが腫れて痛む者。うがいするようにして内服
小柴胡湯加桔梗石膏	発熱のある扁桃腺炎
竹筎温胆湯	熱が長引いて咳や痰がとれず，イライラして不眠
滋陰降火湯	慢性気管支炎になり，皮膚乾燥と痰のない乾咳
滋陰至宝湯	慢性気管支炎になり，胃腸虚弱
清肺湯	痰の多い咳

5 急性気管支炎

　呼吸器疾患の主な症状には咳・痰・喘鳴・呼吸困難などがある。漢方治療で特に重要な生薬に**麻黄**と**柴胡**がある。麻黄の主成分はエフェドリンで漢方生薬の中では唯一の気管支拡張作用を有している。しかし同時に交感神経刺激作用もあり，狭心症発作誘発，不眠，発汗過多，動悸，不整脈，排尿障害などを起こすことがある。また副成分のプソイドエフェドリンは鎮痛抗炎症作用を有するが，胃腸障害を起こしやすい。柴胡の主成分はサイコサポニンで，ステロイド様作用によりステロイドの使用量を減らすことができる。気管支粘膜や咽頭を丈夫にし，また抵抗力を強める免疫増強作用がある。胃薬としても働き抗潰瘍作用を示す。そのほか，各種の鎮咳去痰薬や向精神薬として作用する生薬が使用される。

　急性気管支炎はウイルス細菌感染・喫煙・排気ガスなどが原因で，気管支粘膜の充血・腫脹や気管支粘液の分泌増加がみられる。急性気管支炎の場合，麻黄剤の麻杏甘石湯か小青竜湯を中心に方剤を選択する。**麻杏甘石湯**は肺熱の咳嗽・呼吸困難の代表的方剤で，麻黄・杏仁・甘草・石膏からなる。麻杏甘石湯は口渇を伴う熱証用で，杏仁は滋潤作用のある鎮咳去痰薬で石膏は寒性薬である。粘稠痰を伴うあるいは痰の切れにくい咳込みに適している。**五虎湯**は麻杏甘石湯に鎮咳去痰薬の

桑白皮を加えたもので，麻杏甘石湯と同様に使用できるが，胃腸障害がより少なく咳嗽のより強い場合に用いられる。一方，**小青竜湯**は寒証用で水様鼻汁や水様性の痰・くしゃみのある場合に用いる。肺の水分をとり肺熱をさますという観点から小青竜湯と麻杏甘石湯を併用することもできる。高齢者用の麻黄剤には**麻黄附子細辛湯**があり，目標は小青竜湯に似るが冷えが強い場合に用いる。麻黄剤の使用しにくい虚証の場合には麻杏甘石湯の代わりに**清肺湯**を，小青竜湯の代わりに**苓甘姜味辛夏仁湯**を，麻黄附子細辛湯の代わりに**柴胡桂枝乾姜湯**を夫々使用する。苓甘姜味辛夏仁湯は小青竜湯から麻黄・桂枝・芍薬をとり，茯苓・杏仁を加えた方剤で冷え症・胃腸虚弱，喘鳴を伴う喀痰の多い咳嗽に用いる。

一方，燥証で喀痰を伴わない乾咳の患者さんには気管支の滋潤作用のある**麦門冬湯**が有効である。麦門冬湯には麻黄は含まれない。麦門冬・人参・向米などの津液（気管支の粘液水分）を生じる生薬が含まれている。この方剤は咳が突き上げるように出て咳き込む反射性の激しい咳嗽に使用される。この症状を**大逆上気**という。

麻杏甘石湯	肺熱の咳嗽・呼吸困難，痰の切れにくい咳込み
五虎湯	麻杏甘石湯より胃腸障害が少ない。咳嗽のより強い場合
小青竜湯	水様鼻汁や水様性の痰・くしゃみのある場合
麻黄附子細辛湯	高齢者用の麻黄剤。冷えが強い場合
清肺湯	麻杏甘石湯の代わり。虚証用で麻黄を含まない
苓甘姜味辛夏仁湯	小青竜湯の代わり。虚証用で麻黄を含まない
柴胡桂枝乾姜湯	麻黄附子細辛湯の代わり。虚証用で麻黄を含まない
麦門冬湯	燥証で喀痰を伴わない乾咳。麻黄を含まない

6　慢性気管支炎

慢性気管支炎とは気道の粘液の分泌過剰が持続する病態で，痰を伴う咳が2年以上持続しているものと定義されている。慢性気管支炎の第一選択薬は**清肺湯**である。粘性膿性痰の多い炎症の強い熱証の患者さんには最適である。黄芩と山梔子が肺熱をとり麦門冬・天門冬・五味子が肺を潤す。清肺湯には麻黄や柴胡は含まれない。上気道感染を繰り返す患者さんには清肺湯に柴胡剤の**小柴胡湯**を併用してもよい。燥証の高齢者でのどに潤いがなく喀痰が少なく，皮膚がカサカサしている者には**滋陰降火湯**を，食欲不振や胃腸虚弱のある者には**滋陰至宝湯**を用いる。滋陰降火湯には清熱潤

肺作用のある麦門冬・天門冬・知母が，滋陰至宝湯には麦門冬と柴胡が含まれている。この両者は熱証用で，足冷があれば**柴胡桂枝乾姜湯**を用いる。さらに胃腸虚弱であれば柴胡剤の**補中益気湯**を用いる。

気管支炎には解熱消炎作用があり，上腹部の筋緊張があり苦しい胸脇苦満を治す要薬とされる柴胡が用いられる。柴胡はしばしば，心窩部のつかえをとる黄芩と組んで用いられる。両者を含む代表的方剤が**小柴胡湯**である。また咽頭異物感，のどに何か詰まったような感じのするヒステリー球に半夏・厚朴の含まれた**半夏厚朴湯**が用いられる。半夏厚朴湯は呼吸困難を訴え，不安神経症的傾向のある患者に用いられる。**柴朴湯**は小柴胡湯と半夏厚朴湯を混ぜ合わせた合方で，頻用される。

清肺湯	慢性気管支炎の第一選択薬。粘性膿性痰の多い場合
滋陰降火湯	高齢者でのどに潤いがなく，喀痰が少なく皮膚がカサカサ
滋陰至宝湯	食欲不振や胃腸虚弱のある者
柴胡桂枝乾姜湯	のどに潤いがなく喀痰が少なく，足冷
補中益気湯	のどに潤いがなく喀痰が少なく，足冷，さらに胃腸虚弱
小柴胡湯	上腹部の筋緊張があり苦しい，心窩部のつかえ
半夏厚朴湯	咽頭異物感，のどに何か詰まったような感じ
柴朴湯	小柴胡湯と半夏厚朴湯を混ぜ合わせた合方

7　気管支喘息

気管支喘息は寛解期と発作時に分けて処方を考える。気管支喘息は心理的原因で自律神経失調症を来たした心身症の1つと捉えることもでき，向精神薬として作用する生薬の含まれた方剤が有効である。寛解期の第一選択薬は**柴朴湯**で，体質改善を図ることを目的とし，実際にステロイドの使用量を減らすことができる。小柴胡湯，小柴胡湯と桂枝湯の合方である**柴胡桂枝湯**を用いることもできる。小児の体質改善には**小建中湯**を用いる。**神秘湯**は麻杏甘石湯去石膏加柴胡・厚朴・陳皮・紫蘇葉で，柴朴湯よりも呼吸困難や喘鳴が強い抑うつ傾向や精神症状のある小児喘息・気管支喘息・気管支炎に用いられる。柴胡・厚朴・陳皮・紫蘇葉には抗うつ作用と鎮咳去痰作用がある。

発作時には気管支拡張作用のある麻黄剤を用いる。熱証の咳込み型には**麻杏甘石湯**や**五虎湯**を，寒証で鼻水やくしゃみの出るアレルギー型には**小青竜湯**を用いる。麦門冬湯や清肺湯も気管支喘息の治療薬として有効で麻黄が含まれていないので虚血性心疾患や前立腺肥大症の患者さんにも使用できる。

(63)

第2-4章　呼吸器・耳鼻咽喉頭疾患の漢方治療

柴朴湯	寛解期の第一選択薬。体質改善を図りステロイドを減らす
柴胡桂枝湯	小柴胡湯と桂枝湯の合方。体質改善を図りステロイド減量
小建中湯	小児の体質改善
神秘湯	呼吸困難や喘鳴が強い抑うつ傾向や精神症状のある小児喘息
麻杏甘石湯	発作時の気管支拡張作用のある麻黄剤，熱証の咳込み型
五虎湯	発作時の気管支拡張作用のある麻黄剤，熱証の咳込み型
小青竜湯	発作時。寒証で鼻水やくしゃみの出るアレルギー型

8　花粉症

　免疫とは自己の構成成分以外の非自己を生体から排除し生体の恒常性を維持する働きをいう。スギ花粉などは生体に入ると非自己として認識される。これを抗原（アレルゲン）という。生体はアレルゲンに対してこれを鋳型とした抗体という蛋白質をつくり，抗原抗体反応によって結合して沈殿物をつくり生体から排除する。ところがIgE抗体が産生されると，IgE抗体は肥満細胞に結合する性質があり，この結合が起こると，肥満細胞からヒスタミンやロイコトリエンが放出されてI型アレルギー反応が起こる。これが花粉症である。抗体には5種類あり別の抗体が産生されればアレルギー反応は起こらない。

　花粉症は季節性アレルギー性鼻炎でしばしばアレルギー性結膜炎，花粉喘息を合併する。またアレルギーは花粉ばかりでなくハウスダスト，カビ，食品抗原なども原因となり，この場合は通年性に起こる。アレルギー性鼻炎はくしゃみ，鼻水，鼻づまりを三大症状とする。漢方治療では急性疾患で水分が過剰であるので表湿証用の燥性薬を用いる。第一選択薬は即効性のある**小青竜湯**である。温性の発散薬である麻黄を君薬（主剤）として，半夏，乾姜，細辛がいずれも温性の燥性薬である所にこの方剤の特徴がある。五味子，芍薬は肺気を収め喘咳を治すとされる。寒証用であるので，熱証には不向きで，この場合には**麻杏甘石湯**を併用してもよい。顔色が非常によく明らかに熱証であれば**荊芥連翹湯**を用いる。これは炎症と充血を治す黄連解毒湯と補血薬の四物湯に，さらに発散薬である，柴胡，薄荷，荊芥，連翹を加えたもので，にきびやアトピー性皮膚炎の治療にも使われる。漢方治療だけで不十分であれば，ザジデン点眼薬，インタール点鼻薬，アレジオンなどの抗ヒスタミン薬を併用する。漢方薬は眠気を催さないが抗ヒスタミン薬は眠気を伴う。体力のない虚証で冷え症であれば**麻黄附子細辛湯**を用いる。小青竜湯に含まれる麻黄で胃腸障害を来たす場合には**苓甘姜味辛夏仁湯**を用いる。うすい鼻水というよりも鼻閉が強い場合には発散排膿作用のある辛夷を含む**葛根湯加川芎辛夷**が適している。この方剤は葛根湯に川芎と辛夷を加えたものである。辛夷

(64)

は古来より通鼻に用いられ，鼻疾患の発散薬としては特に優れた生薬とされその芳香性の発散排膿作用は川芎と合わせると増強される。慢性期の治療には麻黄を含まない**辛夷清肺湯**を用いる。

小青竜湯	第一選択薬で即効性。くしゃみ，鼻水，鼻づまり
麻杏甘石湯	熱証の場合に小青竜湯に併用
荊芥連翹湯	顔色が非常によく明らかに熱証
麻黄附子細辛湯	体力のない虚証で冷え症
苓甘姜味辛夏仁湯	小青竜湯に含まれる麻黄で胃腸障害を来たす場合
葛根湯加川芎辛夷	うすい鼻水というよりも鼻閉が強い場合
辛夷清肺湯	慢性期の治療薬で麻黄を含まない，鼻閉のある場合

9　慢性副鼻腔炎

　慢性副鼻腔炎は上顎洞，篩骨洞などの副鼻腔粘膜に慢性炎症を起こしたもので，3〜5歳に発病し，軽快悪化を繰り返して急性鼻炎や急性副鼻腔炎から移行することが多い。上顎洞炎は膿が排泄されにくく，蓄膿症になりやすい。しばしば鼻腔内に鼻茸と呼ばれる有茎性炎症性の腫瘤ができ，外科的切除の対象になるが再発しやすい。症状として頭痛，鼻漏過多（特に後鼻孔漏），鼻閉塞，嗅覚障害などがある。副鼻腔炎は鼻が詰まってかんでも鼻閉がとれず手術しても根治が難しい。漢方治療では**辛夷**は発散排膿作用があり，慢性副鼻腔炎の治療に欠かせない。第一選択薬は**葛根湯加川芎辛夷**である。葛根湯を用いてもよい。鼻茸のある慢性患者には**辛夷清肺湯**を，熱証であれば全てが発散薬からなる**荊芥連翹湯**を用いる。荊芥連翹湯は柴胡剤で麻黄を含まないので慢性期に使用してもかまわない。辛夷清肺湯も慢性期治療に使用できる。

葛根湯加川芎辛夷	第一選択薬。頭痛，鼻漏過多（特に後鼻孔漏），鼻閉塞，嗅覚障害などがある場合
辛夷清肺湯	鼻茸のある慢性患者。麻黄を含まない。
荊芥連翹湯	柴胡剤で麻黄を含まない。熱証用で全てが発散薬

10 咽頭炎と扁桃炎

　咽頭炎，扁桃炎は漢方医学では**喉痺**といい咽喉が腫脹し嚥下困難を来した状態をいう。急性期には一般的には表寒証用の**葛根湯**が用いられる。明らかに表熱証であれば**荊芥連翹湯**を用いる。**甘草湯**を含漱しながら内服すると咽頭痛に効果がある。甘草湯で効果がみられなければ甘草に桔梗を加えた**桔梗湯**を含漱しながら用いる。咽頭痛が長引いて，舌苔が厚く口の中が粘って苦いようであれば，また発熱がみられれば**小柴胡湯加桔梗石膏**を用いる。

　咽喉頭異常感症は咽頭喉頭食道に何ら器質的異常がないのに，のどになにかひっかかったような訴えのある者で，漢方では炙った肉片がのどにつかえた感じ（**咽中炙臠**），梅干の種のひっかかった感じ（**梅核気**）という。西洋医学でも**ヒステリー球**という。精神的な要素が大きいが漢方では気の滞りである気滞として理気剤を用い，第一選択薬は**半夏厚朴湯**である。半夏厚朴湯は燥性薬であるので，のどが乾いて嗄声（しわがれ声）があれば甘草湯を含漱しながら内服してもよい。また半夏厚朴湯に小柴胡湯を加えた**柴朴湯**は半夏厚朴湯無効例，慢性例，気管支炎などの合併例に適している。

葛根湯	急性期には一般的に表寒証用の葛根湯が使われる
荊芥連翹湯	咽喉が腫脹し嚥下困難。明らかに表熱証の場合
甘草湯	含漱しながら内服すると咽頭痛に効果
桔梗湯	甘草湯で効果がなければ桔梗を加えた桔梗湯を使用
小柴胡湯加桔梗石膏	長引く咽頭痛，舌苔が厚く口の中が口苦，発熱
半夏厚朴湯	のどに何かひっかかったような訴え，ヒステリー球
柴朴湯	半夏厚朴湯無効例，慢性例，気管支炎などの合併例

11 耳鳴と中耳炎

　耳鳴，難聴は五行学説からすれば腎虚であるので，六味丸，八味地黄丸が適応であるが著者の経験からはあまり効果がない。西洋薬は無効である。著者は柴胡剤に気力を高める理気剤を併用で用いている。具体的には**柴朴湯**でおよそ3割程度に効果が認められる。従来治療の対象にならなかった耳鳴を漢方薬で治療できるのは素晴らしい。

　急性中耳炎は抗生物質の方が重要で，あまり漢方薬の適応はない。軽症であれば排膿作用のある**葛根湯**や滲出液が多ければ**小青竜湯**を用いる。化膿傾向があれば**排膿散及湯**を併用する。慢性滲出

性中耳炎の場合には**柴苓湯**が第一選択薬である。熱実証の場合には大柴胡湯に五苓散を併用してもよい。滲出液が著明であれば小青竜湯を用いる。化膿傾向があれば排膿散及湯や**十味敗毒湯**を併用してもよい。

柴朴湯	耳鳴
葛根湯	急性中耳炎で軽症であれば排膿作用のある葛根湯
小青竜湯	急性中耳炎で滲出液が多い場合
排膿散及湯	化膿傾向がある場合
柴苓湯	慢性滲出性中耳炎の第一選択薬
大柴胡湯	慢性滲出性中耳炎で熱実証の場合，五苓散を併用
十味敗毒湯	化膿傾向がある場合，排膿散及湯でもよい

12　めまいのメカニズム

　めまいは漢方医学では眩暈といい，主として水毒すなわち水の貯留・水の偏在・水の過剰によるものとされ，白朮・茯苓などの利水薬が使用される。これは後述のメニエール病の原因が内リンパ水腫，すなわち水毒によるとされているところから，計らずも原因が現代医学的解釈と一致している。また瘀血すなわち血液のうっ滞・循環障害も原因とされ当帰・牡丹皮などの補血薬や駆瘀血薬が使用される。これも後述の脳循環不全がめまいの原因とされる現代医学の解釈と計らずも一致している。

　めまいの原因は様々で特定できず，むしろ症候群として解釈され症状の程度から治療されている方が多い。体の平衡感覚を司る末梢性の器官は内耳にある半規管と耳石器（前庭器官）で，半規管は回転感を，耳石器は移動感や重力の方向を感知して前庭神経を介して中枢の前庭神経核に情報を送る。大脳半球と脊髄を結ぶ中枢神経を脳幹といい，前庭神経核は脳幹に存在する。一方内耳にある蝸牛は聴覚を感知して蝸牛神経を介して脳幹の蝸牛神経核に情報を送る。内耳の器官は内聴動脈によって栄養され，この内耳の障害を末梢性のめまい，脳幹の循環障害によるめまいを中枢性のめまいという。

13 浮動感のめまい

症状として「足の浮いた感じ」「フワフワする感じ」「雲の上を歩いている感じ」と訴えるもので，原因としては内耳性のめまいの回復期，自律神経失調症，更年期障害，不安神経症，脳循環不全（とくに脳幹を栄養している血管にちなんで椎骨脳底動脈不全という）がある。

めまいは虚証の条件の1つで，大半は寒虚証であり，この場合の第一選択薬は**苓桂朮甘湯**である。苓桂朮甘湯は茯苓・白朮・桂枝・甘草の4つの生薬からなる。組織内に停積した粘液性物質を痰というが，めまいは痰がなければ起こらないとされ，流動性を失った粘稠性の水液成分の痰が頭部に上昇して起こるとされてきた。めまいは水毒・瘀血が気の上衝と共に起こるとされる。苓桂朮甘湯は利水薬の茯苓・白朮，気を巡らせ血行を改善する桂枝，利水と気の巡行を助ける甘草からなる。起立性のめまい，体の動揺感，動悸息切れを伴うめまいに有効とされる。**半夏白朮天麻湯**は胃腸虚弱で頭痛や嘔気嘔吐，食欲不振を伴うめまいに用いられる。この方剤は健胃薬の代表である六君子湯の変法で，胃に水分の溜まった胃内停水が水毒となって上衝し発作性の頭痛とめまいを来たした場合が適応とされる。君薬（主剤）の半夏は最も強力な制吐薬で，天麻は肝気の高まりによる頭痛・めまい・ふらつきに常用される。苓桂朮甘湯から茯苓を除いて，気の巡りをよくする理気薬の香附子・木香・丁子や血の巡りをよくする補血薬の当帰・川芎を加えたものが**女神散**で，のぼせとめまいのある更年期や産前産後の神経症のめまいに有効である。熱証用で足の冷えのない者に用いる。顔色のよい虚弱体質の女性で不定愁訴の1つとしてめまいを訴える場合には**加味逍遙散**を用いる。生理不順があり貧血のためのめまいには**当帰芍薬散**を用いる。**連珠飲**は苓桂朮甘湯と四物湯の合方で，更年期障害や神経症のめまいに用いる。四物湯は当帰・地黄・芍薬・川芎からなり，皮膚が枯燥し色つやの悪い血虚に対する補血薬で気血を巡らし，単剤よりも合方で用いられる方が多い。

苓桂朮甘湯	めまいの第一選択薬。起立性のめまい，体の動揺感，動悸息切れを伴うめまいに有効
半夏白朮天麻湯	胃腸虚弱で頭痛や嘔気嘔吐，食欲不振を伴うめまい
女神散	のぼせとめまいのある更年期，産前産後の神経症のめまい
加味逍遙散	顔色のよい虚弱体質の女性でめまいを訴える場合
当帰芍薬散	生理不順があり貧血のためのめまい
連珠飲	苓桂朮甘湯と四物湯の合方で，更年期障害や神経症のめまい

14　回転性のめまい

　「天井がぐるぐる回る」といっためまいで，末梢性めまいでは良性発作性頭位めまいとメニエール病が，中枢性めまいでは脳幹梗塞がその代表である。**良性発作性頭位めまい**は特定頭位で誘発されるのが特徴で，就寝起床時に起こりやすく持続は1分以内のことが多い。めまい以外の症状はない。**メニエール病**はめまい発作が2〜3時間から半日位続く。難聴・耳鳴の蝸牛症状を伴うのが特徴で寛解期には全く症状は消失する。脳幹梗塞はめまい以外に運動麻痺などの神経症状を伴う。椎骨脳底動脈不全症でも回転性めまいを起こすが，脳幹の血流不全のみなのでどちらかというと浮動感の訴えの方が多い。この三者は病態も予後も全く異なるが，回転性めまいに対する治療は同じで，病院に運ばれて来る様な患者さんの第一選択薬はメイロン（重層水）の静注で漢方薬の出番はない。しかしどの様なめまいでも通常は必ず反復性に繰り返すので，軽症の回転性めまいやめまい発作の予防に漢方薬が使われる。**苓桂朮甘湯**を用いてもよいが，著者は**五苓散**を頻用している。五苓散は茯苓・猪苓・白朮・沢瀉・桂枝からなり，最も強力な利水作用を持つ方剤である。椎骨脳底動脈不全症には**桂枝茯苓丸**を頻用している。桂枝茯苓丸は駆瘀血薬の標準的処方で，君薬の桃仁・牡丹皮は瘀血を除去し，桂枝は気血巡行を改善し，芍薬は血虚の改善，茯苓は利水薬であると共に精神安定剤としての作用を持っている。動物実験でも微小循環改善作用や抗血小板作用が報告されている。

苓桂朮甘湯	めまいの標準的処方。軽症の回転性めまいやめまい発作の予防
五苓散	回転性めまいに著効することあり
桂枝茯苓丸	椎骨脳底動脈不全症によるめまい。脳血流を改善

第2-5章　産婦人科疾患の漢方治療

【1】冷え症の原因 …………………………………………………………………73
【2】冷え症の治療 …………………………………………………………………73
【3】生理不順のメカニズム ………………………………………………………75
【4】生理不順の治療 ………………………………………………………………76
【5】月経困難症と子宮内膜症とは ………………………………………………77
【6】月経困難症と子宮内膜症の治療 ……………………………………………77
【7】子宮筋腫と月経前緊張症 ……………………………………………………79
【8】更年期障害の原因と症状 ……………………………………………………79
【9】更年期障害の治療 ……………………………………………………………80
【10】不妊症のメカニズム …………………………………………………………81
【11】排卵障害の治療 ………………………………………………………………82
【12】不妊症の随証治療 ……………………………………………………………83
【13】漢方医学からみた妊娠 ………………………………………………………84
【14】妊娠中の漢方治療 ……………………………………………………………84
【15】産褥期の漢方治療 ……………………………………………………………86

1 冷え症の原因

　冷え症はからだの何処かに冷えを自覚し，不快感や苦痛を訴えるもので，愁訴としては多く聞かれるが，西洋医学上は問題視されず，プロスタグランディン製剤やビタミンEのような末梢循環改善薬はあるが，積極的に体を温めるような西洋薬は一剤もない。一方，冷え症は漢方薬の最も効果がみられる領域で，病態により多数の方剤を使い分けて治療することができる。

　冷え症は圧倒的に女性に多く，月経異常との関連が指摘される一方，ほとんどが寒証で温性薬の適応であるが，中には熱証の場合もある。新陳代謝の低下による冷え症の場合には蒼白い顔をして全身の冷えがあり，実際に体幹部の皮膚温の低下が認められる。この場合には温性薬のなかで最も効果の高い附子を用いる。

　胃腸機能が低下した脾胃虚（胃腸虚弱）の場合には人参，乾姜，生姜，呉茱萸，山椒などの温性薬を用いて，消化吸収機能を賦活して冷えを改善する。また，胃腸機能低下に基づく体に余分な水分の溜まった水毒による冷えを改善するために茯苓，白朮，沢瀉などの利水薬を用いる。

　末梢循環障害による瘀血が原因で，体幹部の冷えはほとんどないのに，四肢末梢の冷えや月経異常，下腹部の圧痛などの訴えのある場合には駆瘀血薬を用いる。体質・体格の弱い虚証の場合には，温性薬の当帰，川芎の入った処方を，体質・体格の丈夫な実証の場合は桃仁，牡丹皮の入った処方を用いる。

2 冷え症の治療

　若い女性の冷え症で最も頻用されるのが**当帰芍薬散**である。顔色が悪く，色白でむくみ傾向があり，生理不順があれば奏効する。**温経湯**は腰や下半身の冷えはあるものの，手足はほてり，口唇乾燥があり，皮膚の乾燥した者に適する。

　当帰四逆加呉茱萸生姜湯は手足のひどい冷えやレイノー現象，下腹部痛，しもやけになりやすい者に適している。当帰四逆加呉茱萸生姜湯は主に動脈側の血行障害を改善するとされ，当帰，細辛，呉茱萸には温性作用があり，細辛には麻酔作用が，芍薬には鎮痛作用がある。また，下肢痛があれば**疎経活血湯**を用いる。疎経活血湯は関節痛，神経痛，腰痛，筋肉痛にも用いられる。

　附子はトリカブトの塊根を修治し，猛毒のアコニチンを加水分解して低毒性のアコニンにする。血液循環を改善し新陳代謝を促進して体を温める。利水・強心・鎮痛作用がある。**真武湯**は茯苓・白朮・芍薬・附子・生姜からなり，虚弱体質で胃腸が弱く下痢しやすく，全体に生気の乏しい冷え症に用いる。**桂枝加朮附湯**は虚弱体質の冷え症で，冷えると腹痛が起こり，四肢痛・関節痛のある者に用いる。**八味地黄丸**は老人の足の冷える者に適する。腰痛・排尿障害などの腎虚のある者によい。

第2-5章 産婦人科疾患の漢方治療

　人参湯は，人参・白朮・甘草・乾姜からなる。人参は上腹部のつかえを除き，乾姜は末梢性・中枢性に血行を促進し，とくに腹部を温めて痛みを止める（温中散寒）作用があるとされる。体力が低下し，胃腸機能低下・下痢・四肢冷感の者に用いる。適応は真武湯に似るが，真武湯の方が体力低下がより顕著である。人参湯に附子を加えたものを附子理中湯といい，消化器に障害があって冷える者に用いる。また，甘草・乾姜に附子を加えたものを四逆湯という。

　苓姜朮甘湯は乾姜・茯苓・白朮・甘草からなり，腰と下肢の冷えを訴える者に用いる。冷えが手足よりも腰にあって，水の中に坐っているようだと表現するような冷え症に適する。腰の冷えだけでなく，同時に腰や下肢の痛みを訴える場合には五積散の方が適している。五積散は体内の気・血・痰・寒・食の5つの病毒がうっ積するのを治すとされる。全体として症状は激しくないが，虚証で顔色不良，上半身がほてり，下半身が冷える者，寒冷や湿気に対する順応性が乏しい者に適するとされる。

　顔色がよく，虚証の場合には加味逍遙散を用いる。上熱下寒（冷えのぼせ）と呼ばれる冷えの場合の第一選択薬は加味逍遙散で，この方剤には山梔子，薄荷，柴胡のような上部の熱をさます生薬と当帰などの温性補性薬が含まれている。のぼせ気味で手足は冷たく，生理不順があり不定愁訴の多い虚証の者には広く用いられる。

当帰芍薬散	若い女性，冷え症，色白でむくみ，生理不順
温経湯	手足のほてり，腰下半身の冷え，皮膚口唇の乾燥
当帰四逆加呉茱萸生姜湯	手足の冷え，レイノー現象，下腹部痛，しもやけ
疎経活血湯	手足の冷え，下肢痛，関節痛，腰痛，筋肉痛
真武湯	胃腸虚弱，下痢傾向，生気に乏しい，冷え症
桂枝加朮附湯	虚弱体質，冷えると腹痛，四肢痛，関節痛
八味地黄丸	老人の足の冷え，腰痛，排尿障害，腎虚
人参湯	胃腸虚弱，下痢，四肢冷感，真武湯より体力あり
附子理中湯	人参湯に附子を追加。新陳代謝促進，体を温める
苓姜朮甘湯	腰と下肢の冷え，冷え症が手足よりも腰にある者
五積散	腰の冷え，腰痛，下肢痛，上熱下寒，顔色不良
加味逍遙散	のぼせ気味，手足の冷え，顔色よく虚証，上熱下寒
桂枝茯苓丸	冷えのぼせ，下腹部の抵抗と圧痛，体力中等度
桃核承気湯	体格よく熱証であるが，足が冷たい。瘀血

体力が中等度の中間証で，瘀血に伴う冷えのある場合には**桂枝茯苓丸**を用いる。冷えのぼせと下腹部の抵抗と圧痛が目標となる。熱実証で便秘傾向の場合には**桃核承気湯**を考える。体格もよく明らかに熱証であるのに，足が冷たいと訴える場合には，瘀血のための見かけ上の冷え症と考えて寒性薬の桃核承気湯の処方で冷え症が改善する。

3　生理不順のメカニズム

骨盤内うっ血症候群は生殖器のうっ血性変化からくる様々な婦人科的症状の総称であるが，漢方医学では総じて婦人科の疾患を静脈血のうっ滞である瘀血によるものととらえている。精神神経症状を伴うことがしばしばで，瘀血の腹証として，**小腹硬満**（下腹部腹筋の異常緊張と圧痛）や**小腹急結**（左下腹部の激烈な圧痛），皮膚所見として**細絡**（小静脈のうっ血），口唇，舌の暗紫色化などがある。駆瘀血薬が中心的薬物療法で，桃仁，牡丹皮，紅花を含んだ桃核承気湯，桂枝茯苓丸，加味逍遙散が代表で，うっ滞した血液循環を改善する。一方，循環障害は血虚によって起こることもあり，この場合には，補血薬として当帰，川芎，地黄などを含んだ当帰芍薬散，四物湯，温経湯，芎帰膠艾湯を用いる。

月経とは，子宮内膜が一定の周期で剥がれ落ち，同時に毛細血管が破れて出血を伴うものである。女性ホルモンには脳下垂体から分泌される性腺刺激ホルモンと，卵巣から分泌されるエストロゲンとプロゲステロンがある。月経周期前半の卵胞期はエストロゲンが分泌され基礎体温が低く，排卵後の後半の黄体期に入るとエストロゲンとプロゲステロンが分泌され，プロゲステロンの影響で基礎体温は上昇する。エストロゲンとプロゲステロンの分泌は性腺刺激ホルモンによって調節されている。

生理不順で3ヶ月以上月経がない**続発性無月経**はホルモン分泌の不安定によることが多い。無理なダイエットや拒食症の場合には中枢性に性ホルモン分泌が支障を来たし無月経を来たす。月経が月に2回以上ある**頻発月経**や，月経周期が25日未満，39日以上では無排卵である可能性がある。凝血が多い**過多月経**は，子宮筋腫や子宮内膜症が原因となることがある。**過少月経**では無排卵の場合が多い。

無排卵症の治療にクロミフェンが用いられるが，臨床研究では当帰芍薬散はクロミフェンの作用を高め，ラットの実験でも脳下垂体からの性腺刺激ホルモンの分泌を促進し卵巣からのエストラジオールの分泌を促進する。温経湯はラットの実験では主に中枢に作用し，性腺刺激ホルモンの分泌を促進する。桂枝茯苓丸は主に卵巣に作用し，ラットではプロゲステロンの分泌を促進する。

4　生理不順の治療

　西洋医学的にはホルモン療法が中心となるが，瘀血に基づく漢方医学的治療により，病態を根本的に改善して自力で月経を正常に発来させることが，しばしば安全かつ有効にできる。
　頻用されるのは**当帰芍薬散**で，補血薬の当帰・川芎・芍薬と利水薬の白朮・沢瀉・茯苓からなる。顔色が蒼白い，貧血傾向，冷え症，むくみやすいなどの症状があれば用いられる。希発月経（周期が36日以上）・過少月経（経血量が少ない）・無月経であることが多い。当帰は胃腸障害を起こすことがあるので，その場合は用いない。当帰芍薬散は，そのほか不妊症・習慣性流産・軽症の妊娠中毒症にも用いられる。**温経湯**は同じ寒虚証でも，湿証でなく燥証で，手掌や肌がカサカサし，むくみの傾向が少なく，顔色が蒼白いというよりもどす黒い場合に用いられる。補血薬の基本処方である**四物湯**を用いてもよい。四物湯は当帰・地黄・芍薬・川芎からなる。
　桂枝茯苓丸は，桃仁・牡丹皮・桂枝・芍薬・茯苓からなり，体格は中等度で瘀血の症状があり，のぼせ・肩こりがあり，下腹部が硬く膨満し，圧痛が認められれば適応となる。**桃核承気湯**は瘀血の症状は桂枝茯苓丸と同じであるが，体格がよく体力もあり熱実証で，精神的にイライラして興奮しやすく，便秘・のぼせ，とくに左下腹部に圧痛点（小腹急結）のある者に用いる。**通導散**の使用は桃核承気湯に似るが，のぼせはなく胸腹部が張って苦しいようなタイプに用いる。**大黄牡丹皮湯**も便秘傾向の生理不順に用いるが，この場合は精神症状には無効で右下腹部の瘀血圧痛点が目標となる。
　加味逍遙散は虚弱体質で顔色はよいが足は冷たいという上熱下寒があり，肩こり・めまい・精神不安などの不定愁訴はあるが，下腹部の瘀血症状などを欠く生理不順に適している。
　経血量が多い過多月経には**芎帰膠艾湯**が第一選択薬とされる。芎帰膠艾湯は補血薬の四物湯に止

当帰芍薬散	顔色蒼白い，貧血，冷え症，むくみ
温経湯	顔色はどす黒い，皮膚乾燥，むくみはない，燥寒虚証
四物湯	貧血や皮膚乾燥などの血虚，手足の冷え
桂枝茯苓丸	体格中等度，のぼせ，肩こり，冷え，下腹部に瘀血の圧痛
桃核承気湯	体格よく熱実証，イライラ興奮，便秘，左下腹部に圧痛
通導散	桃核承気湯に似るが精神症状が強い，瘀血を攻下する
大黄牡丹皮湯	便秘，右下腹部の瘀血圧痛点，精神症状に無効
加味逍遙散	上熱下寒，肩こり，めまい，精神症状，下腹部の瘀血なし
芎帰膠艾湯	過多月経の第一選択薬，貧血性虚弱者の下部出血
芎帰調血飲	産後うつ病，虚弱者の貧血・生理不順・生理痛

血作用のある艾葉と阿膠を加え，さらに緩和の目的で甘草を加えたものである。これは貧血性虚弱者の下部出血に適した升性薬で，熱証ののぼせ症の上部出血に用いる降性薬の三黄瀉心湯や黄連解毒湯と対照的である。著者の頻用方剤に**芎帰調血飲**がある。これは補血薬の四物湯と補気健胃薬の四君子湯から芍薬・人参を除き，理気作用と鎮痛作用のある香附子・烏薬・陳皮，駆瘀血作用のある益母草・牡丹皮を加えたものである。本来は産後うつ病に使用されるが，虚弱体質の貧血と生理不順・生理痛を治すのにも有効である。

5 月経困難症と子宮内膜症とは

月経困難症とは月経期間中に，頭痛，嘔気，腰痛，下腹部痛，情緒不安定などを訴えるもので，機能的なものと器質的疾患に基づくものとがある。機能性月経困難症は10〜20歳代に多く漢方治療が有効な例が多い。器質的疾患に基づくものには，子宮筋腫や子宮内膜症がある。月経困難症の原因は，漢方では寒湿・肝気うっ結・気血不足・瘀血とされる。

子宮内膜症とは，子宮内膜および類似の組織が子宮内膜以外の場所にも発生し機能作用を行う疾患である。子宮筋層内に限局して発生する子宮腺筋症と卵巣，膀胱，直腸に発生する子宮内膜症がある。女性ホルモンのエストロゲン依存性で，エストロゲンの増加により内膜の増殖が起こる。月経時には病変部からの出血がみられる。卵巣に発生すると**チョコレート嚢胞**という血液の塊ができ，卵巣は腫大する。子宮内膜症の特徴的な症状は次第に増強する月経時疼痛で，そのほかに下腹部痛，腰痛，排便痛，性交時痛などがみられる。卵管癒着などにより40％に不妊症の訴えがある。子宮内膜症は30歳以降に多く，40歳代がピークで閉経以後は少ない。治療としては，エストロゲン依存性に進展するので**ダナゾール**と呼ばれるのテストステロン誘導体が用いられる。ダナゾールは女性ホルモンに拮抗的に作用する男性ホルモン剤で，偽閉経療法により低エストロゲン状態にする。漢方薬は西洋薬のホルモン剤長期投与による肝機能障害などの副作用軽減や，機能性の月経困難症の治療に用いられる。

6 月経困難症と子宮内膜症の治療

子宮内膜症や月経困難症に頻用される方剤は，骨盤うっ血状態を改善する駆瘀血薬である。実証の場合には牡丹皮・桃仁を，虚証の場合には当帰・芍薬を含む方剤が用いられる。体格により桃核承気湯，桂枝茯苓丸，当帰芍薬散がしばしば用いられる。ダナゾール投与中に出現する肝機能障害に対して肝細胞機能を改善する目的（免疫，抗炎症，肝細胞増殖作用）で小柴胡湯を併用する

第2-5章 産婦人科疾患の漢方治療

こともある。

　体格がよく顔色もよい熱実証で，とくに精神的にイライラして興奮状態にあるものには**桃核承気湯**が好んで用いられる。桃核承気湯は桃仁・桂枝・大黄・芒硝・甘草からなる。大黄・芒硝は下剤である。便秘を伴う例に適用され，左下腹部に瘀血の圧痛点のある者に使用される。**通導散**は桃核承気湯に類似するが，瘀血を攻下して平らかに生理を通じるとされる。右下腹部に瘀血の圧痛点があり，便秘傾向の場合には**大黄牡丹皮湯**の方がよい。大黄牡丹皮湯は牡丹皮・桃仁・大黄・芒硝・冬瓜子からなる。冬瓜子は下剤である。中間証の場合には桂枝茯苓丸を用いる。**桂枝茯苓丸**は，桃仁・牡丹皮・桂枝・芍薬・茯苓からなる。腹証で瘀血の圧痛点があり，腹力は中等度かそれ以上とされる。桂枝茯苓丸や桃核承気湯の投薬で経血量が増加することがあり，月経直前や月経中の服薬には注意が必要である。通常は2〜3ヶ月継続投与して効果をみる。漢方薬は鎮痛薬ではないので，**効果があって症状がとれてもしばらくの間飲み続けることが必要である。**

　顔が蒼白くやせ型でめまい・頭痛・動悸があり，冷え症でむくみのある寒虚湿証の場合には**当帰芍薬散**が第一選択薬となる。当帰芍薬散は補血薬の当帰・川芎・芍薬と利水薬の白朮・沢瀉・茯苓からなる。同じ寒虚証でも皮膚がカサカサし，顔色もどす黒いというような燥証の場合には**四物湯**あるいは**温経湯**を用いる。四物湯は補血薬の基本処方で当帰・地黄・芍薬・川芎からなる。温経湯は冷えのぼせはあるが腹証で瘀血塊のないものが適証とされ，通常の駆瘀血薬と多少異なる。月経後半に痛みが強い場合漢方では**「虚証の月経痛」**といい，この場合には**当帰建中湯**を用いる。当帰建中湯は小建中湯より芍薬を少なくして当帰を加えたもので，血虚が甚だしく下腹部痛を伴う者に用いる。とくに産後の衰弱や栄養状態の不良な月経困難症に適応があるとされる。

　また，証にこだわらず，月経痛が激しい時には**芍薬甘草湯**を頓服する。芍薬甘草湯は芍薬と甘草の二味からなり，鎮痙鎮痛の基本処方で，急激に起こる筋肉のけいれんを伴う疼痛に用いる。

桃核承気湯	顔色のよい熱実証，イライラ興奮，便秘。左下腹部に瘀血圧痛点
通導散	桃核承気湯に似るが精神症状が強い，瘀血を攻下する
大黄牡丹皮湯	便秘，右下腹部に瘀血圧痛点，腹腔内の炎症に適応
桂枝茯苓丸	顔色よく中間症，腹部に瘀血圧痛点，冷えのぼせ
当帰芍薬散	顔が蒼白くやせ型，動悸，めまい，冷え，むくみのある寒虚証
四物湯	貧血や皮膚がカサカサなどの血虚，手足の冷え，寒虚証
温経湯	冷えのぼせ，腹証で瘀血塊がない，顔のどす黒い燥寒虚証
当帰建中湯	血虚の著しい月経痛，冷えが強く，衰弱し疲れやすい者
芍薬甘草湯	月経痛が激しい時に頓服，急激に起こる筋肉けいれん

7　子宮筋腫と月経前緊張症

　子宮筋腫は漢方では，気血が巡らなくなり瘀血が凝滞して形成されると考えられ，第一選択薬は駆瘀血薬の**桂枝茯苓丸**である。しかし実際には子宮筋腫の収縮はあまり期待できず，随伴症状の貧血や月経困難症にわずかに有効な程度である。

　月経前緊張症（月経前症候群）とは，月経開始3～10日前に起こる情緒不安定や頭痛，体重増加をいう。漢方の古典である傷寒論には，桃核承気湯の適応に，骨盤内に熱がこもり，普通の状態ではない状態に，人として対応できない状態になるが，月経が始まると元に戻る，と記載されている。月経前緊張症には，便秘で左下腹部痛があれば**桃核承気湯**を，焦燥感が強く易怒性が著明で怒りっぽい場合には**抑肝散**を用いる。

桂枝茯苓丸	子宮筋腫の随伴症状の貧血，月経困難症
桃核承気湯	便秘で左下腹部痛を伴う月経前緊張症
抑肝散	焦燥感が強く易怒性が著明で，怒りっぽい月経前緊張症

8　更年期障害の原因と症状

　更年期とは生殖期と老年期の間の移行期をいい，更年期障害は更年期であるために起こる不定愁訴症候群である。日常臨床の場において，更年期障害に対する漢方治療は，漢方が最も得意とする領域の一つである。エストロゲンのホルモン補充療法は有効であるが，漢方薬でもかなりの効果が期待でき，安全性の高い長期投与が可能である。

　更年期障害は加齢に伴う卵巣からの女性ホルモンであるエストロゲンの分泌低下に伴い脳下垂体からの性腺刺激ホルモンの分泌過剰が起こる。この過剰な性腺刺激ホルモンが視床下部の自律神経中枢に影響を与えて生じる一連の自律神経失調症状が**更年期障害**と考えられている。両側卵巣を摘出した者には更年期障害と似た症状が出現する。卵巣機能は閉経の5年前から急激に低下する。閉経期の50歳前後に症状が発現するのが特徴で，血管運動神経症状として，めまい，顔面紅潮を伴うのぼせ，冷え，動悸，発汗などがあり，精神神経症状として頭痛，頭重，不眠，不安感，イライラ，抑うつ，気分変調などがみられる。運動器症状として肩凝り，腰痛，関節痛などがある。ホルモン補充療法は，のぼせ，動悸などの血管運動神経症状には著効するが，頭痛，全身倦怠感，肩こりなどの不定愁訴には余り効果がない。初老期には更年期症状は自然消退する。

9　更年期障害の治療

　体力が余りなく多愁訴でほぼ典型的な更年期症状がみられれば，第一選択薬は加味逍遙散である。この方剤は全体としては体を温める温性薬であるが，成分の柴胡・山梔子・薄荷は頭の熱を冷やす働きがある。ホットフラッシュと呼ばれる顔面紅潮と足の冷え，頭痛，肩こり，めまい，さらに精神症状としてイライラ，易怒性，不眠などがあり，それらの症状が一定せず移動性である場合には奏効する。これらの愁訴が頑固で慢性的である場合には，のぼせとめまいを目標にして女神散を用いる。女神散は本来，産褥神経症の為に浅田宗伯が考案した気の巡りをよくする方剤で，更年期の精神安定剤としての効果があり，体力が比較的ある中間証の場合に推奨される。熱実証で体格が頑健で便秘傾向であれば桃核承気湯が適する。この方剤は通常左下腹部に圧痛や抵抗を触れるのが普通で，のぼせ，イライラ，興奮が非常に強い者に用いる。

　体力が劣れば桂枝茯苓丸を用いてもよい。桂枝茯苓丸は臍傍や左下腹部に瘀血の圧痛や抵抗があり，そのほか瘀血症状として月経異常や舌や皮膚粘膜の暗紫色化，小静脈のうっ血が見られ，多少なりとも足の冷えとのぼせはみられるが，加味逍遙散の場合のようなホットフラッシュの見られないことが使用の目標となる。当帰芍薬散は体力が乏しく，顔色は蒼白く，むくみ傾向のある者に用いる。足の冷えとめまい，下腹部痛，易疲労感が強く，貧血傾向の者に適する。下腹部の抵抗やのぼせのないことが使用の目標になる。

　精神症状が強ければ，柴胡加竜骨牡蠣湯，桂枝加竜骨牡蠣湯が奏功する。精神症状には降性薬（鎮静薬）の竜骨や牡蠣の入った方剤が有効である。柴胡加竜骨牡蠣湯は体力があり，季肋下の重苦しい感じ（胸脇苦満），臍傍の動悸，不安，イライラ，不眠，驚きやすいなどの症状がある場合に適する。桂枝加竜骨牡蠣湯は，適応は柴胡加竜骨牡蠣湯に似るが虚証用で体格が虚弱で痩せて腹部は軟弱無力で顔色の悪い者に用いる。神経過敏で，イライラやのぼせ，臍傍の動悸，不安，手足の冷えがあり，気分が憂うつで夜眠れず些細なことに驚きやすい。

　甘麦大棗湯は不安，不眠，興奮の激しい者に適する。少しのことにも悲しんだり泣いたり，あるいは笑ったりする者，あるいはヒステリー発作のようなけいれんを起こす者などに用いる。半夏厚朴湯は咽喉頭異常感があり，のどに物が詰まった感じ，塞がったような感じがして，不安，抑うつ，動悸，呼吸困難などを訴える者に適する。

　めまいを主訴とする場合には苓桂朮甘湯を用いる。苓桂朮甘湯は水分の偏在を調節する利水薬で，のぼせ，めまい，動悸，身体動揺感，頭痛を訴える者に適する。半夏白朮天麻湯は，虚証で胃腸虚弱があり，頭痛，めまいを目標にして，食後に嗜眠と手足の倦怠感を訴える者に適する。釣藤散は体格が中等度から虚弱で，頭痛と頭重感が慢性に続き，とくに起床時や午前中に頭痛を強く訴える者を目標にする。めまい，肩こり，のぼせにも有効で，不安，焦燥も改善される。呉茱萸湯は，虚証で冷え症があり，胃腸虚弱の頭痛に用いられる。片頭痛の第一選択薬で，悪心嘔吐を伴う激しい

頭痛に用いられる。

のぼせを主訴とする場合には，**黄連解毒湯**（おうれんげどくとう）や**三黄瀉心湯**（さんおうしゃしんとう）が用いられる。黄連解毒湯はのぼせ，顔面紅潮，焦燥感，興奮などの精神症状に用いられ，不安，不眠，頭痛などにも有効である。便秘のある場合には大黄（だいおう）の入った三黄瀉心湯を用いる。但し，この二剤は手足の冷えのない場合に用いる。**温清飲**（うんせいいん）はのぼせと冷えを自覚し，頭痛，腹痛を訴える更年期障害に用いる。この方剤は血虚（けっきょ）の基本方剤の四物湯（しもつとう）と黄連解毒湯の合方（がっぽう）である。

加味逍遥散	ホットフラッシュ，冷えのぼせなど多愁訴な更年期症状
女神散	中間証，のぼせとめまいなど頑固で慢性的な愁訴，足の冷えはない，心下痞鞕，血熱，気の上衝がある
桃核承気湯	のぼせ，イライラ興奮，便秘，左下腹部に瘀血圧痛点
桂枝茯苓丸	冷えのぼせ，ホットフラッシュはない，臍傍に瘀血圧痛
当帰芍薬散	手足の冷え，めまい，動悸，下腹部の抵抗やのぼせはない
柴胡加竜骨牡蠣湯	臍傍の動悸，不安，イライラ，不眠などの精神症状が強い
桂枝加竜骨牡蠣湯	虚証，神経過敏，イライラ，不安，手足の冷え，顔色不良
甘麦大棗湯	不安不眠興奮の激しい者，ヒステリー発作
半夏厚朴湯	咽喉頭異常感，不安，抑うつ，動悸，呼吸困難
苓桂朮甘湯	めまいを目標にのぼせ，動悸，身体動揺感，頭痛
半夏白朮天麻湯	虚証で胃腸虚弱，めまいと頭痛を目標，食後の嗜眠
釣藤散	熱虚証，慢性の頭痛・頭重感，めまい，肩こり，のぼせ
呉茱萸湯	胃腸虚弱で冷え症の頭痛，悪心嘔吐を伴う頭痛
黄連解毒湯	熱実証，のぼせ，顔面紅潮，興奮，焦燥感，清熱作用
三黄瀉心湯	熱実証，イライラ，顔面紅潮，便秘，手足の冷えはない
温清飲	のぼせと冷え，頭痛，腹痛，黄連解毒湯と四物湯の合方

10　不妊症のメカニズム

生殖適応年齢の男女が，正常な性生活を行いながらも2年を経て妊娠が成立しない場合，不妊症という。とくに卵管閉塞などの器質的原因のない機能性不妊症の場合，漢方療法がしばしば奏効する。最近はその根拠となる科学的データも多く報告されている。

第2-5章　産婦人科疾患の漢方治療

女性が生児を得る為には，卵巣における正常卵子の産生と排卵が必要である。受精は排卵後24時間以内に卵管内で起こり，細胞分裂（卵割）を繰り返しながら卵管を進み胞胚となる。子宮にたどり着いた胞胚は，受精後6〜7日に粘膜に潜り込み着床する。妊卵が発育し，最終月経から280日後に出産する。

不妊症の原因となるホルモン因子として排卵障害や卵巣機能不全，卵管因子として卵管癒着や第四性病といわれるクラミジア感染症・子宮内膜症，子宮因子として子宮内膜症や子宮筋腫，頚管因子として頚管粘液分泌不全や精子の通過障害が挙げられる。さらに男性不妊として，無精子症，精子の運動能力低下，インポテンツが挙げられる。不妊症の原因は検査しても不明な場合が10〜30％程度ある。機能性の不妊症に対する漢方治療は，最近は科学的にも立証され，優れた効果をあげている。

11　排卵障害の治療

不妊症は虚弱体質者に多く，顔の蒼白い冷え症に多いことから，従来**当帰芍薬散**が，代表的方剤として使われてきた。当帰芍薬散は補血薬の当帰・川芎・芍薬と利水薬の白朮・沢瀉・茯苓からなる。脳下垂体からは卵巣に作用する黄体形成ホルモンと卵胞刺激ホルモンが分泌される。黄体形成ホルモンは排卵と黄体形成，卵巣ホルモンのプロゲステロンの分泌を行う。卵胞刺激ホルモンは，卵胞形成と卵巣ホルモンのエストロゲンの分泌を行う。当帰芍薬散は黄体形成ホルモンと卵胞刺激ホルモンの分泌促進作用があり，また卵巣にも作用して卵巣からのエストラジオールの分泌を促進させる。漢方本来の補血薬としての作用もある。最近，**芍薬甘草湯**が，生理不順と排卵障害を起こす高プロラクチン血症と高テストステロン血症に有効であることが証明されたので，当帰芍薬散と芍薬甘草湯が併用して使われる。

同じ虚弱体質でも当帰芍薬散のような浮腫傾向の湿証タイプではなく，口唇が乾燥し，手足や肌がカサカサして，腰や下半身の冷え症を訴えるようであれば，**温経湯**が適応となる。温経湯は脳下垂体に作用して，黄体形成ホルモン・卵胞刺激ホルモンの分泌を促進し，卵巣に作用してエストラジオール・プロゲステロンの分泌を促進することが証明されている。さらに視床下部にも作用して黄体形成ホルモンの分泌を促進するホルモンを視床下部から分泌させる。当帰芍薬散と温経湯のいずれもが黄体機能不全（受精卵が着床できず起こる不妊）に有効で，プロゲステロンの血中濃度を上昇させたり，基礎体温の高温相の日数を延長させる。

体力が比較的あり，血液のうっ滞の症状である瘀血の症状として下腹部に充実した抵抗と圧痛（小腹硬満）が認められるようであれば，さらに冷えのぼせ・頭痛・肩こりなどが認められれば，**桂枝茯苓丸**の適応となる。桂枝茯苓丸は主に卵巣に対する作用で，黄体からのプロゲステロンの分

泌を促進することが証明されている。これらの漢方方剤は単独で用いられることも，排卵誘発剤のクロミフェンを併用して用いられることもある。

当帰芍薬散	黄体形成ホルモン・卵胞刺激ホルモンの分泌，卵巣からエストラジオールの分泌促進
芍薬甘草湯	高プロラクチン血症・高テストステロン血症の改善。当帰芍薬散と併用
温経湯	黄体形成ホルモン・卵胞刺激ホルモンの分泌，卵巣からエストラジオール・プロゲステロンの分泌促進。黄体機能不全に有効で受精卵の着床を助ける。高温相の日数の延長
桂枝茯苓丸	主に卵巣に作用し，プロゲステロンの分泌促進。クロミフェンと併用

12 不妊症の随証治療

漢方医学では，随証治療として全身状態を改善することも重要であると考えられている。消化機能を丈夫にして体力をつけることが重要である。体力がつけば，体内のバランスが改善され，妊娠も可能になると考えられる。寒虚証で，顔色が青白く元気がなく余分な体液の溜った湿証で，下痢傾向の慢性胃炎には，**六君子湯**が第一選択薬となる。食物が胃に入ると胃が弛緩するので物が容易に食べられるようになる（適応性弛緩）。また胃の排泄機能を高めるのでいつまでも胃に食物が残らない。**四君子湯**は六君子湯から半夏と陳皮を除いたもので，慢性下痢が主症状の場合には四君子湯の方が好ましい。**人参湯**も寒虚証向きで，六君子湯や四君子湯よりもやや燥証向きで，胃下垂の第一選択薬である。人参湯は乾姜が含まれ，腹部の冷えや冷えに基づく下痢に効果的である。胃痛があったり胸やけ，げっぷのある場合には**安中散**を用いる。

六君子湯	寒虚証で下痢傾向の慢性胃炎
四君子湯	慢性下痢が主症状の場合
人参湯	胃下垂の第一選択薬，腹部の冷えや冷えに基づく下痢
安中散	慢性の胃痛，胸やけ，げっぷ
当帰四逆加呉茱萸生姜湯	手足の冷え，レイノー現象，下腹部痛，しもやけ
真武湯	胃腸虚弱下痢，生気の乏しい冷え症
防已黄耆湯	水ぶとり，疲れやすい者

第2-5章　産婦人科疾患の漢方治療

　冷え症が強い場合には，**当帰四逆加呉茱萸生姜湯**を用いる。この方剤は手足のひどい冷えやレイノー現象，下腹部痛，しもやけになりやすい者に適している。**真武湯**は茯苓・白朮・芍薬・附子・生姜からなり，虚弱体質で胃腸が弱く下痢しやすく，全体に生気の乏しい冷え症に用いる。肥満に対しては，**防已黄耆湯**を使用する。桂枝茯苓丸に大柴胡湯を併用してもよい。防已黄耆湯は，色白で筋肉軟らかく水ぶとりの体質で疲れやすい者に適する。

13　漢方医学からみた妊娠

　漢方には「**安胎**」という概念があり，妊娠から出産まで母体と胎児の健康を育む概念である。安胎薬として最も使われるのが当帰芍薬散で，補血作用と利水作用の生薬からなり，虚証から中間証の水と血のバランスを保つことを目的として用いられる。

　漢方医学では，妊娠は「**養胎優先**」の状態と解釈される。母体が胎児を養うことを優先するため，母体側では陰血不足（血液の不足）となり，便秘・熱感・めまいを生じる。気の巡行のうっ滞（気滞）により，頭痛・頭重感・そのほかの精神状態の変化が起こる。水滞により，体内水分量や循環血漿量の増加，浮腫が起こる。血虚や脾胃虚（胃腸虚弱）により貧血となる。腎虚（腰以下の下半身の機能低下）により腰痛が生じる。従って安胎のためには，陰血を補い，脾腎を補い，気滞を改善する漢方薬を選択する。

　漢方治療の適応となるものには，つわり・便秘・腰痛，産後の体力低下・産褥神経症・乳汁分泌不良などがある。習慣性流産や妊娠中毒症も西洋医学的治療と併用することができる。

　漢方薬は歴史的に選択されたもので，多くの方剤が妊婦や胎児に対して安全と考えられ，動物実験でも明らかな催奇形性のある生薬は報告されていない。しかし古典では下剤の大黄・芒硝，駆瘀血薬の牛膝・桃仁・牡丹皮，トリカブトからつくられた附子の使用は避けるほうが好ましいとされている。

14　妊娠中の漢方治療

　つわりは妊娠5～15週目に一過性の悪心・嘔吐・食欲不振のみられるもので，重症なものを**妊娠悪阻**という。悪心があって食事を阻むというほどの意味である。第一選択薬は**小半夏加茯苓湯**である。半夏・茯苓・生姜の三味からなる。半夏は制嘔薬で，茯苓は胃内停水（胃の中に滞った水分）を改善する利水薬，生姜は半夏の効果を高め副作用を軽減する。冷服し少量づつ何回にも分けて服用させる。効果がなければ**人参湯**を用いる。これは，脾胃虚を補う人参，胃の中を乾かし食欲

第2-5章　産婦人科疾患の漢方治療

を増加させる白朮，人参に協力して脾胃虚を補う甘草，内臓を温める乾姜からなる。胸やみぞおちにつかえ感があって嘔吐の止まらない者に用いる。人参湯は温服させる。

妊娠中毒症は現在では，**妊娠高血圧症候群**と呼ばれ，浮腫は胎児の発育・成長に症候的意義がないので診断基準から除外された。妊娠二十週以降，分娩後十二週まで高血圧が見られる場合，または高血圧に蛋白尿を伴う場合のいずれかをいう。妊娠時に起こる血管攣縮と臓器の血流不全が基本病態である。多くは体重増加，浮腫，蛋白尿，高血圧の順で出現する。漢方医学では妊娠中毒症は水毒と考えられ，利水薬として，五苓散，当帰芍薬散，柴苓湯のいずれかが用いられる。いずれにも利水薬の沢瀉・蒼朮・茯苓が含まれる。柴苓湯には抗炎症作用のある柴胡が，当帰芍薬散には血液のうっ滞を改善する駆瘀血作用のある当帰・芍薬が含まれる。尿量減少，浮腫があれば**五苓散**を，蛋白尿，高血圧が加われば**当帰芍薬散**を，悪心，食欲不振などがあれば**柴苓湯**を用いる。軽症例にしか効果が期待できないので，発症後の治療というよりも妊娠中毒症のリスクのある妊婦に予め服用させ発症予防を図る。

流産を3回以上繰り返す場合を**習慣性流産**という。原因不明も多いが，子宮奇形・頸管無力症・抗リン脂質抗体症候群が考えられる。抗リン脂質抗体は血管収縮と血栓形成を起こす胎盤トロンボキサンA2を増加させ，子宮胎盤境界の血栓症を起こす。**柴苓湯**が単独で，あるいはアスピリンやステロイドとの併用で有効とされ，ほかに芍薬甘草湯や当帰芍薬散が有効との報告もある。

小半夏加茯苓湯	つわりの第一選択薬，冷服し少量づつ何回にも分けて内服
人参湯	温服。つわりで胸やみぞおちにつかえ感があり嘔吐が止まらない場合
五苓散	妊娠中毒で尿量減少，浮腫のある場合
当帰芍薬散	妊娠中毒で浮腫に加え蛋白尿，高血圧のある場合
柴苓湯	習慣性流産，単独またはアスピリンやステロイドと併用。妊娠中毒で浮腫，悪心，食欲不振のある場合
桂枝湯	妊娠中の感冒
香蘇散	桂枝湯で不快になる場合
麦門冬湯	感冒で痰が少なくせき込む場合
桂枝加芍薬大黄湯	妊娠中の軽度の便秘
大黄甘草湯	妊娠中の中等度の便秘
調胃承気湯	妊娠中の中等度の便秘
芍薬甘草湯	腰痛やこむら返り
芎帰膠艾湯	不正性器出血

感冒には葛根湯から交感神経興奮作用のある麻黄を除いた桂枝湯がまず用いられる。桂枝湯を服用して不快になる者には香蘇散を用いる。痰が少なく咳き込む者には麦門冬湯を用いる。妊婦は便秘になることが多い。比較的作用が穏やかな桂枝加芍薬大黄湯を用いる。効果が不十分であるならば，大黄甘草湯や調胃承気湯を用いる。桃仁の入った桃核承気湯は用いない。腰痛には当帰芍薬散を用い，芍薬甘草湯を頓服させる。こむら返りには芍薬甘草湯を頓服させる。不正性器出血には芎帰膠艾湯を用いる。芎帰膠艾湯には止血作用のある阿膠と艾葉，補血作用のある四物湯が含まれる。

15　産褥期の漢方治療

乳汁うっ滞には葛根湯が有効であるが，乳腺炎を発症していれば抗生物質を併用する。産褥下肢血栓症には駆瘀血薬の桂枝茯苓丸を用いる。マタニティブルーは分娩後3〜10日に母体にみられる不眠・不安・うつ状態などの精神症状で，一時的な現象で体調の回復と共に回復する。産後うつ状態とは産後1〜3ヶ月で発症するうつ状態で，幻覚・妄想を伴うこともある。芎帰調血飲を用いる。女神散を用いてもよい。軽症であれば加味逍遙散が奏効する。

葛根湯	乳汁うっ滞。乳腺炎の場合は抗生物質併用
桂枝茯苓丸	産褥下肢血栓症
芎帰調血飲	産後うつ状態
女神散	産後うつ状態
加味逍遙散	軽症の産後うつ状態

第2-6章　消化器疾患の漢方治療

【 1 】食欲不振 ……………………………………………………………… 89
【 2 】悪心嘔吐 ……………………………………………………………… 90
【 3 】胸やけ ………………………………………………………………… 91
【 4 】腹痛 …………………………………………………………………… 92
【 5 】胃炎と消化性潰瘍の病態 …………………………………………… 93
【 6 】慢性胃炎 ……………………………………………………………… 93
【 7 】消化性潰瘍 …………………………………………………………… 95
【 8 】熱実証の便秘 ………………………………………………………… 95
【 9 】寒虚証の便秘 ………………………………………………………… 96
【10】他症状を伴う便秘 …………………………………………………… 97
【11】急性胃腸炎の水様性下痢 …………………………………………… 98
【12】過敏性腸症候群 ……………………………………………………… 99
【13】陰虚証の下痢 ………………………………………………………… 100
【14】肝炎の活動性の抑制 ………………………………………………… 100
【15】慢性肝炎 ……………………………………………………………… 101
【16】胆道疾患と膵炎 ……………………………………………………… 102

第2-6章　消化器疾患の漢方治療

1　食欲不振

　漢方医学では胃は消化機能を意味し，脾胃は消化器官および消化機能全体をさす。脾は口から摂取した飲食物を消化吸収して**水穀の気**を生成する。その一部は全身を巡る気になり，一部は肺に行き赤色化して血となる。脾胃は人体の活動力の根源となる。漢方の五臓と西洋医学の臓器生理学とは一致しない。

　胃は飲食物を受け入れ（受納），初歩的な消化（水穀の腐熟）を行い，小腸に送り出す（下降）。脾は水穀の気を生成して，血の流通を滑らかにし，血管からの漏出を防ぎ，肌肉（筋肉）の形成を主どる。肝は全ての臓腑の気機（機能活動）がスムーズに行くように調節するコントロールセンターで，感情を調節する中枢でもある。この機能を**疏泄**という。脾胃と肝のいずれかの失調が起こると食欲不振が発生する。

　ストレスと緊張による慢性胃炎の症状として起こる食欲不振には**半夏瀉心湯**が用いられる。半夏瀉心湯は，半夏・黄芩・黄連・甘草・乾姜・人参・大棗からなる。上腹部に何か詰ったようで，通過が悪い感じがするものを**心下痞鞕**という。黄連・黄芩には心下痞鞕を消す作用があり，君薬（主薬）の半夏には制吐作用と利水作用があり，全体として胃内容の排出促進作用があり，吐き気の強い食欲不振に用いられる。**黄連湯**は半夏瀉心湯の黄芩を桂枝に変えたもので，使用目標は似ているが，心下痞鞕よりも心下部痛を目標に使用する。**六君子湯**は体力のない虚証の患者で，食欲不振・**心下部振水音（胃内停水）**・心下痞鞕のある者に用いる。胃内滞水は胃内に水が溜まり上腹部を叩くとピシャピシャ音の聞こえるものをいう。

　柴胡桂枝湯は遷延性感冒による食欲不振に最適である。**小柴胡湯**は肝障害による食欲不振に適している。夏ばてによる食欲不振には**清暑益気湯**が用いられる。この方剤は六君子湯の変方で，津液（水分）の不足を補う。暑くなって食欲がなくなり，冷たい飲食物の摂取によって下痢に傾きやすい者に適する。

　神経性食欲不振症は，原因となる器質的疾患はなく，何らかの心理的因子がきっかけとなり，著しいるいそう（痩せ）と続発性無月経を呈する。思春期の女性に好発し，病識（自分が病気であるという認識）がなく，やせ願望が強い。難治性の摂食障害で死亡することもある。神経性食欲不振症でるいそうの強い患者にはまず**十全大補湯**を試みる。この方剤は補気作用の四君子湯と養血作用の四物湯を合わせた八珍湯に桂枝と黄耆を加えた処方で，全身衰弱，倦怠感が著明な者に用いる。食欲の亢進と共に栄養状態の改善を図る。十全大補湯は悪性腫瘍の制癌剤投与中，放射線治療中の食欲不振にも使われる。**半夏厚朴湯**は半夏・厚朴・茯苓・生姜・蘇葉からなる。代表的な理気剤で，**咽中炙臠**（のどに炙った肉のつかえた感じ）を目標に使用されるが，前胸部から上腹部のつかえ感を取り，食欲を増す目的で使われる。半夏瀉心湯を用いてもよい。

(89)

半夏瀉心湯	ストレスと緊張による慢性胃炎で吐き気の強い食欲不振
黄連湯	慢性胃炎で吐き気の強い食欲不振。心下部痛を目標に投薬
六君子湯	体力のない虚証で，食欲不振・心下部振水音・心下痞鞕がある
柴胡桂枝湯	遷延性感冒による食欲不振
小柴胡湯	肝障害による食欲不振
清暑益気湯	夏ばてによる食欲不振。冷たい飲食物で下痢傾向の者
十全大補湯	神経性食欲不振症でるいそうの強い者。全身衰弱，倦怠感あり
半夏厚朴湯	前胸部から上腹部のつかえ感を取り食欲を増す。咽中炙臠あり

2 悪心嘔吐

　悪心とは，嘔吐に先立って起こる上腹部や前胸部の不快な感覚で，嘔吐は食道・口腔を通じて胃内容を排出する現象をいう。いずれも胃の症状で，飲食物を受納して下降させるはずの胃気が，逆に上方に向かってしまう（上逆）ために生じる。体内に水分が過剰で水分の滞りのあるものを水毒といい，ほぼ湿証に相当する。湿証には体内の水分を排出する燥性薬，利水去湿薬が用いられる。利水薬には，沢瀉・猪苓・茯苓・白朮・蒼朮・防已・車前子などがある。嘔気嘔吐・口の渇き・胃内滞水・下痢は水毒とみなされる。

　主に胃に原因があって悪心と嘔吐のある場合には**半夏瀉心湯**が頻用される。心窩部につかえ感があり，さらに心下部振水音のある者で，とくに腹鳴・下痢傾向のある場合には奏効する。水逆といって，口渇があり水を飲みたいのだけれども飲むとすぐに吐いてしまう場合には**五苓散**を用いる。五苓散は，沢瀉・白朮・猪苓・茯苓・桂枝からなる。急性胃炎や二日酔い，小児の周期性嘔吐症・下痢に用いられる。**二陳湯**は胃内滞水による悪心嘔吐に用いられる。半夏・茯苓・陳皮・甘草・生姜からなり，胃部不快感があり，めまい・動悸・頭痛を伴う場合に適する。陳皮は理気薬である。**小半夏加茯苓湯**はつわりの時に頻用されるが，半夏・茯苓・生姜からなる。柴胡剤は吐物のない空もどしの状態を主治し，嘔気の強い場合に用いられる。**大柴胡湯**は悪心が強く，便秘と腹満のある体格のよい実証タイプに使われる。胸脇苦満といって季肋下にそって腹壁の緊張があり，上腹部が張って苦しい症状に柴胡と黄芩が，みぞおちがはる（心下急）症状に枳実と芍薬が有効である。

　片頭痛に伴う悪心嘔吐には**呉茱萸湯**が有効である。とくに手足に冷感のある場合には奏効する。**半夏白朮天麻湯**は胃腸虚弱でやせ型・冷え症，めまいと頭痛を訴える者の悪心嘔吐・胸やけ・げっぷに用いられる。

第2-6章　消化器疾患の漢方治療

半夏瀉心湯	心窩部につかえ感，心下部振水音，腹鳴・下痢傾向の者
五苓散	小児の周期性嘔吐症，急性胃炎，二日酔い，下痢
二陳湯	胃内滞水，胃部不快感，動悸，頭痛を伴う場合
小半夏加茯苓湯	つわり，吐物のない空もどし，嘔気の強い場合
大柴胡湯	悪心が強く便秘と腹満のある実証，上腹部が張って苦しい
呉茱萸湯	片頭痛に伴う悪心嘔吐，手足に冷感のある場合には奏効
半夏白朮天麻湯	胃腸虚弱でやせ型，冷え症，めまいと頭痛を訴える者

3　胸やけ

胸やけとは，胃から胸にかけて灼けるような熱感を自覚することで，漢方では**嘈雑**という。多くは**呑酸**といって酸っぱい味の液体がこみ上げてくる症状を伴う。原因の多くは逆流性食道炎で，高齢者では，胃の一部が横隔膜を越えて胸郭内に入り込む食道裂孔ヘルニアを起こすことがある。胃液や腸液が逆流して食道粘膜を荒らす。治療の原則は制酸剤と逆流防止のために就寝前に上体挙上の体位をとることである。

漢方薬では**茯苓飲**が頻用され，とくに呑酸を伴う者に使用される。茯苓・蒼朮・枳実・陳皮・人参・生姜からなり，人参湯や四君子湯よりも発散性が強く，胃内滞水をとる作用が強い。胃炎に頻用されるが，とくに症状が胸郭に及ぶものに使われる。**溜飲**とは水分が心窩部に留まるものでほぼ胃内滞水と同義であるが，東宮侍医であった浅田宗伯は，茯苓飲を溜飲の主薬と賞賛している。枳実や陳皮のような実証向きの瀉性薬（体に入った余計なものを体外に駆逐する薬）が含まれるので中間証からやや虚証に用いられ虚証のひどい者には適さない。茯苓飲の適応で，のどのつかえ感や神経症の傾向のある者には半夏厚朴湯の合方である**茯苓飲合半夏厚朴湯**を用いる。**平胃散**は，普段胃腸の丈夫な人が食べ過ぎや飲み過ぎで，胸やけ胃もたれのある場合に用いる。蒼朮・厚朴・陳皮・甘草・生姜・大棗からなり，心窩部不快感，腹部膨満感，下痢などを目標に用いる。**半夏瀉心湯**は瀉心湯類の代表的方剤で心窩部のつかえをとる。胸焼けのほかに心下痞鞕がある場合に適する。胃内滞水・嘔吐・下痢といった一連の湿証症状を除くのに適する。

茯苓飲	酸っぱい味の液体がこみ上げてくる逆流性食道炎
茯苓飲合半夏厚朴湯	のどのつかえ感や神経症の傾向のある者
平胃散	胃腸の丈夫な人の食べ過ぎや飲み過ぎ，心窩部不快感
半夏瀉心湯	心下痞鞕がある場合，胃内滞水，嘔吐，下痢

4 腹痛

　腹痛は最もありふれた症状で，突然の腹痛のうち，腹全体が痛むものは外邪（外部からの要因によることが多い。食滞とは，暴飲暴食・消化の悪い物の摂取などで起こり，飲食物の停滞が原因となる。寒凝とは，外界の冷え・冷たい飲食物の摂取などによって寒邪が侵入して起こる。内臓痛とは，管腔臓器の伸展・拡張・収縮によって起こり，腹部正中線上に疼痛を感じ局所性に乏しい。体性痛は周辺臓器近くの腹膜刺激によるもので，痛みの性質は鋭く持続的で，痛みと臓器は一致する。腹痛の病態は様々であるが漢方では，概ね芍薬と甘草の組合せで，腹部の血を巡らし攣急を取り除いて治療する。

　心窩部痛は，通常持続的ならば安中散，胃けいれんならば芍薬甘草湯を用いる。安中散は虚弱な体格で冷え症の慢性に経過する心窩部痛に用いる。内臓を温める桂枝・鎮痛鎮痙作用のある延胡索・温中散寒と理気作用の茴香・胸やけに効果的で制酸作用のある牡蠣・芳香性健胃薬の縮砂・生姜より効果的な良姜・緩和薬の甘草からなる。いずれも止痛作用があるが鎮痛効果はあまり強くない。腹を温める生薬からなり，冷えによる腹痛に適しており，食欲不振・元気がないなどの気虚の症状があれば，六君子湯や補中益気湯を合方する。芍薬甘草湯は芍薬と甘草の二味からなり，鎮痛鎮痙の基本処方で，熱寒虚実を問わず，急激に起こる筋肉のけいれん性疼痛に広く用いることができる。

　右季肋部痛は胸脇苦満と呼ばれ，漢方では柴胡剤で治療するのを原則とする。四逆散は大柴胡湯証と小柴胡湯証の中間証に用いられ，大柴胡湯を虚証用にして小柴胡湯の適応で疼痛に重点を置いたものと考えることができる。柴胡・枳実・芍薬・甘草の四味からなる。両側の著明な胸脇苦満と腹皮拘急（腹直筋の緊張）のある胆嚢炎や胃炎・胃潰瘍・胃酸過多の腹痛に使用される。四逆散は漢方薬のトランキライザーともいわれ，感情が外に発散されずうっ積してイライラのたまった肝気鬱結に対する基本処方である。不眠・抑うつ・心身症・ヒステリーなどにも広く用いられる。和田東郭は四逆散を希代の霊方と賞賛している。柴胡桂枝湯は，桂枝湯と小柴胡湯を合わせた方剤で，四逆

安中散	虚弱な体格で冷え症の慢性に経過する心窩部痛
芍薬甘草湯	鎮痛鎮痙の基本処方，急激に起こる筋肉のけいれん性疼痛
四逆散	胆嚢炎や胃炎・胃潰瘍・胃酸過多の腹痛
柴胡桂枝湯	四逆散と同様，胸脇苦満と腹皮拘急を目標に心窩部痛
桂枝加芍薬湯	下腹部痛，腹部膨満感のあるしぶり腹
小建中湯	小児の腹痛
大建中湯	小建中湯よりも虚証で，腹の冷えと蠕動亢進があって腹痛

散と同様，胸脇苦満と腹皮拘急を目標に心窩部痛に用いる。胃潰瘍の再発防止効果があるとされる。

下腹部痛（小腹痛）には桂枝加芍薬湯が頻用される。桂枝湯の芍薬を倍加した処方で，腹部膨満感のあるしぶり腹，腹痛に用いられる。腹皮拘急があり，下痢・裏急後重を目標に使用される。裏急後重とは頻繁に便意はあるが，排便がなく肛門部に疼痛があって苦しむ状態。小建中湯は桂枝加芍薬湯に膠飴を加えた方剤で，小児の腹痛に用いる。大建中湯は小建中湯よりも虚証で，腹が冷えて痛み，蠕動亢進があって腹痛が激しい場合に用いられる。

5　胃炎と消化性潰瘍の病態

日本で使われている健胃薬の中には，生薬末や生薬エキスの含まれているものも多く，とくに高齢者の慢性胃炎には頻用されることが多い。器質的病変の明らかな消化性潰瘍にも漢方薬の効果が認められている。

胃炎には急性胃炎と慢性胃炎があり，急性胃炎は食品・薬物・細菌性毒素・ストレスなどによるもので，表層性びらん性出血性胃炎で，内科的治療で速やかに治癒する。慢性胃炎はほとんどが加齢性胃炎で，50歳以上では日本人の3分の2にみられるとされる胃粘膜の萎縮性胃炎である。消化性潰瘍は胃潰瘍よりも十二指腸潰瘍の方が多く，男性に高率で，十二指腸潰瘍は30歳を中心に，胃潰瘍は40歳を中心にみられる。消化性潰瘍は胃液の消化作用により生じるが，それを促進する攻撃因子としての胃から分泌される塩酸とペプシン，防御因子としての粘液・粘膜の血流・細胞の新生のバランスがくずれて攻撃因子が優位に傾くことにより発症する。

6　慢性胃炎

高齢者の慢性萎縮性胃炎では，胃液の分泌は少なく炎症所見は乏しい。上腹部の膨満感・重圧感などの不定愁訴と内視鏡所見との関係は必ずしも一致しない。漢方医学では，胃腸疾患はすべて慢性病である裏証で，慢性胃炎の場合，上腹部の鈍痛，膨満感，圧迫感，食欲不振などの訴えがあれば方剤を選択する。通常第一選択薬となるのは六君子湯である。六君子湯は，気虚に対する代表的方剤の四君子湯と悪心嘔吐に用いられる二陳湯の合方である。人参・白朮・茯苓・甘草は補気健脾の作用により消化吸収を強め，物質代謝を促進して元気をつけ疲労感を除き抵抗力を増す。白朮・茯苓は消化管内の水分を血中に引き込んで，胃内に水が溜まった胃内滞水・溜飲・泥状便を改善する。陳皮と半夏は胃内滞水と悪心嘔吐を改善する。生姜・大棗は通常ペアで用いられ，方剤の副作用を防ぐ緩和剤として用いられる。舌に白苔があり，胃もたれを目標に使用すればよい。寒

虚証で，顔色が青白く元気がなく余分な体液の溜った湿証で，下痢傾向の慢性胃炎が適応となる。六君子湯は，食物が胃に入ると胃が弛緩するので物が容易に食べられるようになる（適応性弛緩）。また胃の排泄機能を高めるのでいつまでも胃に食物が残らないとされる。

　四君子湯は六君子湯から半夏と陳皮を除いたもので，適応は六君子湯に似るが，慢性下痢が主症状の場合には四君子湯の方が好ましいとされる。四君子湯には吐き気を治す作用はなく，通常舌に白苔のない者に使用される。**人参湯**は**理中丸**ともいい，人参・白朮・乾姜・甘草からなる。四君子湯の茯苓を乾姜に代えた方剤で，新陳代謝が低下し，胃腸機能が低下して，虚弱で体力低下の著明な人用の方剤である。乾姜は温中散寒を主目的に腹部を温め，痛みを止め冷えを取る。人参は上腹部のつかえ（心下痞鞕）を除く。冷えると増強する腹痛・唾液分泌過多・悪心嘔吐・泥状便などを目標に使用するが，悪心嘔吐が強ければ半夏厚朴湯，腹痛が強ければ安中散，下痢が強ければ五苓散，食欲不振などの気虚が強ければ六君子湯を合方する。

　胃にガスが溜まって膨満感があり，胸やけ，げっぷがあれば**茯苓飲**がよい。**平胃散**を用いてもよい。平胃散は胃もたれがあって消化不良がみられれば適応となる。**胃苓湯**は平胃散と利水作用の五苓散の合方で，食あたりなどで，水様下痢・腹痛・嘔吐があれば適応となる。湿証の胃腸炎で，腹部膨満と腹の中でゴロゴロとガスの音のする腹中雷鳴を伴う下痢をするようであれば，制吐作用と駆水作用のある半夏を主薬とする苦味剤の**半夏瀉心湯**を用いる。

　消化機能が衰えた虚弱者で疲労倦怠感が強く，食後の傾眠などの症状があれば，人参や黄耆の入った**補中益気湯**を用いる。

六君子湯	第一選択薬。白苔，胃もたれを目標に使用。顔色が青白く下痢傾向の慢性胃炎
四君子湯	六君子湯に似るが慢性下痢が主症状。通常白苔がない
人参湯	理中丸に同じ。冷えると増強する腹痛・悪心嘔吐・泥状便
茯苓飲	胃にガスが溜まって膨満感があり，胸やけ，げっぷ
平胃散	普段胃腸が丈夫な人の胃もたれと消化不良
胃苓湯	食あたりなどで，水様下痢・腹痛・嘔吐
半夏瀉心湯	湿証の胃腸炎で，腹部膨満と腹中雷鳴を伴う下痢
補中益気湯	消化機能が衰えた虚弱者で，疲労倦怠感が強く食後の傾眠

7　消化性潰瘍

　漢方薬で最も頻用されるのは柴胡桂枝湯と四逆散である。漢方薬の抗潰瘍作用として，柴胡と甘草には胃液分泌抑制作用があり，柴胡・芍薬・甘草には抗炎症作用がある。この2つの方剤には，胃粘膜血流や粘液分泌を保持増加させ，粘膜内プロスタグランディンを増加させる報告がある。さらに粘膜内毛細血管を拡張させ攣縮を防ぐ作用が報告されている。

　柴胡桂枝湯は小柴胡湯と桂枝湯の合方で，柴胡・黄芩・半夏・人参・甘草・芍薬・桂枝・生姜・大棗からなる。方剤全体としては小柴胡湯よりも体力のない虚証向きで芍薬が入っているので，小柴胡湯よりも疼痛には効果的である。胃潰瘍・十二指腸潰瘍の疼痛に用いられる。同様に胆石症・胆嚢炎・膵臓炎の疼痛にも使用される。痛みが強ければ安中散を併用する。活動期を過ぎた消化性潰瘍の再発防止を目標に使用することもできる。

　四逆散は，柴胡・枳実・芍薬・甘草の四味からなる。大柴胡湯から黄芩・半夏・生姜・大棗・大黄を除いて甘草を加えたものとみることもでき，大柴胡湯を虚証向きにした方剤である。枳実は心下痞鞕に用いられ，胸脇部の張りを下す。鎮痛効果があり，動物実験では抗潰瘍作用が報告されている。トランキライザーとしての作用もあり，ストレス性胃炎・胃潰瘍・胆石症・胆嚢炎の疼痛に使用される。

柴胡桂枝湯	体力のない虚証向き。胃潰瘍・十二指腸潰瘍の疼痛
四逆散	ストレス性胃炎・胃潰瘍・胆石症・胆嚢炎の疼痛

8　熱実証の便秘

　便秘は漢方薬のよい適応で，とくに西洋薬では腹痛，下痢を来す例には効果的である。生薬として大黄，芒硝が主体となる。大黄の主成分はセンノサイドで西洋薬のプルゼニドと同一である。芒硝は酸化マグネシウムでカマと同一物質である。漢方方剤は，単味ではなく，芍薬や甘草などの鎮痛鎮痙薬や滋潤薬が含まれ腹痛，下痢を来たしにくい。

　胃腸が丈夫な熱実証の患者には大黄，芒硝を主体とした漢方薬が用いられる。大黄はセンノサイドが活性物質で，大腸からの水分吸収を妨げて瀉下作用を発揮し燥性のコロコロした便となる。芒硝は酸化マグネシウムとほぼ同一で潤性の便となり，胃の制酸剤としても使われる。承気湯類とは，病期では慢性期の裏証で，口渇，便秘，腹部膨満感を示す陽明病期に病邪を瀉下作用によって駆逐するものである。峻下剤と緩下剤とがある。峻下剤は熱実証で腸の動きが悪くなった者に適し，

第2-6章 消化器疾患の漢方治療

緩下剤は脱水や栄養不良で腸燥便となった者に適する。峻下剤には大承気湯，調胃承気湯，大黄牡丹皮湯などがある。

大承気湯は，承気湯類の中で最も強力である。大黄・芒硝・枳実・厚朴からなる。腹部の充実膨満感のある肥満体質に適する。枳実は心窩部・季肋部の張りを下し，厚朴も胸腹部の膨満を取るとされる。不安・不眠・興奮などの精神症状を伴う場合にも有効とされる。調胃承気湯は，承気湯類の中では最も緩和な方剤で，大黄・甘草・芒硝からなる。体力中等度の人用で，胃腸を整え（調胃）腹が張ってガスのたまるのを除く（承気）方剤である。大黄牡丹皮湯は，腸癰の為に作られた方剤で，虫垂炎の初期に使用され右下腹部の抵抗圧痛が適応の目標になる。牡丹皮・桃仁・大黄・芒硝・冬瓜子からなる。牡丹皮と桃仁は駆瘀血薬であるが，ここでは抗炎症薬として使用され，冬瓜子も消炎・排膿薬として使用されている。腹部に炎症性の徴候がある場合に使用する。

大承気湯	承気湯類の中で最も強力。腹部の充実膨満感のある肥満体質
調胃承気湯	最も緩和。体力中等度，腹が張ってガスのたまるのを除く
大黄牡丹皮湯	右下腹部の抵抗圧痛が適応の目標。腹部に炎症性の徴候

9　寒虚証の便秘

栄養状態が不良の寒虚証には緩下剤を用いる。桂枝加芍薬大黄湯は，桂枝・芍薬・甘草・生姜・大棗・大黄からなる。比較的体力のない人で，腹部膨満感があり，時々腹痛があり，しぶり腹で，裏急後重（便意はあるが快く排便しないもの）のみられる者に適する。大黄甘草湯は，大黄と甘草からなり調胃承気湯から芒硝を除いた方剤である。便秘の基本方剤で，常習便秘があり嘔気嘔吐のある者，或いは食後嘔吐する者に用いる。

麻子仁丸は麻子仁・杏仁・枳実・厚朴・大黄・芍薬からなる。老人や病後の虚弱者で，とくに脱水傾向の者に適する。常習便秘で腹部に便を触知することが多い。麻子仁には最も緩和な瀉下作用と潤腸通便作用がある。枳実と厚朴は気滞による食物の滞りと腹部膨満を治す。杏仁にも潤腸作用がある。潤腸湯は麻子仁丸に似るが，麻子仁丸に補血・滋陰・潤腸の薬味を加え，より大便秘結の程度が強く，皮膚の乾燥傾向の認められる者（燥証の便秘）に適する。麻子仁丸より芍薬を去り枳殻に替え当帰・地黄・桃仁・黄芩・甘草を加えたものである。

これらでも尚，腹痛下痢を起こすものは，大黄を含まない六君子湯，小建中湯や腸管内ガスで腹部膨満のある例には大建中湯を用いる。大建中湯は腹部を温め，とくに山椒は腸内ガスを取るとされ，また大建中湯は麻痺性イレウスにも用いられる。

桂枝加芍薬大黄湯	腹部膨満感があり，時々腹痛があり，しぶり腹
大黄甘草湯	便秘の基本方剤で，常習便秘があり嘔気嘔吐のある者
麻子仁丸	虚弱者で特に脱水傾向の者。常習便秘で腹部に便を触知
潤腸湯	麻子仁丸に似るが，大便秘結が強く，皮膚の乾燥傾向
大建中湯	麻痺性イレウス。腸管内ガスで腹部膨満のある者

10 他症状を伴う便秘

便秘以外に他の症状のある場合には，例えば熱実証で上腹部の苦しい胸脇苦満があれば，大黄を含んだ**大柴胡湯**を用いる。**三黄瀉心湯**は黄連・黄芩・大黄からなり，みぞおちの張る心下痞鞕をとる瀉心湯類の中では最も実証向きで，顔面紅潮しイライラして精神不安で便秘の者に適する。肥満で太鼓腹の熱実証には**防風通聖散**を用いる。脂肪太りの体毒を発散排泄させる処方として有名で君薬（主薬）は大黄と芒硝で，18種類の生薬からなる。

桃核承気湯は実証向きの駆瘀血薬で，桃仁・桂枝・大黄・芒硝・甘草からなる。生理不順や腹証で左下腹部に硬結を触れ，著明な圧痛（小腹急結）のある便秘に用いられる。本剤はのぼせと月経時などに精神不安定を呈する者に適する。通導散も桃核承気湯と同様に実証向きの駆瘀血薬で，精神症状と共に，下腹部の圧痛と便秘のある者に適する。

痔疾を伴えば**乙字湯**を用いる。乙字湯は柴胡・升麻・黄芩・甘草・大黄・当帰からなる。疼痛出血などを伴う痔疾の特効薬として頻用される柴胡剤である。

漢方薬を処方して下痢するようであれば，薬の量を減らすよりも効き目の弱い薬に変えた方がよい。

大柴胡湯	熱実証で上腹部の苦しい胸脇苦満がある
三黄瀉心湯	心下痞鞕，顔面紅潮しイライラして精神不安で便秘
防風通聖散	肥満で太鼓腹の熱実証
桃核承気湯	生理不順や左下腹部に硬結を触れ，著明な圧痛。月経前症候群
乙字湯	痔疾を伴う

11 急性胃腸炎の水様性下痢

　下痢の原因は様々で，水様下痢で1回の排泄量が多い場合は小腸に原因があり，コレラでは毒素により小腸への水分の分泌亢進があり激しい下痢となる。便の量が少なく**裏急後重**（しぶり腹，テネスムス）を伴う下痢は大腸に原因があり痢疾という。赤痢ではテネスムスがみられる。過敏性腸症候群に伴う下痢は，腸蠕動亢進によって生じ，各種炎症による大腸炎では炎症性滲出物の排出が主で粘液や血液を混じる。

　寝冷え，食べ過ぎ，細菌感染症で，水様便を来たした場合，口渇・尿量減少・悪心嘔吐を伴うことが多い。この場合，胃苓湯や柴苓湯が有効である。**胃苓湯**は，平胃散と五苓散の合方で，普段元気な人が暑気あたり，寝冷え，食あたりをして水様性下痢をする場合にしばしば用いられる。平胃散は，普段胃腸の丈夫な人の胸焼け胃もたれのある場合に用いる。心窩部不快感，腹部膨満感，下痢などを目標に用いる。五苓散は代表的な利水薬で，沢瀉・白朮・猪苓・茯苓・桂枝からなる。消化管内の水分を血中に引き込んで，泥状便を改善する。

　柴苓湯は，小柴胡湯と五苓散の合方で，急性胃腸炎の水様性下痢に用いる。小柴胡湯は，柴胡・黄芩・人参・甘草・大棗・生姜からなる。小柴胡湯は本来，発熱性疾患の急性期と慢性期の中間の半表半裏証の治療方法として，明らかな発汗・催吐・瀉下などの効果によらない調和の効果によって緩解させる和解法の代表的方剤で，この効果を和解半表半裏と呼ぶ。小柴胡湯の柴胡・黄芩は消炎・解熱・抗菌作用を持ち炎症を鎮める。とくに柴胡は往来感熱（悪寒と熱感が交互に現れること）を呈する発熱を緩解する。半夏・生姜は悪心嘔吐を止める。柴苓湯は口渇・悪心嘔吐・食欲不振を伴う水様性下痢に効果が高い。

　乳幼児の急性胃腸炎で，水様性下痢があり，しきりに口渇を訴え，水逆の症状として飲ませればすぐ吐き，尿量の少ない場合には，**五苓散**を用いてもよい。**半夏瀉心湯**は腹鳴（腹がゴロゴロと音を発すること）を伴う下痢で，時に悪心を伴う場合に用いられる。**黄連湯**は半夏瀉心湯の黄芩を桂枝に変えたもので，使用目標は似ているが，心下痞鞕よりも心窩部痛を目標に使用する。最も強力な止瀉薬は麻薬のモルヒネで腸管のトーヌスを低めると共に内容移送運動を抑制する。

胃苓湯	普段元気な人の寝冷え，食あたりによる水様性下痢
柴苓湯	急性胃腸炎の水様性下痢
五苓散	乳幼児の急性胃腸炎で，嘔吐性の水様性下痢
半夏瀉心湯	腹鳴を伴う下痢で，時に悪心を伴う
黄連湯	半夏瀉心湯に似るが，心下痞鞕よりも心窩部痛を目標に使用

12　過敏性腸症候群

　過敏性腸症候群は，慢性の腹部不定愁訴と便通異常を訴える患者で，器質的疾患が認められないものをいう。下腹部痛と少量の硬便を排出するけいれん性便秘型，朝食後に粘液を含む下痢を訴える神経性下痢型，下痢と便秘が入り混じる交代性便通異常がある。漢方薬には消化管運動を抑制する方剤はあまりないが，腸蠕動運動亢進のみられる過敏性腸症候群に，漢方薬が有効である。第一選択薬は**桂枝加芍薬湯**で，下痢または便秘で，腹部膨満・腹痛がある場合に用いる。下痢の後，腹痛があったり，テネスムス（便意はあるが排便がない）を伴うものに用いられる。桂枝・芍薬・甘草・生姜・大棗からなる。桂枝と生姜には温中散寒の作用が，芍薬・甘草・大棗には鎮痙鎮痛の作用がある。**桂枝加芍薬大黄湯**は桂枝加芍薬湯に下剤の大黄を加えたもので，兎糞のみられるけいれん性便秘に用いられる。**小建中湯**は桂枝加芍薬湯に膠飴を加えた方剤で，膠飴は米を蒸して麦芽で糖化したアメで滋養強壮の効果があるとされる。本来は小児用の方剤であるが，桂枝加芍薬湯よりも虚証の者，あるいは腹痛の激しい者に用いる。ほかに後述の人参湯や真武湯，前述の半夏瀉心湯を用いることもある。

　潰瘍性大腸炎は，下痢・粘血便・腹痛を主症状とする難病であるが，著者は**柴苓湯**と**芎帰膠艾湯**を用いそれなりの治療成績を得ている。潰瘍性大腸炎は自己免疫疾患で，細胞性免疫の障害，インターロイキン2の産生低下がみられるが，柴苓湯はこれを増強することが報告されている。芎帰膠艾湯は補血薬の四物湯に止血薬の艾葉と阿膠を加えたものである。

桂枝加芍薬湯	第一選択薬。下痢または便秘で，腹部膨満・腹痛がある
桂枝加芍薬大黄湯	兎糞のみられるけいれん性便秘
小建中湯	桂枝加芍薬湯よりも虚証，あるいは腹痛の激しい者
柴苓湯	潰瘍性大腸炎の下痢・粘血便・腹痛に芎帰膠艾湯を併用

13　陰虚証の下痢

　虚弱体質者（陰虚証）の下痢には次のような特徴がある。慢性の水様便ないし軟便，腹痛や裏急後重はない，胃内滞水を認める，腹部軟でやせ型，筋肉の発達が悪い，冷え症。慢性の熱感に乏しい裏急後重の少ない下痢を**泄瀉**という。治療には人参湯，真武湯，啓脾湯を用いる。

　人参湯は，人参・白朮・乾姜・甘草からなる。四君子湯の茯苓を乾姜に代えた方剤で，新陳代謝が低下し，胃腸機能が低下して，虚弱で体力低下の著明な人用の方剤である。乾姜は温中散寒を

第2-6章　消化器疾患の漢方治療

主目的に腹部を温め，痛みを止め，冷えを取る。冷えると増強する腹痛・唾液分泌過多・悪心嘔吐・泥状便などを目標に使用する。下痢が強ければ五苓散を合方する。

真武湯は茯苓・白朮・芍薬・附子・生姜からなり，虚弱体質で胃腸が弱く下痢しやすく，全体に生気の乏しい冷え症に用いる。適応は人参湯に似るが，真武湯の方が体力低下がより顕著である。人参湯に附子を加えたものを**附子理中湯**といい，消化器に障害があって冷える者に用いる。

啓脾湯は，四君子湯に下痢を止める山薬・蓮肉，消化を助ける陳皮・山査子・利水薬の沢瀉を加えた方剤である。寒虚証の慢性の水様性下痢が適応である。とくに明け方近くの下痢，鶏鳴下痢を目標にする。

人参湯	冷えると増強する腹痛・唾液分泌過多・悪心嘔吐・泥状便
真武湯	人参湯よりも虚証。下痢しやすく，全体に生気の乏しい冷え症
附子理中湯	人参湯に附子を加えたもの。冷えと消化器症状の著しい者
啓脾湯	寒虚証の慢性の水様性下痢，とくに明け方近くの鶏鳴下痢

14　肝炎の活動性の抑制

慢性肝炎の原因の約70%はC型肝炎で，20%はB型肝炎である。いずれも肝炎ウイルスが体内に持続的に存在し，肝臓の持続的炎症がある。肝炎の活動性の指標となるのはトランスアミナーゼと呼ばれる酵素で漢方薬の生薬にはこのトランスアミナーゼを低下させる作用のあるものが多数知られている。漢方薬治療により肝炎の活動性を低下させ，肝硬変や肝臓癌への移行を遅らせることができる。

肝機能検査のうちAST (GOT)，ALT (GPT) はトランスアミナーゼと呼ばれ，これらは肝細胞の中に常時存在している。肝細胞が破壊されると血中に放出される。従ってトランスアミナーゼが高値であれば，現在肝細胞が破壊されつつあるという指標であり，これらの酵素を逸脱酵素という。トランスアミナーゼの正常値は約40以下で，80以上であれば活動性が高く，将来肝硬変や肝臓癌に移行しやすいということになる。肝炎ウイルスを消失させる唯一の方法はインターフェロン療法であるが，治癒率はC型肝炎で30%，B型肝炎で17%である。インターフェロン無効例の場合，漢方薬治療が現時点での最も効果的な治療法である。

トランスアミナーゼ値を下げる生薬が知られており，現代中医学ではこれらの生薬が積極的に使われている。山梔子，五味子，茵蔯蒿，黄芩，柴胡，金銭草，甘草などが相当する。

柴胡は主成分はサイコサポニンでステロイド増強作用，免疫増強作用，インターフェロン誘起作

用など慢性炎症に広く使われるが，漢方では胸脇苦満（季肋下に沿った腹壁の緊張）を示す肝疾患の要薬である。黄芩は柴胡としばしば併用される。主成分のバイカリンはトランスアミナーゼの上昇を抑制する。副作用として間質性肺炎を起こすことがあり，インターフェロン療法との併用は禁忌である。甘草はグリチルリチンが主成分で，西洋医学でも強力ミノファーゲンCとして肝炎治療に使用されている。山梔子はクチナシの成熟果実で，ゲニポシドに利胆作用があり，黄疸を治しトランスアミナーゼを低下させる。五味子は本来，鎮咳去痰薬であるが成分のゴミシンAなどのリグナン成分には肝機能改善作用があり，最もトランスアミナーゼを低下させる。茵蔯蒿は黄疸の聖薬とされ，利胆作用のほかにトランスアミナーゼも低下させる。金銭草は，中国では雑草のように繁茂しているが，日本では製品化されていない。

15 慢性肝炎

　日本では慢性肝炎には**小柴胡湯**を第一選択薬として用いている。熱実証で上腹部の苦しい胸脇苦満があり便秘があれば**大柴胡湯**を用いる。小柴胡湯は柴胡・黄芩・人参・甘草・半夏・大棗・生姜からなる。著者は通常，小柴胡湯に茵蔯蒿湯を併用している。茵蔯蒿湯は茵蔯蒿・山梔子・大黄からなる。この二剤でトランスアミナーゼが低下しなければ，漢方のエキス剤だけでは治療が困難である。この場合は煎じ薬を追加している。五味子は飲みにくいことを除けば副作用がなく，効果が高いので大量を使用し，さらに柴胡を追加している。

　慢性肝炎では通常自覚症状は認められず，肝硬変になると様々な臨床症状がみられる。漢方診断学からすれば，腹水は体液の余分な湿証であり，また黄疸は病勢のさかんな熱証であるので寒性燥性薬が，またクモ状血管腫や腹壁の静脈怒張は静脈血のうっ血である瘀血と考え駆瘀血薬が用いられる。茵蔯蒿は黄疸の聖薬とされ，ビリルビン値が高い時には，**茵蔯蒿湯**が用いられる。茵蔯蒿湯には大黄が含まれているので虚証で下痢をするようであれば**茵蔯五苓散**を用いる。**柴苓湯**は小柴胡湯に五苓散を合わせたもので，腹水のある場合にはこれを用いてもよい。瘀血には熱実証ならば**桃核承気湯**を，体力中等度の中間証ならば**桂枝茯苓丸**を用いる。

　そのほか，虚弱で疲労倦怠感の強い脾胃虚（胃腸虚弱）の場合には補中益気湯を用いたり，中間証には小柴胡湯に桂枝と芍薬を加えた柴胡桂枝湯を，寒虚証の場合には六君子湯や四君子湯，人参湯を用いる。

　小柴胡湯には肝細胞癌の発生を抑制するという報告がある一方で，2万5千人に1人の割合で**間質性肺炎**を起すという報告がある。間質性肺炎は小柴胡湯とインターフェロンを併用すると発現頻度が高まるとされ，両者の併用は禁忌である。

小柴胡湯	第一選択薬，茵蔯蒿湯と併用できる。五味子，柴胡を追加
大柴胡湯	熱実証で上腹部の苦しい胸脇苦満があり，便秘
茵蔯蒿湯	黄疸の聖薬，ビリルビン値が高い時。下痢すれば茵蔯五苓散
茵蔯五苓散	黄疸があり，虚証で下痢
柴苓湯	小柴胡湯に五苓散を加えたもの。腹水のある場合
桃核承気湯	クモ状血管腫や腹壁の静脈怒張などの瘀血，熱実証で便秘
桂枝茯苓丸	クモ状血管腫や腹壁の静脈怒張などの瘀血，体力中等度の中間証
補中益気湯	虚弱で疲労倦怠感の強い脾胃虚
柴胡桂枝湯	中間証。寒虚証には六君子湯，四君子湯，人参湯

16　胆道疾患と膵炎

　胆石には基本的には肝疾患と同じ方剤が使われる。柴胡剤が中心で熱実証で胸脇苦満があり，便秘があれば**大柴胡湯**を用いる。**四逆散**（しぎゃくさん）は大柴胡湯を虚証向きにした方剤で胆石症に頻用される。**柴胡桂枝湯**（さいこけいしとう）もよく使われるが腹力が強ければ四逆散の方がよい。疼痛発作の時には**芍薬甘草湯**（しゃくやくかんぞうとう）を用いる。

　慢性膵炎の場合には疼痛を伴うことが多いので，小柴胡湯よりも鎮痛作用のある芍薬の加わった柴胡桂枝湯の方が第一選択薬となる。寒虚証であれば**桂枝加芍薬湯**（けいしかしゃくやくとう）を用いる。

大柴胡湯	胆石症，熱実証で胸脇苦満があり便秘。熱実証
四逆散	胆石・胆嚢炎や胃炎・胃潰瘍・胃酸過多の腹痛。大柴胡湯よりもやや虚証
柴胡桂枝湯	四逆散より腹力低下。胸脇苦満と腹皮拘急を目標に心窩部痛。慢性膵炎の疼痛
芍薬甘草湯	疼痛発作時，熱寒虚実を問わず，急激に起こる筋肉のけいれん性疼痛
桂枝加芍薬湯	寒虚証の慢性膵炎の疼痛，下腹部痛，腹部膨満感のあるしぶり腹

第2-7章　腎泌尿器疾患の漢方治療

【1】老化と腎虚 …………………………………………………………105
【2】主な地黄剤 …………………………………………………………105
【3】前立腺肥大症 ………………………………………………………106
【4】尿失禁 ………………………………………………………………107
【5】膀胱炎 ………………………………………………………………108
【6】尿路結石 ……………………………………………………………109
【7】性機能障害 …………………………………………………………110
【8】急性糸球体腎炎 ……………………………………………………110
【9】慢性糸球体腎炎 ……………………………………………………111
【10】無症候性血尿・蛋白尿 ……………………………………………111
【11】糖尿病性腎症 ………………………………………………………112
【12】ネフローゼ症候群 …………………………………………………112

第2-7章　腎泌尿器疾患の漢方治療

1　老化と腎虚

　漢方医学では，肝心脾肺腎の五臓にはそれぞれ機能単位としての働きがあり，それらには相生相剋と呼ばれる相互制御システムが存在する。腎は成長・発育・生殖を制御するとされ，この機能障害を**腎虚**という。**加齢に伴う泌尿生殖器系の障害は腎虚**とされ，通常強壮薬としての効能の高い地黄を中心とした方剤が使用される。

　腎は成長・発育・生殖を主どり，骨歯牙を形成維持する。また，泌尿機能を主どり，水分代謝を調整する。さらに，呼吸機能を維持し，思考力・判断力・集中力を主どる。その華は髪にある。華とは気血循環の状況と臓腑機能を示す標識である。腎は精を蔵し，生命の発生・発育・成熟・衰老などを主宰し「先天の本」といわれる。腎虚により老化が進み精力も衰える。**加齢に伴う精神活動の低下・性欲低下・視力聴力の低下・夜間頻尿・尿失禁・腰痛・皮膚の乾燥・毛髪の脱落などはすべて腎虚の症状と考えられる。**

　地黄は補血作用（補血滋陰薬）と血熱を冷ます作用（清熱清血薬）があるとされる。血の不足を補うと同時に腎の働きを活性化し，皮膚粘膜に潤いを与える滋潤作用があり，老人疾患・婦人疾患を中心とする方剤に使われる。補血調経作用により血虚の顔色や皮膚につやがない・頭のふらつき・目のかすみ・生理不順などに用いる。補腎益精作用により腎精不足の腰や膝がだるく無力・遺精などに使用する。地黄は胃腸障害を起こすことがある。

2　主な地黄剤

　地黄剤の基本方剤は**六味丸**で，地黄・呉茱萸・山薬・茯苓・牡丹皮・沢瀉からなる。六味丸は滋陰薬の1つで，陰虚証では体の液体成分の総称である陰液の不足による血虚（栄養不足）と津液枯渇（脱水），さらに物質面の消耗によって見かけ上ほてって熱証を呈する。これを**虚熱**といい，虚熱の著しいものを**陰虚火旺**という。腎虚のうち，とくに虚熱のみられるものを**腎陰虚**といい，六味丸は腎陰虚の主方剤である。六味丸の地黄・呉茱萸・山薬は三補と呼ばれる補腎益精の強壮薬で，地黄は腎精を生じる。呉茱萸は温性薬で，臍以下の部位の下焦をひきしめる。山薬は補脾（健胃）の要薬で虚熱を清し，腎を固める。牡丹皮・茯苓・沢瀉は三瀉と呼ばれる。牡丹皮には涼血作用があり，陰火を瀉す。茯苓は利水作用があり，沢瀉は下焦の水邪を逐う。六味丸は虚熱と腰から下の脱力感があり，排尿困難・頻尿・むくみ・かゆみに用いる。

　八味地黄丸は，六味丸に桂枝と附子を加えた方剤で腎虚の代表的方剤であるが，正確には腎陽虚の方剤で，身体諸機能の低下・循環不全に加え，虚寒の症候が現れ足腰の冷えがみられる者に用いる。桂枝・附子は腎陽を温め腎気を鼓舞する。六味丸で腎陰を補い，桂枝・附子で腎陽を鼓舞し，

(105)

腎は自ら健やかになる。本方には気血水すべてを補う薬味が含まれている。
　牛車腎気丸は八味地黄丸に牛膝と車前子を加えた方剤で，八味地黄丸証で浮腫傾向があり，尿不利（尿量の少ないこと）の著しい者に用いる。牛膝と車前子はいずれも利尿薬である。

六味丸	陰液の不足による血虚（栄養不足）と津液枯渇（脱水）を改善。陰虚火旺を改善し，ほてりを治す。腎陰虚の主方剤，滋陰薬
八味地黄丸	腎陽虚の方剤。六味丸に桂枝と附子を加え虚寒，足腰の冷えを改善。気血水すべてを補う
牛車腎気丸	八味地黄丸に利尿剤の牛膝と車前子を加えた方剤。八味地黄丸証で浮腫傾向があり，尿不利の著しい者

3　前立腺肥大症

　前立腺肥大症は55歳以上の男性の70％にみられるが，この内，尿道が圧迫されて排尿障害が起こるのは4人に1人である。自覚症状として，まず夜間頻尿がみられ，次いで尿道が圧迫されて全部排尿できないため，残尿が生じる。残尿が高度になると力んで排尿しても滴下状で，少しづつ尿が漏れる状態となる。さらに前立腺肥大が進めば尿閉・水腎症・腎機能障害を生じる。
　治療として交感神経刺激で尿道は閉塞するので，交感神経遮断薬α$_1$-ブロッカーのハルナールで尿道を弛緩させ排尿を良好にする。残尿が50mlを越えると手術の適応となるが，それ以前であれば西洋薬に比べて副作用の少ない漢方薬のよい適応となる。頻尿は漢方医学では，尿は腎の陽気（亢盛増強してゆくもの）によって貯蔵と排泄が調節されるので，腎の陽気を補い津液（体内の全ての水液）を温めて気化（尿の貯留と排泄機能）を正常化する**温補腎陽**を行う。第一選択薬は，頻尿や排尿困難には**八味地黄丸**と**牛車腎気丸**である。腎陰虚であれば**六味丸**を用いる。胃腸虚弱の虚証であれば苓姜朮甘湯を用いる。**苓姜朮甘湯**は，茯苓・乾姜・白朮・甘草からなる。腰と下肢の冷えがあり頻尿と夜尿症に用いられる。
　残尿感には猪苓湯と五淋散が使われる。とくに前立腺炎があり疼痛を伴う場合には適切である。**猪苓湯**は，猪苓・茯苓・沢瀉・阿膠・滑石からなる。下焦の水と蓄熱を去り利尿をはかる方剤で，とくに膀胱刺激症状と排尿時痛・血尿を訴える者に適する。阿膠には止血作用が，滑石には小便不利（広く排尿困難・尿量減少・尿滴下・尿閉を含めていう）を主治し，渇を兼治する作用があるとされる。**五淋散**は，尿意頻数・排尿痛・残尿感などの膀胱刺激症状（熱淋）に用いられる。君薬の山梔子には清熱瀉火作用があり，また滑石が含まれる。

第2-7章　腎泌尿器疾患の漢方治療

急性前立腺炎で，下腹部に瘀血（血液の運行が円滑を欠き静脈血が一定部位に滞留するもの）のある便秘症の患者には，駆瘀血薬の**大黄牡丹皮湯，桃核承気湯**などを投与する。

八味地黄丸	第一選択薬。尿の貯留と排泄機能を正常化。頻尿，排尿困難
牛車腎気丸	第一選択薬。尿の貯留と排泄機能を正常化。頻尿，排尿困難
六味丸	虚熱によるほてりのある場合。頻尿，排尿困難
苓姜朮甘湯	胃腸虚弱の虚証。腰と下肢の冷えがあり頻尿と夜尿症
猪苓湯	残尿感。前立腺炎があり排尿時痛・血尿を訴える者
五淋散	尿意頻数・排尿痛・残尿感などの膀胱刺激症状
大黄牡丹皮湯	急性前立腺炎で，下腹部に瘀血のある便秘症
桃核承気湯	急性前立腺炎で，下腹部に瘀血のある便秘症

4　尿失禁

泌尿器科領域で，漢方治療が有効とされるのは，尿路不定愁訴症候群・性機能障害であり，次いで慢性腎炎・前立腺肥大症・男性不妊・尿失禁が挙げられ，西洋薬と併用されるべきものとして尿路結石・尿路感染症が挙げられる。

尿失禁にはいくつかのタイプがある。**腹圧性尿失禁**は骨盤底筋群の筋力低下が原因で，咳嗽・くしゃみ・跳躍などによって尿が漏れるもので，老化・妊娠・分娩でみられる。とくに尿道の短い女性に多い。**切迫性尿失禁**は多発性脳梗塞・膀胱炎の時，尿意が突然に起こり反射が強くこらえきれず失禁するもので，トイレに向かう途中で漏れてしまう。**奇異性尿失禁（溢流性尿失禁）**は前立腺肥大症で残尿量が増して膀胱内圧が上昇して少しづつ尿が漏れる状態となる。

尿失禁のうち，一番多く見られるのは，骨盤底部の筋力低下や膀胱を支える組織が弛緩することによって起こる腹圧性尿失禁で，筋肉を強化する体操を行うと共に漢方薬が効果的である。**六味丸・八味地黄丸・牛車腎気丸**を用いてもよいが，高齢者であることが多く，副作用として胃腸障害を起こすことがあり，まず初めに補中益気湯を用いる。そのほか清心蓮子飲や五苓散も用いられる。**補中益気湯**は，中（胃）を補い気（元気）を益す方剤で，全てに力なく倦怠感の著しい者に用いられる。古今名方中の傑作とされ，黄耆・人参は最も強力な補気薬で，脳の興奮性を高め筋肉の緊張を強める。柴胡・升麻も末梢性に平滑筋・横紋筋・支持組織の緊張を高める（**升提**）とされる。健胃薬として作用し同時に筋緊張を高める。**清心蓮子飲**は，虚証で腎虚のため頻尿・残尿感・排尿困

難・排尿痛・尿混濁などの排尿異常を目標に用いる。実際には八味地黄丸の適応にみえて胃腸虚弱で地黄の使えない場合に用いる。

六味丸	腹圧性尿失禁で，骨盤底部の筋肉を強化する。胃腸障害あり
八味地黄丸	腹圧性尿失禁で，骨盤底部の筋肉を強化する。胃腸障害あり
牛車腎気丸	腹圧性尿失禁で，骨盤底部の筋肉を強化する。胃腸障害あり
補中益気湯	高齢者に最適。健胃薬として作用し同時に筋緊張を高める
清心蓮子飲	胃腸虚弱で地黄の使えない場合。頻尿・残尿感・排尿困難

5　膀胱炎

急性膀胱炎は大腸菌などによる急性感染症で，血尿，尿混濁，排尿時痛がみられる。抗生物質の投与により数日で軽快する。この時，利水薬の猪苓湯を併用してもよい。**猪苓湯**は，猪苓・茯苓・沢瀉・阿膠・滑石からなる。下焦の水と蓄熱を去り利尿をはかる方剤で，とくに膀胱刺激症状と血尿を訴える者に適する。猪苓湯は排尿時痛には無効なので芍薬の入った**猪苓湯合四物湯**を用いれば排尿時痛にも効果が期待できる。

慢性膀胱炎は細菌が死滅しても膀胱粘膜の修復が不充分で，残尿感，頻尿，排尿時痛などの症状が残っているもので，漢方治療の最もよい適応になる。**猪苓湯，猪苓湯合四物湯**が第一選択薬であるが，炎症が強く排尿時痛を伴う場合には**五淋散**がよい。**五淋散**は，尿意頻数・排尿痛・残尿感などの膀胱刺激症状（熱淋）に用いられる。君薬の山梔子には清熱瀉火作用があり，また滑石が含まれる。滑石には小便不利（広く排尿困難・尿量減少・尿滴下・尿閉を含めていう）を主治し，渇を兼治する作用があるとされる。さらに陰部に灼熱感を伴う熱実証の場合には竜胆瀉肝湯がよい。**竜胆瀉肝湯**は地黄剤で，下焦の充血・腫脹・疼痛を伴う諸炎症に有効とされる。竜胆・黄芩・山梔子は湿熱を除く瀉火薬で，陰部の瘙痒感や炎症に有効で五淋散よりも炎症の強い場合に用いられる。一方，胃腸障害のある虚証には**清心蓮子飲**を用いる。高齢者であれば**八味地黄丸**や**牛車腎気丸**，血尿があれば**芎帰膠艾湯**を用いる。**芎帰膠艾湯**は補血薬の四物湯に止血作用のある艾葉・阿膠に甘草を加えたものである。艾葉には血管収縮作用と凝固促進作用，阿膠は血中カルシウム濃度を上昇させて止血作用を示す。芎帰膠艾湯は痔出血・子宮出血・血尿に用いられる。

夜間頻尿，残尿感，陰部の不快感を訴えるのに検査では何の異常も認められないものを**尿路不定愁訴症候群**という。これらの症状には西洋薬よりも**清心蓮子飲，竜胆瀉肝湯**の方が効果的である。

第2-7章　腎泌尿器疾患の漢方治療

猪苓湯	膀胱刺激症状と血尿を訴える者。排尿時痛には無効
猪苓湯合四物湯	膀胱刺激症状と血尿を訴える者。排尿時痛にも有効
五淋散	慢性膀胱炎の尿意頻数・排尿痛・残尿感などの症状（熱淋）
竜胆瀉肝湯	陰部に灼熱感を伴う熱実証。尿路不定愁訴症候群
清心蓮子飲	夜間頻尿，残尿感，陰部の不快感。尿路不定愁訴症候群
八味地黄丸	高齢者の排尿障害。地黄で胃腸障害を起こさない者
牛車腎気丸	高齢者の排尿障害。地黄で胃腸障害を起こさない者
芎帰膠艾湯	血尿を伴う慢性膀胱炎。痔出血・子宮出血・血尿

6　尿路結石

　漢方薬の適応となるのは，結石が10mm未満の放置しておいても自然流出の期待できる程度の大きさのもので，緩解時の第一選択薬は**猪苓湯**である。胃腸虚弱で猪苓湯の内服できない者には**清心蓮子飲**を用いる。疝痛発作時には**芍薬甘草湯**を用いる。寒虚証で腹部にガスが膨満している患者には鎮痛作用のある**大建中湯**を用いる。芍薬甘草湯や大建中湯は猪苓湯と併用してもよい。尿路結石には，緩解時にしばしば静脈血のうっ滞である瘀血を伴うので，猪苓湯の代わりに駆瘀血剤として左下腹部の圧痛や抵抗を目標に**桂枝茯苓丸**や，顔色も体格もよく便秘のある熱実証ならば**桃核承気湯**を用いてもよい。

猪苓湯	緩解時の第一選択薬
清心蓮子飲	胃腸虚弱で猪苓湯の内服できない者
芍薬甘草湯	疝痛発作時
大建中湯	寒虚証で腹部にガスが膨満している者
桂枝茯苓丸	左下腹部の瘀血圧痛を伴う者
桃核承気湯	左下腹部の瘀血圧痛を伴う者。顔色体格のよい，便秘の熱実証

7　性機能障害

　インポテンツには古来より八味地黄丸が頻用されてきた。**八味地黄丸**は，臥位で下腹部の腹直筋

(109)

第2-7章　腎泌尿器疾患の漢方治療

の筋緊張低下を表す**小腹不仁**を目標に投薬する。心因性と思われ，**臍上悸**といって腹部に大動脈の拍動を触知したり，うつ傾向や不眠がある者には**柴胡加竜骨牡蠣湯**を用いる。虚証で冷え症の場合には，とくに**陰頭寒**といって亀頭に冷感のある場合には**桂枝加竜骨牡蠣湯**が用いられる。

八味地黄丸	下腹部の腹直筋の筋緊張低下を表す小腹不仁を目標
柴胡加竜骨牡蠣湯	心因性，臍上悸。うつ傾向や不眠がある者
桂枝加竜骨牡蠣湯	虚証で冷え症。亀頭に冷感のある場合

8　急性糸球体腎炎

　腎臓疾患は，一般に尿の出が悪く浮腫の見られる湿証であるので燥性薬を用い，体液の貯留した**水毒**に対して利水薬を用いるのが基本的な考え方である。難治性であるが漢方薬でもある程度患者の全身状態を整え，症状を改善することができる。

　急性糸球体腎炎は，A群β溶血性連鎖球菌による扁桃腺炎後1〜2週間後に発症する。急性に発症する血尿，蛋白尿，乏尿，浮腫を特徴とする。多くは3〜6ヶ月で治癒する。高血圧には降圧薬，乏尿・浮腫にはループ利尿薬，感染症にはペニシリンが奏効する。漢方薬を用いるならば急に浮腫がきたり乏尿になるので表証用の方剤を用いる。発汗薬の麻黄が用いられ，熱証ならば**越婢加朮湯**，寒証ならば**小青竜湯**を用いる。**越婢加朮湯**は，浮腫や小便不利などの風湿痺や炎症性浮腫に用いられる方剤で，寒性薬の石膏，発汗薬の麻黄，利水薬の蒼朮に甘草・生姜・大棗を加えた方剤である。**五苓散**は漢方の利水薬の代表的存在で慢性病の裏証（慢性病）用であるが，五苓散を用いたり，あるいは**柴苓湯**を用いる。五苓散は茯苓・猪苓・白朮・沢瀉・桂枝からなり，最も強力な利水作用を持つ方剤である。

越婢加朮湯	急性の浮腫や乏尿。表熱実証用の発汗利水薬
小青竜湯	急性の浮腫や乏尿。表寒実証用の麻黄・桂枝による発汗薬
五苓散	最も強力な利水作用
柴苓湯	小柴胡湯と五苓散の合方。小便不利と浮腫傾向を改善

9 慢性糸球体腎炎

慢性糸球体腎炎は蛋白尿や血尿が1年以上持続的に認められる状態で，非進行性の潜在型と，高血圧や腎機能が徐々に低下する進行型がある。進行型では通常10年で慢性腎不全になる。慢性糸球体腎炎の半数はIgA腎症で血尿が必発で血中IgAが上昇する。抗血小板薬や降圧薬を用いるが，西洋医学では決め手に欠く。漢方医学では，第一選択薬は**柴苓湯**である。柴苓湯は小柴胡湯と五苓散の合剤で，小柴胡湯には抗炎症・免疫調節作用が，五苓散には膠質浸透圧調節による利水作用がある。小柴胡湯に含まれる柴胡は，ステロイドと併用するとステロイド作用の増強によってステロイドの投与量を減らすことができる。実験的ネフローゼや腎炎で改善効果の報告もある。人参にはステロイド作用の増強や腎臓のメサンギウム細胞の増殖抑制効果が報告されている。また五苓散に含まれる茯苓には著明な抗腎炎効果がラットで報告され，蛋白尿の抑制や腎糸球体の組織変化の改善があり，糸球体への補体成分の沈着抑制が認められる。

小柴胡湯は上腹部の苦しい胸脇苦満を目標に選択するが，浮腫がなければ小柴胡湯を単独投与してもよい。また顔色不良，手足の冷え，軽度の浮腫を伴えば駆瘀血薬の**当帰芍薬散**を用いてもよい。近年便秘に使用される大黄に腎機能改善作用があることが報告され，大黄剤として**大黄甘草湯**，**大承気湯**，**桃核承気湯**などが使用され，腎機能低下の抑制作用が期待されている。

柴苓湯	第一選択薬。蛋白尿の抑制や腎糸球体の組織変化の改善
小柴胡湯	浮腫がなければ小柴胡湯を単独投与
当帰芍薬散	顔色不良，手足の冷え，軽度の浮腫
大黄甘草湯	便秘に用いる大黄の腎機能改善作用，腎機能低下の抑制作用
大承気湯	便秘に用いる大黄の腎機能改善作用，腎機能低下の抑制作用
桃核承気湯	便秘に用いる大黄の腎機能改善作用，腎機能低下の抑制作用

10 無症候性血尿・蛋白尿

漢方治療の最もよい適応となるのは，無症候性血尿や蛋白尿で，**無症候性蛋白尿**には**柴苓湯**を，**無症候性血尿**には**猪苓湯**を用いる。猪苓湯には阿膠が含まれ，阿膠は血中カルシウム濃度を上昇させて止血作用を示す。皮膚が乾燥し冷え症の者には，補血薬の四物湯を加えた**猪苓湯合四物湯**でもよい。さらに血尿が強ければ**芎帰膠艾湯**を用いる。芎帰膠艾湯は補血薬の四物湯に止血作用のある艾葉・阿膠に甘草を加えたものである。艾葉には血管収縮作用と凝固促進作用がある。

第2-7章 腎泌尿器疾患の漢方治療

柴苓湯	無症候性蛋白尿
猪苓湯	無症候性血尿
猪苓湯合四物湯	無症候性血尿。皮膚が乾燥し冷え症の者
芎帰膠艾湯	血尿の強い場合。血管収縮作用と凝固促進作用

11　糖尿病性腎症

　糖尿病は細小血管の障害が起こるのが特徴で，腎症・網膜症・末梢神経炎が三大合併症である。**糖尿病性腎症**は網膜症の後に発症し，ネフローゼ症候群を来たす。腎機能が徐々に低下して腎不全となる。漢方医学では糖尿病性腎症に**八味地黄丸**や，八味地黄丸に利水薬の牛膝と車前子を加えた**牛車腎気丸**が第一選択薬として使われる。また非常に神経質で体力の弱い者の慢性腎炎には**清心蓮子飲**が使われる。一方，萎縮腎で多尿の場合には体を潤す潤性薬の**六味丸**を用いる。

八味地黄丸	第一選択薬。下肢のしびれ感・冷感などの糖尿病性末梢神経炎
牛車腎気丸	第一選択薬。八味地黄丸に利水薬を加えたもの。下腿浮腫
清心蓮子飲	非常に神経質で体力の弱い者の慢性腎炎
六味丸	萎縮腎で多尿の場合。乾燥症候の人の体を潤す潤性薬

12　ネフローゼ症候群

　ネフローゼ症候群は腎糸球体基底膜の透過性亢進による高度の蛋白尿を認めるのが特徴で，IgA腎症・糖尿病性腎症などが原因となる。低蛋白血症による全身浮腫と胸水・腹水，高コレステロール血症，血液凝固亢進による下肢の静脈血栓症，易感染性が認められる。ステロイドが有効で，あとは対症療法を行う。ネフローゼ症候群における漢方薬の意義は，西洋薬と併用することにより，ステロイド剤の作用を補強したり，ステロイド剤の減量や離脱を早めることがねらいである。また副作用軽減作用，抗血小板凝集作用，腎機能改善作用も期待できる。最も頻用されるのが，柴胡，人参，甘草を含む**柴苓湯**である。そのほか多汗，小便不利，色白の水気を含む皮膚を目標に**防已黄耆湯**，口渇と小便不利を目標に**五苓散**，血尿があれば**猪苓湯**を用いる。猪苓湯の方が五苓散よりも消炎作用が強い。

(112)

第2-7章　腎泌尿器疾患の漢方治療

柴苓湯	ステロイドの補強減量効果。腎機能改善作用
防已黄耆湯	多汗，小便不利，色白の水気を含む皮膚を目標
五苓散	口渇と小便不利を目標
猪苓湯	血尿。五苓散よりも消炎作用が強い

第2-8章　小児疾患・生活習慣病の漢方治療

【1】小児の特徴と頻用方剤 …………………………………………117
【2】起立性調節障害 …………………………………………………118
【3】夜泣きと夜驚症 …………………………………………………118
【4】夜尿症 ……………………………………………………………119
【5】小児の呼吸器疾患 ………………………………………………119
【6】老化と漢方医学 …………………………………………………120
【7】高齢者の頻用方剤 ………………………………………………121
【8】高血圧 ……………………………………………………………122
【9】低血圧 ……………………………………………………………123
【10】糖尿病 …………………………………………………………123
【11】肥満症 …………………………………………………………125
【12】やせ症 …………………………………………………………126
【13】脂質異常症 ……………………………………………………126
【14】悪性腫瘍 ………………………………………………………126
【15】動悸と不整脈 …………………………………………………127
【16】甲状腺機能障害 ………………………………………………128

第2-8章 小児疾患・生活習慣病の漢方治療

1　小児の特徴と頻用方剤

　小児は発達段階に応じて特徴的な症状が出現し、それに応じて使用される方剤も決まってくる。**投薬量は大人×(4×年齢＋20)÷100である**。蜂蜜に混ぜて冷服させたり、オブラートに包んだり、フルーツゼリーを作ったり、乳児では少量のミルクで練って頬の内側につけてから哺乳瓶でミルクを与えるなどの方法を使う。

　小児の病気は、次の基本的方剤の運用の仕方でかなり対応できるのが実際である。理論より実践でまず小建中湯などを投薬し、それから色々と方剤を工夫してもよい。

　小建中湯（しょうけんちゅうとう）は応用範囲が広く、とくに乳幼児に多く用いる。風邪をひきやすい、下痢をしやすい、虚弱体質、夜尿症、夜泣き、腹痛、起立性蛋白尿、気管支喘息などに使用される。下痢や悪心嘔吐、冷えると腹痛の起こる小児では**人参湯**（にんじんとう）を用いる。

　小柴胡湯（しょうさいことう）は年長児、学童期の小児に用いる。小柴胡湯は精神的な側面から身体的影響が出ている病態に適する。小建中湯が無効な虚弱児や腹部の胸脇苦満（きょうきょうくまん）を目標にする。様々な消化器症状、扁桃腺肥大、上気道炎、中耳炎、微熱や食欲不振を示す感冒の後期、気管支喘息、肝炎、ネフローゼなどに用いる。

　柴胡桂枝湯（さいこけいしとう）は小柴胡湯よりも年長な中学生以上の神経質なものに使われる。腹直筋の緊張が見られる。神経症的な訴えが多く、心窩部痛、四肢関節痛、肋間神経痛、もたれ、胸やけ、悪心、腹痛、発疹などを目標にする。消化器疾患、肝胆疾患、気管支喘息、起立性調節障害にも使われる。

　五苓散（ごれいさん）は口渇と尿不利（にょうふり）（小便の量が少ないこと）があり、嘔吐し水を飲んで再び嘔吐する**水逆**（すいぎゃく）の病態に適する。小児は水毒（すいどく）が起こりやすく、嘔吐・下痢・鼻や気道粘膜の分泌過多・浮腫などが多く見られ、水毒に対して五苓散の応用範囲は広い。片頭痛、嘔吐、水様性下痢、めまい、乗り物酔

小建中湯	とくに乳幼児に頻用。風邪、下痢、虚弱体質、夜尿症、夜泣き、腹痛、起立性蛋白尿、気管支喘息
人参湯	下痢や悪心嘔吐、冷えると腹痛の起こる小児
小柴胡湯	年長児、学童期の小児。虚弱児や腹部の胸脇苦満を目標。様々な消化器症状、扁桃腺肥大、上気道炎、中耳炎、微熱や食欲不振を示す感冒の後期、気管支喘息、肝炎、ネフローゼ
柴胡桂枝湯	中学生以上の神経質な者。神経症、心窩部痛、四肢関節痛、肋間神経痛、もたれ、胸やけ、悪心、腹痛、発疹、消化器疾患、肝胆疾患、気管支喘息、起立性調節障害
五苓散	反復性嘔吐症。小児は水毒が起こりやすい。片頭痛、嘔吐、水様性下痢、めまい、乗り物酔い、浮腫

(117)

い，浮腫などが適応となる。**反復性嘔吐症**の場合には，五苓散を20mlの生理的食塩水で溶いて注腸したり，坐薬の形で用いてもよい。

2 起立性調節障害

　10歳位から中学生にかけて多く見られる。朝礼の時間に脳貧血を起こして顔が真っ青になり，冷汗をかいてしゃがんだり倒れたりする。自律神経失調症の症状の1つとされているが，急速な体の成長に自律神経系や循環器系の成長がついていけないためと考えられている。脳貧血のほかに，遅寝遅起，精神的ストレス，勉強に集中できない，頭痛，腹痛，乗り物酔いなどの体の不調が起こる。漢方では水毒と考えられ，寒虚湿証用の**苓桂朮甘湯**が第一選択薬とされている。これは茯苓，白朮，桂枝，甘草からなり，めまい，動悸，呼吸促拍を目標にする。**連珠飲**は苓桂朮甘湯と四物湯の合方で，血色不良や貧血がある場合に用いる。胃腸虚弱で，食欲不振，全身倦怠感があり，時に頭痛を伴うような場合には**半夏白朮天麻湯**の方がよい。

苓桂朮甘湯	10歳位から中学生の朝礼の時の脳貧血。めまい，動悸，呼吸促拍を目標に遅寝遅起，精神的ストレス，勉強に集中できない，頭痛，腹痛，乗り物酔い
連珠飲	苓桂朮甘湯と四物湯の合方。血色不良や貧血がある場合
半夏白朮天麻湯	胃腸虚弱，食欲不振，全身倦怠感，時に頭痛を伴う

3 夜泣きと夜驚症

　生後3ヶ月から1年の乳児で，これといった原因がないのに習慣的に夜になると泣いて眠らない状態を**夜泣き**という。とくに病気ではなく，ある一定の年齢になると自然に治癒するので両親の生活に支障がなければとくに治療は要らない。支障があれば乳児の気分を落ち着かせるために通常は**甘麦大棗湯**を就寝前に飲ませる。小麦，大棗，甘草からなり，甚だしい興奮状態を鎮静させひきつけにも用いる。小児の精神症状は母親の神経質，過保護などが反映している場合も多く，**母子同服**で母親にも同一方剤を内服させると効果的であることが多い。
　夜驚症（ねぼけ）は10歳以下の小児にみられ，睡眠中に突然飛び起き不安恐怖の表情で泣いたり走り回ったりする。多くは成長と共に消失する。**桂枝加竜骨牡蠣湯**を用い，体格が中等度であれば**柴胡加竜骨牡蠣湯**を用いる。普段からイライラしたりすぐ癇癪を起こしたり，易怒性と攻撃的性格

第2-8章 小児疾患・生活習慣病の漢方治療

がある場合には**抑肝散**を用いる。小児は自我が未熟であり，母親の影響を受けやすい。抑肝散は古来より**母子同服**の指示がある。食欲があまりない場合には**抑肝散加陳皮半夏**を用いる。

甘麦大棗湯	夜泣き，ひきつけ，甚だしい興奮状態。母子同服が原則
桂枝加竜骨牡蠣湯	10歳以下の小児の夜驚症，ねぼけ
柴胡加竜骨牡蠣湯	体格が中等度の夜驚症，ねぼけ
抑肝散	イライラ，癇癪，易怒性，攻撃的性格。母子同服が原則
抑肝散加陳皮半夏	抑肝散の適応で食欲があまりない場合

4　夜尿症

睡眠中尿意で覚醒できないために排尿してしまう現象で，5歳以上が治療の対象となる。頻用されるのは**小建中湯**で，やせた虚弱児で腹痛を訴える場合に適する。**白虎加人参湯**は体格がよく口渇とほてりを訴えるタイプで，水分をよく取る多尿多汗で大量の尿をもらす者に適する。**六味丸**は運動神経が鈍く動作がのろく，日中にも尿失禁するようであれば適する。**柴胡桂枝湯**は神経質なストレスタイプで，腹部で胸脇苦満や腹直筋の緊張がみられれば適応となる。**葛根湯**はふだんから副鼻腔炎などが存在し，日中は元気に遊び，熟眠して夜間覚醒の悪いタイプに有効とされる。

小建中湯	頻用。やせた虚弱児で腹痛を訴える場合
白虎加人参湯	体格がよく，水分をよく取る多尿多汗で大量の尿をもらす者
六味丸	運動神経が鈍く動作がのろく，日中にも尿失禁
柴胡桂枝湯	神経質なストレスタイプで，腹部で胸脇苦満，腹直筋の緊張
葛根湯	副鼻腔炎があり，日中は元気で，熟眠して夜間覚醒が悪い

5　小児の呼吸器疾患

小児は感冒にかかりやすく治りにくい，扁桃腺肥大，慢性副鼻腔炎，アレルギー性鼻炎，気管支喘息などが多い。呼吸器症状だけで全身状態がよければ，小柴胡湯，柴胡桂枝湯などの柴胡剤を用いる。感冒には虚弱児には**桂枝湯**，元気な子には**葛根湯**を用いる。

第2-8章 小児疾患・生活習慣病の漢方治療

　小児喘息の場合には気管支拡張作用のある麻黄剤を用いる。小青竜湯は泡沫状水様痰が多く喘鳴を伴う者に用いる。アレルギー性鼻炎を合併することが多い。麻杏甘石湯は粘稠痰と喘鳴を伴い咳き込む者に用いる。神秘湯は気道分泌物が比較的少なく呼吸困難，気道狭窄音を主とする者に用いる。神経症的，抑うつ的な患者に適する。喘息の寛解期には柴朴湯を，虚弱児には小建中湯を用いる。

桂枝湯	虚弱児の感冒
葛根湯	元気な子の感冒
小青竜湯	小児喘息，泡沫状水様痰が多く喘鳴を伴う。アレルギー性鼻炎
麻杏甘石湯	小児喘息，粘稠痰と喘鳴を伴い咳き込む者
神秘湯	小児喘息，神経症的，抑うつ的で，呼吸困難，気道狭窄音
柴朴湯	小児喘息の寛解期
小建中湯	虚弱児の小児喘息

6　老化と漢方医学

　老化とは，成熟期以降に身体機能の減退が起こり進行していく状態をいう。個体差があり暦年齢と必ずしも一致しないが，便宜上65歳以上を老年期，老衰の強まる75歳以上を後期高齢者とするのが，ほぼ妥当である。漢方医学では，過剰な状態を「実」，不足した状態を「虚」といい，実は減らし（瀉），虚は補って機能を賦活して生体の調和をはかることを，治療の理念としている。老化により漢方医学でいう気血水の不足の状態が生じ，気虚，血虚，腎虚に陥った場合これを補う補剤が治療薬として選択される。

　漢方医学では気力や精神神経機能を示す無形の気と，全身を栄養し精神活動を支える有形物質の血液である血と，血液以外の涙・消化液・粘液などの体液を表す水の気血水巡行に滞りが起こると病気になるとされる。

　古代ローマの名医ガレノスは，『老化とは乾燥の過程であり冷えの過程である』と定義している。中医学でも同様に考えられてきたが，東洋には治療薬の補剤が存在していた点が一歩秀でていた。加齢により細胞数は減少し，臓器の重量や容積も減少する。体液量が減少し，とりわけ細胞内液量が減少する。皮膚や粘膜の乾燥に対して滋潤薬（水分保持薬）が存在し，地黄・麦門冬・当帰・麻子仁などが用いられる。冷えに対しては体を温め新陳代謝を盛んにする温性補性薬（温熱薬）が存在する。桂枝・附子・乾姜などがある。身体機能の低下，とくに胃腸機能の低下に対して人参・

第2-8章　小児疾患・生活習慣病の漢方治療

黄耆・白朮・茯苓などが使用される。一方，補剤ばかりではなく，瀉の治療の必要なこともある。便秘に対しては下剤である大黄や末梢循環障害である瘀血には駆瘀血薬である桃仁や牡丹皮を用いる。高齢者は一人で多くの疾患を持っており，また自覚症状があっても診断名が確定しないことが多い。漢方薬は一つの方剤に多くの薬効があり，また症状から証を見極めて方剤を選定できるので高齢者の治療に適している。

7　高齢者の頻用方剤

　気虚の症状として，倦怠感・無気力・疲れやすい・日中の眠気・食欲不振・風邪をひきやすいことなどが挙げられる。**補中益気湯**は，中（胃）を補い気（元気）を益す方剤の意味で古今名方中の傑作とされ，消化機能が衰え四肢倦怠感が著しい虚弱者に用いられる。黄耆・人参・甘草・当帰・白朮・柴胡・升麻・陳皮・大棗・乾姜からなる。人参・黄耆は最も強力な補気薬でこの両者を併せて**参耆剤**と呼ぶ。参耆剤は脳の興奮性を高め筋肉の緊張を高める。柴胡・升麻も末梢性に平滑筋・横紋筋・支持組織の緊張を高める（升提：吊上げること）。健胃薬として作用し同時に筋緊張を高めるので尿失禁に効果がある。

　十全大補湯は気虚の代表的方剤である四君子湯に血虚の基本的方剤である四物湯を合わせ，それに桂枝と黄耆を加えた方剤である。四君子湯は人参・白朮・茯苓・甘草・生姜・大棗からなる。四物湯は当帰・地黄・芍薬・川芎からなる。血虚とは血の持つ栄養および滋潤作用の低下による症状で，貧血のため顔色不良となる。皮膚に色つやがなくかさつく。頭髪は抜けやすく集中力は低下し，眼精疲労やめまい感がある。低栄養でるいそうがあり，手足の冷え，息切れが認められる。十全大補湯は気血両虚を補う補気養血の大補剤である。病後，術後，慢性疾患などで，体力，気力ともに衰弱した者に用いる。但し，地黄は消化器系の負担になることがあり，食欲不振や下痢のある者には向かない。気虚の症状が甚だしい時には補血の薬物は吸収障害を起こすことがあるので，まず補中益気湯や六君子湯で機能面の改善をする方がよい。

　人参養栄湯は，十全大補湯から川芎を除き，鎮咳去痰作用のある遠志・五味子・陳皮を加えた方剤である。遠志には鎮静催眠作用があり，陳皮は蠕動促進により消化吸収を補助する。五味子は呼吸困難を改善する。日本で作られた方剤で，病後や術後の全身衰弱や貧血，呼吸器疾患の回復期で咳・寝汗のある者に用いる。滋潤薬の麦門冬湯と併用して用いてもよい。

　内臓器の中で腎は成長・発育・生殖を主どり，骨歯牙を形成維持する。また，泌尿機能を主どり，水分代謝を調整する。腎虚により老化が進み精力も衰える。加齢に伴う精神活動の低下・性欲低下・視力聴力の低下・夜間頻尿・尿失禁・腰痛・皮膚の乾燥・毛髪の脱落などはすべて腎虚の症状と考えられる。地黄は補血作用（補血滋陰薬）と血熱を冷ます作用（清熱清血薬）があるとされる。

(121)

地黄剤の基本方剤は**六味丸**(ろくみがん)で、地黄・呉茱萸(ごしゅゆ)・山薬(さんやく)・茯苓(ぶくりょう)・牡丹皮(ぼたんぴ)・沢瀉(たくしゃ)からなる。**八味地黄丸**(はちみじおうがん)は、六味丸に桂枝と附子を加えた方剤で腎虚の代表的方剤であるが、正確には腎陽虚の方剤で、身体諸機能の低下・循環不全に加え、虚寒の症候が現れ足腰の冷えがみられる者に用いる。本方には気血水すべてを補う薬味が含まれている。ただし胃腸の丈夫でない者には向かない。

補中益気湯	消化機能が衰え四肢倦怠感が著しい虚弱者、尿失禁。地黄を含まない
十全大補湯	病後、術後、慢性疾患などで、体力、気力ともに衰弱した者
人参養栄湯	病後や術後の全身衰弱や貧血、呼吸器疾患の回復期で咳・寝汗のある者
六味丸	腎虚。加齢に伴う精神活動の低下・性欲低下・視力聴力の低下・夜間頻尿・尿失禁・腰痛・皮膚の乾燥・毛髪の脱落
八味地黄丸	腎虚で虚寒の症候が現れ、足腰の冷えがみられる者

8 高血圧

漢方医学には、もとともと高血圧、低血圧という概念はない。重症高血圧に対応できるような降圧薬はなく、もっぱら心因性要素の強い軽症高血圧が治療の対象となる。高血圧は興奮しやすく頭に血の昇りやすい升証(しょうしょう)で、がっちりした体格の熱実証の人に多いことから鎮静作用のある降性薬、消炎作用のある寒性薬、瀉性薬が使われる。また西洋薬の利尿降圧薬ほどに循環血液量を低下させる訳ではないが燥性薬が使用される。

第一選択薬は**柴胡加竜骨牡蠣湯**(さいこかりゅうこつぼれいとう)で、構成生薬である竜骨(りゅうこつ)や牡蠣(ぼれい)にはトランキライザーとしての効果が期待できる。柴胡(さいこ)や大棗(たいそう)などにも自律神経系を調整して鎮静効果が期待できる。柴胡加竜骨牡蠣湯には動脈硬化の改善作用の報告が沢山ある。典型的な熱証で、のぼせがありいかにも赤ら顔の

柴胡加竜骨牡蠣湯	第一選択薬。トランキライザーとして作用し、自律神経系を調整して鎮静効果。動脈硬化の改善
黄連解毒湯	典型的な熱証で、のぼせがありいかにも赤ら顔。上部の充血をとり、イライラなどの脳の興奮状態を鎮める
釣藤散	高齢者の脳動脈硬化症で頭に血の昇りやすい熱虚証で、頭痛の訴えのある者
七物降下湯	拡張期高血圧。のぼせ、肩こり、耳鳴り、頭重感を伴う身体虚弱傾向の者

人には**黄連解毒湯**を用いる。黄連解毒湯は黄連・黄芩・黄柏・山梔子からなり，上部の充血をとり，イライラなどの脳の興奮状態を鎮める。必ずしも降圧作用が強い訳ではないが，高血圧に頻用され，柴胡加竜骨牡蠣湯と併用されることもある。

　高齢者のいわゆる脳動脈硬化症で頭に血の昇りやすい熱虚証で，頭痛の訴えのある患者には**釣藤散**が第一選択薬となる。成分の釣藤鈎にはレゼルピン様の降圧作用がある。**七物降下湯**は，昭和漢方最大の功労者で，医学史から葬り去られた漢方を復活させた大塚敬節（1900〜1980）が創製した方剤で，高血圧の随伴症状として，のぼせ，肩こり，耳鳴り，頭重感を伴う身体虚弱傾向の者に使われる。四物湯に末梢血管を拡張させる黄耆，鎮静と脳血管攣縮を防ぐ釣藤鈎，熱感・のぼせを改善する黄柏を加えた方剤である。拡張期血圧の高い者に適するとされる。寒虚証のタイプには適当な降圧薬はない。

9　低血圧

　低血圧は漢方治療のよい適応で，易疲労性で蒼白顔の弱々しい寒虚証に体を温め新陳代謝を盛んにする温性補性薬を用いればよい。温性薬の代表である附子を含む**真武湯**が第一選択薬で，胃腸虚弱があれば**人参湯**を併用する。めまい，頭痛を訴える虚弱者の起立性低血圧には**半夏白朮天麻湯**を用いる。天麻はふらつき，めまいを改善し，半夏・陳皮には制吐作用，人参・黄耆・白朮には消化吸収機能を高める働きがある。めまいは漢方では体液が過剰に貯留した水滞によるとされ，体を乾かす燥性薬が用いられる。**苓桂朮甘湯**は小学生で朝礼の時に，いわゆる脳貧血で倒れる起立性調節障害の場合には第一選択薬となる。

真武湯	第一選択薬。易疲労性で蒼白顔の弱々しい寒虚証
人参湯	易疲労性で蒼白顔の弱々しい寒虚証，胃腸虚弱
半夏白朮天麻湯	めまい，頭痛を訴える虚弱者の起立性低血圧
苓桂朮甘湯	朝礼の時に脳貧血で倒れる起立性調節障害，起立性低血圧

10　糖尿病

　漢方薬にはインスリンのようなホルモンとして作用するものはないが，血糖降下作用のある生薬として，**地黄，人参，山薬，知母，麦門冬，麻子仁**などが知られている。食事療法，運動療法，ホ

第2-8章 小児疾患・生活習慣病の漢方治療

ルモン補充療法を主体として漢方薬を併用すると，自覚症状の改善が得られるばかりではなく，糖尿病薬そのものの量を減らすことも可能である。

本来東洋医学には血糖，尿糖という考え方はなく，糖尿病の臨床症状と思われる消渇という記載があるのみである。消渇とはのどが渇いて水を沢山飲み，尿も沢山出て多食するといった症状を指す。糖尿病は疲れ易いので虚証で，口渇，多飲多尿なので燥証である。したがって補性潤性薬が適応となる。自覚症状の点からは白虎加人参湯が第一選択薬で，この中には血糖降下作用のある人参，知母が含まれている。しかし，白虎加人参湯は石膏の入った体を冷やす寒性薬なので，冷えの強い場合には地黄，山薬の含まれた六味丸や潤性薬の麦門冬が主薬の麦門冬湯が用いられる。八味地黄丸は六味丸に附子と桂枝を加えたもので冷えの強い者に適する。但し地黄は胃腸障害を起こすことがある。不安神経症のある者には八味地黄丸よりも，人参や麦門冬の含まれている清心蓮子飲の方が適している。この方剤には地黄は含まれていない。著者は便秘の糖尿病患者には麻子仁や地黄の含まれている麻子仁丸や潤腸湯を用いている。

糖尿病の三大合併症の末梢神経炎，腎障害，網膜症はいずれも血管炎による微小循環障害に基づくもので，漢方の考え方では血液循環をよくする駆瘀血薬の適応となる。糖尿病性網膜症には桂枝茯苓丸が用いられる。桂枝茯苓丸は桂枝・芍薬・桃仁・茯苓・牡丹皮からなり，比較的体力があり，冷えのぼせの症状と下腹部に抵抗・圧痛のある婦人が本来の適応である。糖尿病性腎症には柴苓湯がしばしば用いられる。柴苓湯は柴胡・人参・甘草を含む小柴胡湯と利水薬の五苓散の合方である。糖尿病性腎症はしばしばネフローゼ症候群を来たす。八味地黄丸や八味地黄丸に利水

白虎加人参湯	第一選択薬。口渇，多飲多尿なので燥証に最適。石膏が入るので寒証には不向き。血糖降下作用のある人参，知母を含む
六味丸	冷えの強い場合。血糖降下作用のある地黄，山薬を含む
麦門冬湯	血糖降下作用のある麦門冬が主薬
八味地黄丸	冷えのさらに強い場合。血糖降下作用のある地黄，山薬を含む。糖尿病性末梢神経障害に基づくしびれ感
清心蓮子飲	不安神経症のある者。人参や麦門冬を含み地黄は含まれない
桂枝茯苓丸	糖尿病性網膜症。末梢循環改善作用。下腹部に瘀血圧痛
柴苓湯	糖尿病性腎症。柴胡・人参・甘草を含む小柴胡湯と利水薬の五苓散の合方
牛車腎気丸	糖尿病性末梢神経障害に基づくしびれ感
桂枝加朮附湯	糖尿病性末梢神経障害。冷えを改善して末梢循環を改善
当帰四逆加呉茱萸生姜湯	糖尿病性末梢神経障害。冷えを改善して末梢循環を改善

薬の牛膝と車前子を加えた**牛車腎気丸**も使用される。糖尿病性末梢神経障害に基づくしびれ感にはしばしば地黄剤の八味地黄丸や牛車腎気丸が用いられる。冷えを改善して末梢循環を改善する**桂枝加朮附湯**や**当帰四逆加呉茱萸生姜湯**が効果的なこともある。

11 肥満症

　肥満は漢方医学では，二千年前の古典である傷寒論には記述されていないが，その後肥満の原因を**食毒**というようになり，過食，美食などによる病態を指し，脂質異常症や糖尿病，動脈硬化などを併発して将来血管障害を発症する未病の状態を意味している。最近では脂肪組織は単にエネルギーを蓄積しているだけではなく，TNF-α（インスリン抵抗性），レプチン（肥満遺伝子産物，節食物質）などの生理的活性物質を分泌していることが判明している。

　肥満症では体重を減少させるためには食事療法と運動療法が最良で，薬物で減量するのは難しい。**薏苡仁**（ハトムギ）は脂肪肝に用いられる生薬で，脂肪を溶かす作用と利水作用があるとされ，以下の漢方薬としばしば併用される。肥満症のほとんどは体格体力のある実証で，解毒のための瀉性薬が用いられる。**防風通聖散**は，現在最も注目されている方剤で，固太りで太鼓腹を目標に便秘の肥満に用いる。18種類の生薬から構成され，臓毒を治すことを目標に下剤として大黄・芒硝，発表薬として麻黄・防風・荊芥・生姜，清熱瀉火薬として黄芩・山梔子・石膏・滑石などが含まれている。フランスでは抗肥満薬としてエフェドリン・カフェインの合剤が市販され，アメリカではエフェドリンを含むサプリメントの販売が禁止されてきた経緯がある。エフェドリンは交感神経を刺激して満腹中枢に促進的に働き，摂食中枢には抑制的に働き，全体として食欲を抑制する。また脂肪細胞内のcAMPを刺激して脂肪をグリセリンと遊離脂肪酸に分解し脂肪燃焼が起こる。カフェインはcAMP分解酵素を抑制する。防風通聖散にはエフェドリンを主成分とする麻黄が含まれ，さらにカフェインよりも強力なキサンチン誘導体として作用する甘草・荊芥・連翹が含まれている。皮下脂肪が厚く上腹部の苦しい胸脇苦満，便秘のある熱実証には**大柴胡湯**を薏苡仁と共に用いる。軟便で疲れやすいなどの虚証傾向の場合には**柴胡加竜骨牡蛎湯**を薏苡仁と共に用いる。

薏苡仁	脂肪肝に用いられる生薬。脂肪を溶かす作用，利水作用
防風通聖散	エフェドリンが食欲を抑制，脂肪を分解し脂肪燃焼する
大柴胡湯	胸脇苦満，便秘のある熱実証。薏苡仁を併用
柴胡加竜骨牡蛎湯	軟便で疲れやすいなどの虚証。薏苡仁を併用
防已黄耆湯	水太りで色白，肉が軟らかく汗かきで冷えを伴う虚証

第2-8章 小児疾患・生活習慣病の漢方治療

虚証の肥満の場合は水毒と考えられ利水薬によって体内の水分の停滞を取り除く。**防已黄耆湯**は水太りで色白，肉が軟らかく汗かきで冷えを伴う虚証に適している。防已・黄耆・白朮・甘草・生姜・大棗からなる。防已は利水薬で黄耆は汗の調節薬である。

12 やせ症

やせ症は人参を含む漢方薬が主体で，頻用されるのは**六君子湯**である。やせが高度になり，血色不良，軟便になれば**人参湯**を用いる。人参湯は人参・甘草・白朮・乾姿からなる。乾姜を生姜に変えて，茯苓・大棗を加えたのが四君子湯で，これに半夏・陳皮を加えたのが六君子湯である。さらに下痢傾向があれば**真武湯**を用いる。真武湯は茯苓・白朮・芍薬・附子・生姜からなる。虚弱児の体質改善には**小建中湯**を用いる。これらの方剤により体重が徐々に増加する例は少なくない。

六君子湯	頻用。人参を含む漢方薬が主体
人参湯	やせが高度になり血色不良，軟便
真武湯	やせが高度になり血色不良，人参湯よりも生気なく下痢傾向
小建中湯	虚弱児の体質改善

13 脂質異常症（高脂血症）

脂質代謝を改善する生薬は動物実験レベルでは黄連，柴胡，山梔子，沢瀉，猪苓，人参，黄芩，甘草，杜仲などで報告されている。臨床応用するだけのデータはいまだ不十分であるが，高コレステロール血症の改善は**大柴胡湯**，**防風通聖散**で，高トリグリセライド血症の改善は**大柴胡湯**，**防風通聖散**，**桂枝茯苓丸**で報告されている。脂質異常症のみに対して方剤が決定されることはなく，随伴症状によって柴胡剤や八味地黄丸が選択される。

大柴胡湯	高コレステロール血症，高トリグリセライド血症の改善
防風通聖散	高コレステロール血症，高トリグリセライド血症の改善
桂枝茯苓丸	高トリグリセライド血症の改善

14　悪性腫瘍

　癌患者に積極的に漢方薬の処方が試みられている。漢方薬には制癌剤としての働きは期待できないが，1つは免疫賦活作用で，**補中益気湯**や**十全大補湯**にはマクロファージやNK細胞といった免疫力を発揮する細胞の数を増やしたり活性化することが報告されている。しかし，これらの作用は漢方薬で全身の状態をより良く保つことによって，癌の増殖や転移を抑制できるのではないかという考え方に立脚している。**癌の外科手術後に十全大補湯，補中益気湯，人参養栄湯，六君子湯**などが処方される。これらは術後の体力回復を目的にしている。さらに制癌剤の副作用を軽減する目的で，上記のほかに**小柴胡湯**や**真武湯，人参湯**などが使用されている。

補中益気湯	免疫賦活作用，全身の状態をよく保って癌の増殖や転移を抑制
十全大補湯	免疫賦活作用，全身の状態をよく保って癌の増殖や転移を抑制
人参養栄湯	術後の体力回復
六君子湯	術後の体力回復
小柴胡湯	制癌剤の副作用を軽減
真武湯	制癌剤の副作用を軽減
人参湯	制癌剤の副作用を軽減

15　動悸と不整脈

　重篤な不整脈や心不全は漢方薬療法の対象にならないので西洋医学を優先する。**木防已湯**はみぞおちが堅くつかえ，口渇を目標に使用し，心不全の諸症状を改善し，心臓喘息に有効とされるが，西洋薬にとても及ぶものではない。動悸には**炙甘草湯**が第一選択薬である。燥虚証向きの体を潤し

木防已湯	心不全，心臓喘息。みぞおちが堅くつかえ，口渇を目標
炙甘草湯	動悸の第一選択薬。不整脈，汗が出る，疲れやすい
柴胡加竜骨牡蠣湯	体格中間証の胸脇苦満のある心臓神経症，臍上悸
柴胡桂枝乾姜湯	虚証で動悸，息切れのある者
加味逍遙散	更年期の動悸，息切れ，発作性発汗
半夏厚朴湯	心臓神経症に頻用。咽喉前胸部不快感，胸痛，動悸

温める潤性補性薬で汗が出る，疲れやすい，心臓がドキドキするといった症状に用いられる。不整脈に有効という報告もある。**柴胡加竜骨牡蠣湯**は体格が中等度で上腹部の苦しい胸脇苦満のある心臓神経症に用いられる。もっと虚証で動悸，息切れのある者には**柴胡桂枝乾姜湯**や更年期の女性には**加味逍遙散**を用いる。**半夏厚朴湯**も心臓神経症に頻用される方剤の一つで，咽喉頭不快感，前胸部不快感，胸痛，動悸などを訴える患者に用いる。

16 甲状腺機能障害

　甲状腺機能亢進症には抗甲状腺薬による治療を主体としながら，自覚症状としての動悸，息切れ，易疲労感，多汗に対して鎮静作用のある**炙甘草湯**が用いられる。但し麻子仁が含まれているので，下痢傾向の者には不適切である。

　甲状腺機能低下症の治療には甲状腺ホルモンの使用が第一であるが，寒虚証で代謝低下に基づく易疲労感には**補中益気湯**や**真武湯**，便秘には**麻子仁丸**や**潤腸湯**を用いる。

炙甘草湯	甲状腺機能亢進症による動悸，息切れ，易疲労感，多汗
補中益気湯	甲状腺機能低下症による代謝低下に基づく易疲労感，寒虚証
真武湯	甲状腺機能低下症による代謝低下に基づく易疲労感，寒虚証
麻子仁丸	甲状腺機能低下症による便秘，寒虚証
潤腸湯	甲状腺機能低下症による便秘，寒虚証

第3章　漢方薬の方剤解説と最新知見

目次概要

【1】 葛根湯（かっこんとう） ……………………………………………………131
【8】 大柴胡湯（だいさいことう） ………………………………………………136
【18】 桂枝加朮附湯（けいしかじゅつぶとう） …………………………………144
【28】 越婢加朮湯（えっぴかじゅつとう） ………………………………………153
【38】 当帰四逆加呉茱萸生姜湯（とうきしぎゃくかごしゅゆしょうきょうとう）…161
【51】 潤腸湯（じゅんちょうとう） ………………………………………………170
【61】 桃核承気湯（とうかくじょうきとう） ……………………………………179
【71】 四物湯（しもつとう） ………………………………………………………189
【81】 二陳湯（にちんとう） ………………………………………………………198
【91】 竹茹温胆湯（ちくじょうんたんとう） ……………………………………207
【102】 当帰湯（とうきとう） ………………………………………………………217
【112】 猪苓湯合四物湯（ちょれいとうごうしもつとう） ………………………228
【122】 排膿散及湯（はいのうさんきゅうとう） …………………………………240
【136】 清暑益気湯（せいしょえっきとう） ………………………………………250
【501】 紫雲膏（しうんこう） ………………………………………………………255

1 葛根湯（かっこんとう）

<組成>
君薬は葛根，臣薬は麻黄，ほかに桂枝，芍薬，甘草，生姜，大棗

<方剤の意味>
　急性期の表証の治療薬を総称して解表剤という。外邪が表にある場合の治療原則は発汗法である。葛根湯は解表剤の代表である。体力が充実した人が感冒などの熱性疾患にかかり，自然発汗がなく，項背部のこわばりがあり，浮実脈で悪寒，発熱，頭痛を伴う場合に用いられる。
　葛根は項背部のこわばりを取るのに用いられ，筋肉を潤し項背強を寛解させる。また発汗作用，解熱作用，頭痛を取る作用がある。芍薬も筋肉のけいれんを寛解させる。麻黄と桂枝には発汗解熱作用がある。麻黄の主成分はエフェドリンで気管支拡張作用により咳嗽などの呼吸状態を改善するが，心拍数増加・血圧上昇作用があり，高齢者では狭心症を誘発する恐れがある。また前立腺肥大症に用いると尿閉を起こすことがある。葛根湯は桂枝湯に麻黄と葛根を加えた方剤で，桂枝湯よりも発汗作用は強いが麻黄湯のような強力な発汗作用はない。葛根湯は麻黄湯よりも咳を治す作用は弱いが，肩や首筋のこりを治す作用が強い。鼻づまりにも効果的である。
　白木はインフルエンザ感染マウスに葛根湯を投与して死亡率を低下させた。炎症細胞の浸潤を増強するIL-1αの誘導を抑制し，気道上皮のIL-12産生促進によりウイルス増殖を抑制し，肺炎を軽症化させる[1]（医学のあゆみ 202：414〜418，2002）。首藤は肩こりを主訴とした34名に葛根湯を投薬し，4週後に27名で改善が認められた[2]（漢方療法 7：52〜58，2003）。

<適応>
　感冒や熱性疾患の初期の発汗剤として用いる。汗の出やすい虚弱者には適さない。また発熱のある場合には，必ず悪寒を伴うことを条件とする。肩こりや首筋のこりを治す目的で慢性病にも使用される。発表剤であるので蕁麻疹にも用いられ，患部が発赤腫脹し，瘙痒感の強い皮膚疾患の初期に使用される。

2 葛根湯加川芎辛夷（かっこんとうかせんきゅうしんい）

<組成>
君薬は葛根，臣薬は麻黄，ほかに桂枝，芍薬，辛夷，川芎，甘草，生姜，大棗

(131)

<方剤の意味>

　葛根湯に辛夷と川芎を加えたもの。辛夷は古来より通鼻に用いられ鼻疾患の発散薬として優れている。川芎は辛夷と合わせると，鼻腔，副鼻腔の消炎排膿作用が強まり，副作用が軽減されるとされている。

　鼻漏は水様性から膿性で，葛根湯に似て項背部のこわばり，肩こり，頭痛，前額痛を伴う者に適する。葛根湯と同じく，汗の出やすい者，虚弱体質者，顔の赤い明らかに熱証の者には適さない。荊芥連翹湯も蓄膿症や慢性鼻炎に用いられるが，この方剤は顔色がよく明らかに熱証で，分泌液がより粘稠膿性の場合に用いる。蓄膿症の診断は昭和30年以降激減したが，西田らは小児10例で遷延性膿性鼻漏に6例が有効で，全例で副作用は認められなかった[3]（漢方医学 29：175～177, 2005）。

<適応>

　鼻づまり，蓄膿症，慢性副鼻腔炎に用いられる。アレルギー性鼻炎や花粉症にも使用される。

3　乙字湯（おつじとう）

<組成>

　君薬は柴胡，臣薬は升麻，ほかに黄芩，甘草，大黄，当帰

<方剤の意味>

　疼痛出血を伴う痔疾患の特効薬として日本で作られた柴胡剤。柴胡は肝の気を升提（気を吊上げること）し，升麻は脾胃の気を升提する。柴胡と升麻で骨盤底筋群の緊張を正常化し，平滑筋や肛門支持組織の緊張を強め脱出した肛門を正常位に復させる。当帰はうっ血性の腫脹を改善し，痔出血に対して補血薬として作用する。黄芩は充血を緩解し，利尿により浮腫を改善する。大黄は瀉下作用により糞便の排出を促す。成分の黄芩による間質性肺炎の53歳男性の報告がある[4]（*Internal Med.* 40：764～768, 2001）。

<適応>

　便秘傾向のキレ痔，イボ痔，痔核，痔出血，脱肛に用いる。時に陰部の瘙痒に効果がある。

5　安中散（あんちゅうさん）

<組成>
　君薬は桂枝，臣薬は延胡索，ほかに茴香，牡蠣，甘草，縮砂，良姜

<方剤の意味>
　慢性に経過する心窩部痛や冷えによる腹痛に用いられる。急性の腹痛には芍薬甘草湯の方が効果的である。桂枝，良姜，茴香，延胡索，縮砂はすべて温性薬で，粘膜を充血させ循環を強めて腹部を温める作用がある。延胡索は芍薬よりも鎮痛鎮痙作用が強い。牡蠣には制酸作用と鎮痛作用がある。良姜は生姜よりも作用が強い。悪心嘔吐が強ければ半夏厚朴湯を合方する。食欲不振，元気がない，無気力などの気虚の症状があれば，六君子湯や補中益気湯を合方する。

<適応>
　やせ型冷え症の人で持続性の心窩部痛や胸やけのある者に用いる。神経性のストレス胃炎にも用いられる。

6　十味敗毒湯（じゅうみはいどくとう）

<組成>
　君薬は独活・防風・荊芥，臣薬は柴胡・川芎，ほかに桔梗，茯苓，甘草，生姜，樸樕

<方剤の意味>
　花岡青洲が創製した方剤で，化膿性皮膚疾患やアレルギー体質の改善を目的に造られた。十種の薬味を組合せ体表の毒を中和あるいは排泄させる薬方で，皮膚疾患に広く応用されている。漢方では皮膚病治療の原則は全て発散させて治すことで，発汗により皮膚から毒素を排出させることを発表という。
　方剤中の主薬は荊芥と防風で，いずれも温性の発散薬で皮膚病治療には欠かせない。独活にも発散作用と鎮痛作用があり，桔梗には排膿作用，川芎には血液のめぐりをよくする作用，柴胡には消炎作用がある。全体として消炎，排膿，解熱，鎮痛，滲出物の抑制などの効果がある。
　温性生薬が多いので寒証の者の皮膚疾患に適する。化膿性皮膚疾患に適するが，滲出液の少ない場合に用いる。滲出物の多いものや苔癬化したものには効きにくい。患部が湿潤で苔癬化していれば消風散の方が適する。排膿散及湯は使用目標は類似するが，胸脇苦満はなく，化膿傾向がより顕

著な者に用いる。

<適応>
化膿性皮膚疾患のうち散発性びまん性の丘疹(きゅうしん)で滲出液の乏しいもの，蕁麻疹，急性湿疹，水虫。アレルギー体質の改善薬として，また乳腺炎，リンパ腺炎，麦粒腫(ばくりゅうしゅ)（ものもらい）の初期に用いる。

7　八味地黄丸（はちみじおうがん）

<組成>
君薬は地黄，臣薬は呉茱萸(ごしゅゆ)・山薬(さんやく)，ほかに茯苓(ぶくりょう)，桂枝，牡丹皮(ぼたんぴ)，沢瀉(たくしゃ)，附子(ぶし)

<方剤の意味>
　腎陽虚(じんようきょ)の代表的方剤で老人の第一選択薬である。高齢者を中心に泌尿生殖器の機能低下に伴う排尿障害，インポテンツ，腰痛，脱力感，しびれ感，疼痛を目標に用いる。腹部で小腹不仁(しょうふくふじん)と呼ばれる臍下部の腹壁の緊張低下がみられる。
　六味丸(ろくみがん)に温性薬の桂枝と附子を加えたもの。熟地黄(じゅくじおう)，山薬，呉茱萸はいずれも潤性薬で，補性，升性の強壮作用があり，体を栄養滋潤し抵抗力を高め異化作用を抑制する。この三薬を三補(さんぽ)という。茯苓と沢瀉は利尿作用により局所的水分停滞を除く。牡丹皮は血液循環障害を改善する。牡丹皮，沢瀉，茯苓は鎮静的に働き，三補の滋潤性の行き過ぎを抑える。この三薬を三瀉(さんしゃ)という。方剤全体としては寒虚証(かんきょしょう)で燥証，冷えや全身倦怠感がある者が適応となる。地黄は胃腸にもたれやすいので胃弱や下痢をしやすい者には不適である。
　吉村は前立腺肥大症41名に塩酸タムロシンをコントロールにした検討で尿勢低下，残尿量で約40%の有意な改善を認め，残尿感では塩酸タムロシンよりも八味地黄丸の方がよい適応であるとしている[5]（泌尿器科紀要 49：509～514, 2003）。彰はストレプトゾトシン誘導糖尿病性腎症ラットに八味地黄丸を16週間摂取させると尿アルブミン排泄量，クレアチニンクリアランスが有意に改善した[6]（和漢医薬 20：38～43, 2003）。谷垣は抗癌剤のドキソルビシンによる造精機能障害マウスで劇的効果を認めた[7]（産婦人科漢方研究 20：83～88, 2003）。

<適応>
　夜間頻尿，前立腺肥大による排尿困難，尿失禁，腰痛，坐骨神経痛，糖尿病，インポテンツ，老人性膣炎

第3章　漢方薬の方剤解説と最新知見

【参考文献】

1) 白木広康：インフルエンザ治療のための漢方薬の作用機構，葛根湯の作用機序。医学のあゆみ，202：414〜418，2002
2) 首藤孝夫，織部和宏：葛根湯の肩こりに対するEBMを検証する。漢方療法，7：52〜58，2003
3) 西田光宏，田口智英，小山尚俊ら：小児の遷延する膿性鼻漏に対する葛根湯加川芎辛夷の効果。漢方医学，29：175〜177，2005
4) Takeshitaka Kei, Saisho Yoshifumi, Kitamura Kumi et al.：Pmeumonitis induced by Ougon. *Internal Med.*, 40：764〜768，2001
5) 吉村耕治，寺井章人，荒井陽一：前立腺肥大症に対する八味地黄丸少量2週間投与の治療成績。泌尿器科紀要，49：509〜514，2003
6) 彰一祐，福井光峰，堀内智英ら：ストレプトゾトシン誘発糖尿病ラットにおける八味地黄丸の効果。和漢医薬，20：38〜43，2003
7) 谷垣礼子，末岡浩，田島博人ら：造精機能障害モデルマウスにおける分化因子の動向と漢方薬の劇的効果。産婦人科漢方研究，20：83〜88，2003

第3章　漢方薬の方剤解説と最新知見

8　大柴胡湯（だいさいことう）

<組成>
君薬は柴胡，臣薬は黄芩，ほかに枳実，芍薬，半夏，生姜，大棗，大黄

<方剤の意味>
　柴胡剤の中でも，体格・体力ともに充実していて上腹部が張って苦しく胸脇苦満の認められる便秘傾向の者に用いる。胸脇苦満とは，心窩部から季肋部にかけて苦満感を訴え，抵抗圧痛の認められる状態をいう。柴胡・黄芩は胸脇苦満をとり，胸脇部の緊張と炎症をとる働きがある。また利胆作用を持ち，肝庇護に働き肝細胞損傷を軽減する。清熱作用もある。枳実は胸脇部のつかえを下げ，芍薬は筋の緊張を緩め痛みを緩和する作用がある。
　柴胡剤であるので半表半裏に用いるが，小柴胡湯の人参・甘草の代わりに枳実・芍薬・大黄が入っている。人参・甘草とは反対に枳実・大黄は強い瀉性薬で，小柴胡湯は裏熱虚証向きであるが，大柴胡湯は裏熱実証向きである。柴胡・芍薬・大棗は鎮静作用を持ち，自律神経系の調整に働いて，イライラ・不安・憂うつ・緊張感などを鎮める（疏肝解鬱）。
　最近は糖尿病・脂質異常症・肝機能障害への治療効果の研究が多い。肥満型2型糖尿病マウスを用いた研究では，大柴胡湯により体重増加・内臓脂肪の蓄積・耐糖能異常・血圧上昇の抑制が報告されている[1]（J. Traditional Med. 23：216〜223，2006）。高脂肪飼料摂取マウスに大柴胡湯を投与すると，体重増加・総コレステロールの抑制がみられメタボリック・シンドロームへの予防と治療効果が示唆されている[2]（産婦人科漢方研究 23：137〜142，2006）。臨床でも糖尿病への効果，超音波検査による脂肪肝の改善が報告されている。

<適応>
　胆石症，胆嚢炎，肝機能障害，高血圧，ノイローゼ，不眠症，肥満，糖尿病，胃酸過多

9　小柴胡湯（しょうさいことう）

<組成>
君薬は柴胡，臣薬は黄芩，ほかに人参，甘草，半夏，大棗，生姜

<方剤の意味>
　柴胡剤の基本になる方剤で，半表半裏証で，少陽病期の悪寒と発熱が交互に表れる往来寒熱を呈

する発熱を緩解する。和解法の代表的方剤で，明らかな発汗・催吐・瀉下によらないで調和の効果によって発熱性疾患を緩解させる。

　柴胡・黄芩は消炎・解熱・抗菌作用を持ち炎症を鎮める（清熱）。半夏・生姜は悪心嘔吐を止める。柴胡・黄芩は胸脇苦満をとり，胸脇部の緊張と炎症をとる働きがある。また利胆作用をもち肝庇護に働き肝細胞損傷を軽減する。人参は補性薬で本来虚証用の方剤という意味である。人参・甘草・大棗は消化吸収を強め，全身の機能や抵抗力を高める（補気健脾）。

　小柴胡湯による肝臓癌発生抑制のメカニズムとしてラットを用いた実験で，肝細胞障害抑制よりも肝繊維化の抑制と星細胞の活性化抑制による前癌性病変の抑制によるとし，*in vitro*でもマトリックスメタプロテアーゼを高めることを証明している[3]（*Biotherapy* 20：40～45，2006）。制癌薬投薬による口内炎予防と治療目的のために25例に小柴胡湯を含嗽投薬し，発症率がコントロール群40.8％に比べ17.4％と低値であり，疼痛・摂取困難にも有効であった[4]（癌と化学療法 31：2017～2020，2004）。同様の効果は柴朴湯でも報告されている。

＜適応＞
　体力中等度で胸脇苦満があり，舌苔を生じ口中不快・食欲不振・悪心嘔吐を伴う熱性疾患。感冒，気管支炎，肺炎，胸膜炎，胃腸炎，肝機能障害，リンパ節炎，インフルエンザ，扁桃炎

10　柴胡桂枝湯（さいこけいしとう）

＜組成＞
　君薬は柴胡，臣薬は黄芩，ほかに半夏，人参，甘草，芍薬，桂枝，生姜，大棗

＜方剤の意味＞
　小柴胡湯と桂枝湯の合方で，構成生薬からみれば，小柴胡湯に桂枝と芍薬を加えたものである。桂枝湯は急性期の表証用の方剤で，頭痛・項部痛・悪寒などを治す作用があり，これに半表半裏の小柴胡湯証の症状が加われば適応となる。太陽病から少陽病への移行期に用いる。

　小柴胡湯証の胸脇苦満と桂枝湯の芍薬を2倍にした桂枝加芍薬湯の腹証の腹皮拘急（両側の腹直筋の緊張）があれば適応となる。小柴胡湯よりも虚証用で，芍薬が入っているので疼痛に有効性が高い。また疼痛性疾患には安中散と相性がよいので併用する。こじれた感冒で悪心嘔吐が強ければ平胃散，半夏厚朴湯を併用する。

　小児疾患を柴胡桂枝湯で治療し，有効であった71名を検討した。急性症34名には感冒，感冒性胃腸炎，急性中耳炎があり，6例に他剤を併用した。慢性症37名にはアトピー性皮膚炎，気管支喘

息，滲出性中耳炎があり，他剤併用が20例であった[5]（漢方の臨床 53：265〜277，2006）。同様の小児慢性疾患24例を柴胡桂枝湯で治療し有効であった報告がある。頚椎捻挫，変形性頚椎症などによる背部痛50例を柴胡桂枝湯で治療し，著効有効35例，無効7例の報告がある[6]（漢方と最新治療 13：265〜268，2004）。

<適応>
　主に胃潰瘍，十二指腸潰瘍に用いる。そのほか胆石症，胆嚢炎，膵臓炎の疼痛にも使用する。感冒がこじれて食欲不振，微熱，頭痛，吐き気のある者にも使用する。

11　柴胡桂枝乾姜湯（さいこけいしかんきょうとう）

<組成>
　君薬は柴胡，臣薬は黄芩，ほかに桂枝，甘草，乾姜（かんきょう），栝楼根（かろこん），牡蠣（ぼれい）

<方剤の意味>
　柴胡剤の中では最も虚証用で，体力が低下し顔色がすぐれず疲労倦怠感があり，動悸，息切れ不眠などの精神症状を伴う場合に用いる。栝楼根は潤性が強いので口乾や乾咳，盗汗（とうかん）（寝汗）によく，牡蠣には鎮静・止汗作用がある。不眠症の場合には酸棗仁湯（さんそうにんとう）と合方してもよい。
　柴胡桂枝乾姜湯については，症例報告がほとんどで，虚証の胃腸虚弱の症例への投与例である。多くは神経症，心身症で，身体表現障害，頭痛，不眠，月経前緊張症，手足の発汗異常，イライラ，声がかすれる，しびれ感，口内炎，不安，心気的訴えなどで，有用性の報告が多い。

<適応>
　軽度の胸脇苦満・微熱・頭痛のある虚証のこじれた感冒に用いる。虚証で冷え症の神経症，更年期障害，不眠症。

12　柴胡加竜骨牡蠣湯（さいこかりゅうこつぼれいとう）

<組成>
　君薬は柴胡，臣薬は黄芩，ほかに半夏，人参，竜骨（りゅうこつ），牡蠣，茯苓，桂枝，大棗，生姜，（大黄）

<方剤の意味>
　小柴胡湯から甘草を去って桂枝・茯苓・竜骨・牡蠣を加えたもの。腹証で胸脇苦満と上腹部の膨満があり，臍上悸が目標となる。鎮静効果の強い竜骨と牡蠣が加わり，腹部の動悸をとる茯苓が入っている。神経過敏・興奮・不眠・イライラ・心悸亢進・精神不安のある者に用いる。
　大黄は瀉下作用ではなく，顔面部の充血を緩解し，イライラ・怒りっぽいなどを改善するための瀉火作用を目的に加えられている。桂枝・人参・生姜は興奮性に働き，他薬の鎮静効果の行き過ぎを防ぎ脳の機能を調整する。高血圧に用いる場合には黄連解毒湯と合方してもよい。
　柴胡加竜骨牡蠣湯の抗動脈硬化作用の報告が多数ある。脂質異常症・高血圧・糖尿病・肥満の家兎に投薬し，大動脈脈波PWVの測定から抗動脈効果作用が見られた。ついでヒト大動脈への影響を測定し，対照群254例，硬化群57例，硬化投薬群54例の検討で動脈壁硬化進展抑制作用が見られた[7]（漢方と最新治療 13：279〜287, 2004）。アポE欠損マウスを高コレステロール食で13週間飼育すると，脂質異常症は対照群と変わらないが，大動脈弓，大動脈洞の粥状動脈硬化病変は有意に改善が見られた[8]（J. Traditional Med. 22：34〜38, 2005）。ラットの頚動脈を擦過し内膜肥厚を惹起させると柴胡加竜骨牡蠣湯投薬群で，血管平滑筋細胞の増殖と内膜肥厚が抑制された。ラットでバルーン内皮剥落後の頚動脈における血管内膜肥厚および血管平滑筋細胞の増殖が阻害された[9]（Biological & Pharmaceutical Bulltin 26 (1)：56〜60, 2003）。

<適応>
　比較的体力のある人の神経過敏，イライラ，不眠，心悸亢進，神経症，ヒステリー，高血圧，動脈硬化症

14　半夏瀉心湯（はんげしゃしんとう）

<組成>
　君薬は黄連，臣薬は黄芩，ほかに半夏，乾姜，人参，甘草，大棗

<方剤の意味>
　瀉心湯類の代表的方剤で，黄連と黄芩の組合せにより心下痞鞕をとる。心窩部がつまった感じで苦しく，押さえると軟らかく痛みはない。悪心嘔吐があり腹が鳴って下痢傾向の者に適する。
　半夏は悪心嘔吐を治す要剤で，副作用を防ぐ目的で必ず生姜または乾姜と一緒に用いる。大棗は乾姜と共に用いられ方剤全体の作用を緩和する。人参は心下痞鞕を治す目的と虚証を治す目的で加えられている。黄連・黄芩・半夏・乾姜はいずれも燥性薬で胃内滞水，嘔吐，下痢の湿証症状を除

く。水様性下痢には五苓散を合方する。心窩部痛が顕著であれば黄連湯の方がよい。

ラット大腸炎モデルに半夏瀉心湯を投薬し抗不安効果と大腸炎改善効果が認められ，ヒトの神経症で悪化する炎症性消化管疾患に有用であると考えた[10]（J. Traditional Med. 22：55〜59, 2005）。腎移植16例にミコフェノール酸モフェチルを投薬し副作用の下痢に半夏瀉心湯を投薬したところ，予防的に投薬した7例中6例に下痢は認められず，下痢を発症した9例中8例に下痢の消失を認めた[11]（今日の移植 18：34〜35, 2005）。

<適応>
みぞおちのつかえ，悪心嘔吐，食欲不振，腹鳴下痢のある胃腸炎，発酵性下痢，消化不良，アフタ性口内炎。比較的顔色のよい者に用い，顔色の悪い著しい虚証には用いない。

15 黄連解毒湯（おうれんげどくとう）

<組成>
君薬は黄連，臣薬は黄芩，ほかに黄柏，山梔子

<方剤の意味>
四種の構成生薬はいずれも寒性・瀉性・降性で，身体上部の充血を去り，精神を鎮静させる作用が強い。清熱解毒と清熱瀉火の作用がある。山梔子は止血に，黄連は血小板保護に，黄柏は血管透過性抑制に働き，共同して炎症性出血を止める（涼血止血）。心下痞鞕をとる瀉心湯類の一つ。黄連・黄芩は白血球貪食能・網内系の機能を高め免疫機能を増強する。

イライラ・怒りっぽい・目の充血・のぼせ・不眠・多夢・不安などの脳の興奮症状（心肝火旺）を改善する。炎症が強く高熱がある時は大量を頻回に服用させる。

ラットの頸動脈擦過後の内膜肥厚により動脈硬化抑制作用を検討した。黄連解毒湯は用量依存的にラットの内膜肥厚と血管内皮細胞の増殖を抑制した[12]（J. Traditional Med. 22：278〜283, 2005）。漢方薬単独でコントロールできた高血圧症57例を検討した。投与薬方は，七物降下湯16例，真武湯11例，釣藤散10例，黄連解毒湯10例，その他であった[13]（漢方の臨床 52：861〜868, 2005）。

<適応>
赤ら顔の熱実証タイプの人のぼせを下げる。気分がイライラして落ち着かない人を目標にする。高血圧，脳出血，喀血，吐血，皮膚瘙痒症，アトピー性皮膚炎

16　半夏厚朴湯（はんげこうぼくとう）

<組成>
　君薬は半夏，臣薬は厚朴（こうぼく），ほかに茯苓（ぶくりょう），紫蘇葉（しそよう），生姜

<方剤の意味>
　代表的な理気剤で，気のうっ滞を散じて気分を明るくする。のどがふさがる感じ（痞塞感（ひそくかん）），球状のものがのどにひっかかっている感じ（咽中炙臠（いんちゅうしゃれん））を改善する。半夏・生姜・紫蘇葉には鎮嘔・制吐作用があり，厚朴は平滑筋のけいれんを緩解し，呼吸困難・喘鳴（ぜいめい）を止め腹部膨満を改善する。厚朴・紫蘇葉は憂うつ感・抑うつ感を緩解し，理気解鬱（りきげうつ）の作用がある。茯苓には安神作用と利水除湿の作用がある。
　小柴胡湯との合方が柴朴湯（さいぼくとう）で，気管支炎・気管支喘息などの炎症傾向があれば用いる。
　循環器科外来に胸背部・咽頭・心窩部の異常感や絞扼感を訴え器質的疾患のなかった40例に半夏厚朴湯を投薬し，全例に効果があり患者の満足度も比較的高かった。上室性頻拍症にも効果があった[14]（漢方医学 30：61～64，2006）。抗不安薬ではコントロール困難な26例のパニック障害患者に半夏厚朴湯，苓桂朮甘湯（りょうけいじゅつかんとう），加味帰脾湯（かみきひとう）のいずれかを併用した。予期不安が起きても気持ちに余裕ができ冷静に対応できるようになった[15]（日本東洋心身医学研究 20：51～54，2006）。誤嚥性肺炎の原因となる嚥下反射低下の28例に半夏厚朴湯を投薬し改善を認めた[16]（医学のあゆみ 203：1005～1007，2002）。ほかにも脳血管障害に基づく誤嚥性肺炎の予防効果ありの報告が複数。

<適応>
　気分がふさいで咽喉頭・食道に異物感がある場合，不安神経症，嗄声（させい），しわがれ声，咽喉頭異常感症，つわり

17　五苓散（ごれいさん）

<組成>
　君薬は茯苓，臣薬は猪苓（ちょれい），ほかに白朮（びゃくじゅつ），沢瀉（たくしゃ），桂枝

<方剤の意味>
　代表的な利水薬で，口渇があるのに尿不利（にょうふり）（尿の量が少ないこと）の場合に用いる。水逆（すいぎゃく）があり，水を飲むとすぐ吐く場合に用いる。茯苓・猪苓・白朮・沢瀉はいずれも湿証用の利水薬で，これに

(141)

桂枝が加わっている。桂枝は頭痛・めまいを伴う表証用の生薬である。

腹証で胃内滞水があり，浮腫，悪心嘔吐，頭痛，めまい，下痢，腹痛を伴う場合に用いる。

嘔吐を主訴に来院した小児急性胃腸炎211例を対象に，五苓散注腸の効果を検討した。20mlの生食に溶かした五苓散を来院時に投与。来院前5～6回嘔吐の認められた患児に極めて有効で，有効率は82.9％であった[17]（*Evolving Kampo* 1：25～26，2005）。ほかにも小児の嘔吐・下痢に対して五苓散の注腸，坐薬を有効とする報告多数。月経前緊張症の腹痛・むくみ・イライラなどの症状50例に対して月経予定日より5～7日前から五苓散を服用，著効54％，有効34％であった[18]（産婦人科漢方研究 21：45～47，2004）。ほかにも月経前緊張症に有効とする報告多数。カルバマゼピンが無効ないし副作用で内服できない三叉神経痛14例に五苓散9例，呉茱萸湯2例，その他を投薬，著効7例，有効7例であった[19]（日本東洋医学 54：383～386，2003）。そのほか三叉神経痛・顔面痛に五苓散が有効であるとする報告多数。

＜適応＞

糸球体腎炎，ネフローゼ，めまい，メニエール病，乳幼児の嘔吐，下痢性腸炎，頭痛，浮腫，三叉神経痛

【参考文献】

1) Tsunakawa M., Shimada T., Suzuki W. et al.：自然発症性肥満Ⅱ型糖尿病マウスにおける代謝異常に及ぼす大柴胡湯の予防効果。*J. Traditional Med.*, 23：216～223，2006

2) 坂本　忍，中山　徹，左雨秀治ら：マウス血中脂質と肝脂肪に与える大柴胡湯とコレスチミドの影響，メタボリック・シンドローム治療を想定して。産婦人科漢方研究，23：137～142，2006

3) 坂井田功，沖田　極：小柴胡湯による発癌発生のメカニズム。*Biotherapy*, 20：40～45，2006

4) 松岡　均，水島由貴，川野昌子ら：化学療法時の口内炎に対する小柴胡湯咳嗽の有用性。癌と化学療法，31：2017～2020，2004

5) 宮崎瑞明，盛　克己：小児疾患に対する柴胡桂枝湯有効例の検討，最近の症例より。漢方の臨床，53：265～277，2006

6) 大塚　稔：整形外科領域における柴胡桂枝湯の有用性について。漢方と最新治療，13：265～268，2004

7) 小菅孝明，熊谷由紀絵，関口由紀ら：柴胡加竜骨牡蠣湯の抗動脈硬化作用，動脈硬化予防効果と治療効果。漢方と最新治療，13：279～287，2004

8) Koizumi A., Mizukami H., Ogihara Y. et al.：アポE欠損マウスに対する柴胡加竜骨牡蠣湯の抗動脈硬化作用。*J. Traditional Med.*, 22：34〜38, 2005

9) Chung Hwa-J., Maruyama I., Tani T：柴胡加竜骨牡蠣はコレステロール食ラットのバルーン内皮剥落後の頸動脈における血管内膜肥厚を阻害する。*Biological & Pharmaceutical Bulltin*, 26 (1)：56〜60, 2003

10) Kawashima K., Nomura A., Makino T. et al.：伝統的薬理学的特性，ラットの実験的大腸炎に及ぼす半夏瀉心湯とその主要成分併用の抗不安効果。*J. Traditional Med.*, 22：55〜59, 2005

11) 任　幹夫，難波行臣，高原史郎：腎移植における消化管治療薬の処方設計，ミコフェノール酸モフェチル投与による下痢に対する半夏瀉心湯の治療効果。今日の移植，18：34〜35, 2005

12) Chung Hwa-Jin, LiuYing, Maruyama I. et al.：黄連解毒湯は*in vivo*及び*in vitro*のラット血管平滑筋細胞の新内膜形成，増殖及び移動を抑制する。*J. Traditional Med.*, 22 (5)：278〜283, 2005

13) 盛　克己，宮崎瑞明：漢方薬単独でコントロールできた高血圧症例の検討。漢方の臨床，52：861〜868, 2005

14) 櫻井淳一：循環器外科領域における半夏厚朴湯の併用療法。漢方医学，30：61〜64, 2006

15) 朝元美利：パニック障害に対する漢方併用の有効性。日本東洋心身医学研究，20：51〜54, 2006

16) 岩崎　鋼：現代西洋医学からみた東洋医学，誤嚥性肺炎治療のための半夏厚朴湯の作用機序。医学のあゆみ，203：1005〜1007, 2002

17) Fukutomi O.：嘔吐を伴う小児急性胃腸炎治療のための五苓散注腸の研究。*Evolving Kampo*, 1 (2)：25〜26, 2005

18) 金丸みはる：月経前症候群（PMS）の不定愁訴に対するツムラ五苓散の効果。産婦人科漢方研究，21：45〜47, 2004

19) 堀口　勇，大竹哲也，岡田貴禎ら：三叉神経痛に対して漢方薬が有効であった症例の検討。日本東洋医学，54：383〜386, 2003

18 桂枝加朮附湯（けいしかじゅつぶとう）

<組成>
君薬は桂枝，臣薬は芍薬，ほかに甘草，蒼朮，大棗，生姜，附子

<方剤の意味>
　寒と湿におかされた者の基本処方で，桂枝湯に湿を改善する利水薬の蒼朮，寒を改善する温熱薬の附子が含まれている。さらに浮腫がある場合には利水薬の茯苓を追加して桂枝加苓朮附湯にして用いる。江戸期の吉益東洞の創製で，関節痛・神経痛に用いられ手足の冷えを伴う疼痛（寒湿痺）に用いられる。冷えると古傷が痛むものに有用である。交通外傷後遺症，関節リウマチに用いられる。芍薬・附子に鎮痛効果が期待され，胃腸にやさしい鎮痛薬である。
　原因が特定されないしびれに有効との報告がある[1]（綜合臨床 55（9）：2325～2328，2006）。ビタミン剤よりも効果的で，そのほか，背部痛，三叉神経痛，超高齢者の疼痛，帯状疱疹後疼痛に効果的との報告がある。麻黄附子細辛湯の併用がターミナルケアの疼痛緩和に有効との報告がある。骨粗鬆症の治療に有効で，単剤でもビタミンD製剤との併用でも効果的で骨密度を増加させる[2]（漢方と最新治療 12（4）：323～325，2003）。

<適応>
　関節痛，関節リウマチ，神経痛

19 小青竜湯（しょうせいりゅうとう）

<組成>
君薬は麻黄，臣薬は桂枝・甘草，ほかに芍薬，五味子，乾姜，細辛，半夏

<方剤の意味>
　構成生薬はすべて温性燥性薬で，寒証で湿証向きの方剤である。分泌過剰で，泡沫状の喀痰，水様性鼻漏，鼻閉，くしゃみ，発熱などを目標に，気管支喘息，アレルギー性鼻炎，アレルギー性結膜炎などに用いる。麻黄・細辛・半夏・五味子には鎮咳去痰作用がある（化痰止咳）。麻黄・桂枝・細辛は悪寒・発熱・頭痛・身体痛に発汗・解熱作用により緩解させる。
　寒証用で熱証には用いない。熱証用の麻杏甘石湯と併用して用いることもある。明らかに熱証であれば荊芥連翹湯を用いる。体力のない虚証で冷え症であれば麻黄附子細辛湯を用いる。胃腸虚弱

(144)

で麻黄が使用できない場合には苓甘姜味辛夏仁湯（りょうかんきょうみしんげにんとう）を用いる。この方剤は茯苓・甘草・乾姜・五味子・細辛・半夏・杏仁（きょうにん）からなる。鼻アレルギーの体質改善薬として長期使用されることもある。

中国では花粉症には寒性に小青竜湯を，熱性に辛夷清肺湯，アレルギー喘息には寒性に小青竜湯を，熱性に麻杏甘石湯を使用するとの報告である[3]（アレルギーの臨床 25 (9)：745～750, 2005）。

<適応>

花粉症，アレルギー性鼻炎，アレルギー性結膜炎，気管支喘息，水様鼻汁を伴う鼻炎

20 防已黄耆湯（ぼういおうぎとう）

<組成>

君薬は防已（ぼうい），臣薬は黄耆（おうぎ）・白朮（びゃくじゅつ），ほかに甘草，生姜，大棗

<方剤の意味>

気虚に風水を伴うものの基本処方。風水とは外界の風邪（ふうじゃ）を感受して水湿が皮膚にあふれて水腫が生じる病証。色白で筋肉軟らかく水ぶとりの体質で疲れやすく，汗が多く，小便不利で下肢に浮腫を来たしやすく，膝関節の腫脹する者に用いる。

防已は去湿作用があり風腫水腫の主薬。黄耆は防已と合わせると風湿を去り，白朮と合わせると止汗作用が強められる。補気の効果に鎮痛・浮腫消退の作用が期待できる。体力があって筋肉のしまりのよい実証の関節の腫脹には越婢加朮湯（えっぴかじゅつとう）が用いられる。

変形性膝関節症の術後に防已黄耆湯を投薬し関節水腫に有効であった[4]（漢方医学 29 (1)：15～17, 2005）。術後投薬および変形性膝関節症への有効性の報告は多数。肥満症36例に対して防已黄耆湯に有意な体重減少効果あり[5]（山形県立病院医学 39 (2)：108～111, 2005）。そのほかメタボリックシンドロームへの有効性や動物実験での血糖降下作用の報告あり。

<適応>

変形性膝関節症，多汗症，肥満症，腎炎，ネフローゼ，陰嚢水腫

21　小半夏加茯苓湯（しょうはんげかぶくりょうとう）

<組成>
　君薬は半夏，臣薬は茯苓，ほかに生姜

<方剤の意味>
　妊娠悪阻（つわり）の嘔吐に頻用される。胃内滞水と心下痞鞕（心窩部の抵抗），悪心嘔吐があれば適応となる。少量づつ冷服し頓服的に用いる。半夏は必ず生姜と一緒に用い，漢方では最も強力な制吐剤である。茯苓は消化管の水分を血中に吸収する利水薬で健脾・鎮静の作用を持つ。全体として痰飲の胃気上逆の病態を改善する。痰飲とは水湿が停滞したために生じた病理的産物。粘稠なものを痰，清稀なものを飲という。二陳湯は小半夏加茯苓湯に陳皮と甘草を加えた方剤で，悪心嘔吐に用いられあまり差はないが，胃部不快感の強い場合に使用される。

<適応>
　妊娠悪阻（つわり），嘔吐

22　消風散（しょうふうさん）

<組成>
　君薬は荊芥・防風・牛蒡子・蝉退，臣薬は蒼朮・木通・苦参，ほかに石膏・知母・当帰・地黄・胡麻，甘草

<方剤の意味>
　荊芥・防風は皮膚疾患に欠かせない発散薬で，牛蒡子・蒼朮・蝉退も発散薬である。苦参・牛蒡子・蝉退には痒みを止める作用がある。石膏をはじめとして，知母・木通・苦参・蝉退は寒性薬で，消炎解熱的に働き，木通・蒼朮は分泌物である湿を除く働きをする。全体として患部に熱感があって，多くは湿潤し瘙痒のはなはだしい皮膚病に使用される。当帰と地黄は血液循環障害を改善する補血薬である。
　治頭瘡一方は使用目標は近似するが，病巣の滲出性，痂皮形成傾向がもっと著しく瘙痒感が顕著ではない。

<適応>

熱証で，分泌物の多い痒みの強い慢性の皮膚病，夏に増悪し痂皮(かひ)形成傾向のある皮疹(ひしん)

23 当帰芍薬散（とうきしゃくやくさん）

<組成>

君薬は当帰，臣薬は芍薬，ほかに白朮，川芎(せんきゅう)，茯苓，沢瀉(たくしゃ)

<方剤の意味>

婦人の聖薬とされ，色白痩せ型なで肩，冷え症の虚弱タイプで多少ともむくむ傾向のある者に用いられる。

当帰・芍薬は補血薬で，当帰・川芎は活血(かっけつ)で血液の循環を改善し血行を促進する。沢瀉・白朮・茯苓は利尿により余分な水分を排泄し水毒(すいどく)を改善する。白朮・茯苓には健脾作用がある。芍薬は鎮痛鎮痙作用があり，月経痛によい。沢瀉を除き温性補性薬で，寒虚証で湿証の者の補血方剤である。

下垂体摘出ラット卵巣では，卵胞の発育遅延，骨密度の低下が起こる。当帰芍薬散は卵胞の発達を促進し下垂体ホルモン由来の骨代謝を抑制する[6]（J. Traditional Med. 24(19)：31〜38，2007）。ただし性腺刺激ホルモンの分泌促進は行うが，骨代謝は抑制しないという報告もある。不育症に当帰芍薬散と柴苓湯の併用は抗リン脂質抗体陽性症候群など自己免疫異常群に有効とされる。体内のT helper-1/T helper-2バランスが崩れ，Th2が優位になっていると考えられる。当帰芍薬散と柴苓湯は末梢血リンパ球においてTh1を活性化し，自己免疫異常を改善して不育症を治癒させる[7]（Med. Sci. Digest 33 (3)：765〜767，2007）。ほかにも不育症に有効との報告多数。認知症で被害妄想の強い4例に当帰芍薬散を投薬し，数日後から妄想がなくなり行動面の改善がみられた。当帰芍薬散はアセチルコリン転移酵素の活性低下を正常化させる[8]（精神科治療 20 (7)：761〜765，2005）。認知症に有効との報告多数。

<適応>

貧血，更年期障害，月経不順，妊娠中の安胎薬(あんたいやく)，不妊症

24 加味逍遙散（かみしょうようさん）

<組成>
　君薬は柴胡・当帰・芍薬，臣薬は白朮・茯苓・生姜，ほかに薄荷・山梔子・牡丹皮，甘草

<方剤の意味>
　逍遙散に山梔子と牡丹皮を加えた方剤で，婦人の不定愁訴や更年期障害に頻用されてきた。虚弱体質で柴胡剤と駆瘀血薬の証を併せ持つ者に適する。柴胡・芍薬・薄荷は自律神経系の機能調整・鎮静に働く（疏肝解鬱）。白朮・茯苓・甘草（炙甘草）・生姜は消化吸収を促進する。芍薬・甘草は鎮痙・鎮痛に働く。山梔子・牡丹皮は瀉火・涼血止血・活血化瘀に働く。牡丹皮にはアスピリン様の抗炎症作用・抗血小板凝集作用がある。この方剤の持ち味は，柴胡・山梔子・牡丹皮・薄荷を組み合わせている点にあり，方剤全体としては温性薬であるが，柴胡・山梔子・薄荷は上部の熱をとり，のぼせやイライラを改善し，頭はほてるが足は冷える，冷えのぼせを改善する。上半身の灼熱感，発作性の発汗にも使用できる。
　のぼせ・イライラ・不眠などが強く，炎症が強ければ黄連解毒湯を併用する。皮膚の乾燥ややせるなどの血虚の症状が強ければ，補血薬の四物湯を併用する。
　代表的更年期障害治療薬を比較検討した。当帰芍薬散は，動悸・興奮しやすい・憂うつに効果的で，加味逍遙散は，神経質・イライラ・くよくよするなどの精神症状，桂枝茯苓丸は，夜間覚醒・無気力・めまいに高い効果を示した[9]（産婦人科漢方研究 23：35〜42，2006）。同様の研究は複数あり，のぼせ・ほてり・頭痛・抑うつ・意欲低下などの精神症状に効果的とされる。舌痛症37例に加味逍遙散・柴朴湯・小柴胡湯を使用し，加味逍遙散の有効率は86%であった[10]（痛みと漢方 15：77〜81，2005）。舌痛症に加味逍遙散が有効であるという報告は複数ある。月経前緊張症33例に加味逍遙散・当帰芍薬散・苓桂朮甘湯・五苓散を用い，加味逍遙散は27例中23例に改善が認められた[11]（日本東洋医学会雑誌 56（1）：109〜114，2005）。

<適応>
　更年期障害，月経困難症，月経不順，虚弱体質

25 桂枝茯苓丸（けいしぶくりょうがん）

<組成>
　君薬は桃仁・牡丹皮，臣薬は桂枝，ほかに芍薬，茯苓

第3章　漢方薬の方剤解説と最新知見

<方剤の意味>
　駆瘀血薬の標準的処方で，駆瘀血薬の代表ともいうべき桃仁・牡丹皮に利尿・鎮静効果のある茯苓が加えられている。

　桃仁・牡丹皮・芍薬はうっ血を改善し，血腫を分解吸収して血液循環を改善する（活血化瘀）。桂枝は血管拡張により主に動脈側の血行を促進し，活血化瘀の効果を補助する。桂枝は頭部の血管を拡張してのぼせを発来することがあるので，芍薬を配合してのぼせを抑制する。

　体力は中等度で，のぼせ・肩こりがあり，下腹部に抵抗・圧痛（瘀血圧痛点）のある者に適する。

　更年期障害87例に対して桂枝茯苓丸と加味逍遙散の効果を比較した。桂枝茯苓丸は，顔のほてり・発汗・不眠に有効で，手足の冷え・動悸・肩こり・腰痛に無効が多かった。加味逍遙散は不眠・憂うつ・めまいに有効で，息切れ・動悸に無効が多かった[12]（産婦人科漢方研究のあゆみ 23：35～42，2006）。同様の研究は沢山ある。人工膝関節置換術後23例の術後下肢浮腫軽減効果を検討した。内服群では下肢，とくに下腿最大周囲径で有意に浮腫の発生が抑制された[13]（整形災害外科 49（6）：751～753，2006）。北里研究所の頭痛の患者113例で，片頭痛には呉茱萸湯が最頻用で70％に有効で，緊張型頭痛には，釣藤散・桂枝茯苓丸が最頻用で58％に有効であった[14]（漢方の臨床 52（12）：2020～2026，2005）。平均年齢78歳の難治性慢性腰痛3例に苓姜朮甘湯と桂枝茯苓丸の合方が著効した[15]（日本腰痛学会誌 10（1）：81～85，2004）。糖尿病性腎症に桂枝茯苓丸がラットの実験から有効との報告がある[16]（*J. Traditional Med.* 21（1）：7～16，2004）。同じ施設から温脾湯・八味地黄丸・桂枝茯苓丸・柴苓湯でもラットの実験で有効との別の論文がある。

<適応>
　子宮と付属器の炎症，子宮内膜炎，月経不順，更年期障害，四肢の疼痛，打撲症

26　桂枝加竜骨牡蠣湯（けいしかりゅうこつぼれいとう）

<組成>
　君薬は桂枝，臣薬は芍薬，ほかに竜骨，牡蠣，甘草，生姜，大棗

<方剤の意味>
　桂枝湯に竜骨・牡蠣を加えた方剤で，桂枝湯証に精神症状，動機逆上が加わった者に適する。軽度の補益作用を基礎に，体力の低下した状態で脳の興奮閾値が下がったために生じる，驚きやすい・動悸・多夢・不安感などの症状を改善する方剤である。

　竜骨・牡蠣は安神作用により，鎮静・鎮痙に働き，動悸・耳鳴り・ふるえ・ふらつきを止める。

生姜・桂枝は消化液の分泌を促進して，蠕動運動を亢進させて消化吸収を補助する。また生姜・桂枝は脳の興奮性を高める。

　22歳の統合失調症に桂枝加竜骨牡蠣湯を抗精神病薬に上乗せして投薬し，自発的会話，職場復帰のできた報告がある[17]（漢方の臨床 50（11）：1576～1578，2003）。自験例で，精神科で統合失調症と診断され，精神科通院を嫌い著者の外来を受診した。真性妄想があったが桂枝加竜骨牡蠣湯と抗不安薬で消失し，その後経過順調で結婚して二子をもうけ，現在も外来通院中である。2例の高齢者の性的逸脱行動に有効であった[18]（日本東洋医学会雑誌 54（5）：957～961，2003）。ほかに心的外傷症候群，消化器症状を主とした心身症，インポテンツ，夜尿症，盗汗に有効だった報告がある。

＜適応＞
　神経症，神経衰弱，インポテンツ，不眠症，小児夜驚症。

27　麻黄湯（まおうとう）

＜組成＞
　君薬は麻黄，臣薬は桂枝，ほかに杏仁（きょうにん），甘草

＜方剤の意味＞
　辛温解表剤（しんおんげひょうざい）の代表的方剤で，温めて急性期の表証を治す方剤で，発汗によって病邪を駆逐する。麻黄の主成分はエフェドリンで気管支拡張作用と共に強い発汗作用があり，鎮咳作用もある。杏仁も鎮咳去痰薬である。

　麻杏甘石湯の石膏を桂枝に換えたのが麻黄湯で，桂枝には軽い発汗作用があるが，麻黄との相乗効果で，強い発汗作用が得られる。感冒や熱性疾患の初期の太陽病期に用いる。発熱のある場合には必ず悪寒を伴うことを条件とする。

　自然発汗がないことを条件に気管支喘息，関節リウマチにも用いられる。体力の充実した人に用い虚証に用いれば発汗のし過ぎによって体力を消耗する。

　インフルエンザA型19例に5日間タミフルを投薬した。10例には3日間麻黄湯を併用した。麻黄湯併用群では12時間早く解熱し，食欲不振，疲労感，めまいふらつきが早く改善した[19]（治療学 40（4）：385～388，2006）。インフルエンザ83例にタミフルを投薬し，44例に麻黄湯を併用した。解熱まで併用群は2日，単独群は3日であった。単独群に1例熱性けいれんを認めた[20]（千葉県医師会雑誌 55（10）：1209～1212，2003）。

第3章 漢方薬の方剤解説と最新知見

＜適応＞

感冒，インフルエンザ，熱性疾患の初期，気管支喘息，関節リウマチ

【参考文献】

1) 村松慎一，清水いはね：漢方薬によるしびれの治療。綜合臨床，55 (9)：2325〜2328，2006

2) 田北雅夫：桂枝加朮附湯とビタミンD製剤の併用効果。漢方と最新治療，12 (4)：323〜325，2003

3) 韓晶岩（中国）：中医学におけるアレルギー治療。アレルギーの臨床，25 (9)：745〜750，2005

4) 大塚 稔：膝関節術後例に対する防已黄耆湯の効果について。漢方医学，29 (1)：15〜17，2005

5) 小田隆晴，羽根田健，磯部真倫ら：肥満女性への防已黄耆湯の使用経験。山形県立病院医学，39 (2)：108〜111，2005

6) Chung M., Tohda M., Hattori M.：下垂体切除ラットの卵巣に及ぼす当帰芍薬散の有効性。*J. Traditional Med.*, 24 (19)：31〜38，2007

7) 藤井知行：不育症と漢方治療 柴苓湯と当帰芍薬散。*Med. Sci. Digest*, 33 (3)：765〜767，2007

8) 稲永和豊，國芳雅広，新垣安亮：当帰芍薬散によって改善した老年期被害妄想の4例。精神科治療，20 (7)：761〜765，2005

9) 髙松 潔：更年期障害治療における漢方薬の位置付け 更年期障害に対する漢方療法の有用性の検討 三大漢方婦人薬の無作為投与による効果の比較。産婦人科漢方研究，23：35〜42，2006

10) 神農悦輝，砂川 元，新垣敬一ら：舌痛症に対する漢方薬の使用経験。痛みと漢方，15：77〜81，2005

11) 川口恵子，新沢 敦，二宮裕幸ら：月経前緊張症に対する加味逍遙散を中心にした漢方療法。日本東洋医学会雑誌，56 (1)：109〜114，2005

12) 日髙隆雄，柳楽清文，中島彰俊ら：更年期障害治療における漢方薬の位置付け 更年期障害に対する桂枝茯苓丸および加味逍遙散の効果。産婦人科漢方研究の歩み，23：35〜42，2006

13) 玉舎美智夫，前田雅人，森 敦幸ら：漢方薬（桂枝茯苓丸）の術後下肢腫脹軽減効果。整形災害外科，49 (6)：751〜753，2006

14) 五野由佳理,花輪壽彦:過去10年間の当研究所での一次性頭痛における漢方薬の有効性。漢方の臨床, 52 (12):2020〜2026, 2005
15) 穴吹弘毅:苓姜朮甘湯と桂枝茯苓丸の合方による慢性腰痛症に対する治療経験。日本腰痛学会誌, 10 (1):81〜85, 2004
16) Nakagawa T.:糖尿病性腎症に投与する桂枝茯苓丸の治療の可能性。 J. Traditional Med., 21 (1):7〜16, 2004
17) 藤原二郎:統合失調症(精神分裂病)の漢方療法(その1)。漢方の臨床, 50 (11):1576〜1578, 2003
18) 田原英一,新谷卓弘,森山健三ら:高齢者の性的逸脱行為に桂枝加竜骨牡蠣湯が有効であった2例。日本東洋医学会雑誌, 54 (5):957〜961, 2003
19) 木元博史:インフルエンザと麻黄湯。治療学, 40 (4):385〜388, 2006
20) 黒木春郎,木元博史:小児のインフルエンザと麻疹に対する洋漢統合医療の経験。千葉県医師会雑誌, 55 (10):1209〜1212, 2003

28 越婢加朮湯（えっぴかじゅつとう）

<組成>
君薬は麻黄，臣薬は石膏，ほかに蒼朮，甘草，生姜，大棗

<方剤の意味>
　浮腫や尿不利，炎症性浮腫に用いられる基本方剤。麻黄はエフェドリンを主成分とする発汗鎮咳薬であるが，強い寒性薬である石膏と組み合わされているので止汗的に作用する。発散性と燥性が期待された方剤で，それに燥性薬の蒼朮が加わることによって，急性期の表証で発散によって湿証を治す方剤である。石膏が含まれるので寒性薬で炎症性の熱感を伴う腫れや痛みに用いられる。生姜と大棗は方剤全体の作用を緩和し，副作用を除く目的で用いられ，桂枝湯や柴胡剤にもしばしば含まれる。甘草と大棗には抗アナフィラキシー作用がある。
　長期的には用いられず，比較的体力があり浮腫，発汗，尿量減少（尿不利）などを目標に用いる。
　急性痛風関節炎様関節痛8例に対して越婢加朮湯を投与し，3例には防已黄耆湯を併用した。全例で有効であった[1]（漢方医学 28 (4)：172〜175，2004）。50歳以上の帯状疱疹20例に神経痛発症予防のため越婢加朮湯を投薬し，6ヶ月後に1例の神経痛発症をみたのみで予防効果ありと考えられた[2]（ペインクリニック 25 (8)：1073〜1079，2004）。ほかにも症例報告で帯状疱疹に有効との報告あり。

<適応>
　急性腎炎，ネフローゼ，脚気に伴う浮腫，関節リウマチ，関節の腫脹・疼痛，眼瞼浮腫や眼の充血，夜尿症

29 麦門冬湯（ばくもんどうとう）

<組成>
君薬は麦門冬，臣薬は半夏，ほかに人参，粳米，甘草，大棗

<方剤の意味>
　老人や虚弱者で気道の粘膜が乾燥して刺激を受けやすくなっている状態を改善する方剤。大逆上気といって咳が下から突き上がって来るような発作性の激しい咳嗽で時に顔面紅潮を呈する者に

適する。

　麦門冬には咽頭を潤す作用があり，咽頭が乾燥して声がかれ，発作性の激しい咳に有効である。咳は空咳で，痰はないかあっても粘稠痰が少量の場合に限られる。半夏は燥性であるが，麦門冬・人参・糠米などの潤性薬と配合すると肺を潤すことを助ける。清肺湯は咳よりも粘稠痰が著明である者に適する。

　口腔内乾燥症100例を3群に分け，麦門冬湯，塩酸セビメリン，ニザチジンを90日間投薬した。麦門冬湯では唾液量の変化と自覚症状の改善に乏しかった。塩酸セビメリンとニザチジンでは安静時唾液量と刺激唾液量が有意に増加し，70％以上の症例で自覚症状が改善した[3]（耳鼻咽喉科臨床 100（2）：145〜152，2007）。シェーグレン症候群64例に滋潤のある漢方薬を投与した。麦門冬湯，麦門冬湯合六味丸，麦門冬湯八味補中益気湯投与群で唾液量に有意な改善はみられなかった[4]（漢方と最新治療 15（2）：134〜140，2006）。シェーグレン症候群を麦門冬湯投与群115例とプラセボ群114例に分け6ヶ月間投薬した。唾液・涙液分泌量は麦門冬湯投与群で基礎値よりも有意に増加した[5]（日本唾液腺学会誌 45：66〜74，2004）。

<適応>
　痰の切れにくい咳，気管支炎，気管支喘息

30　真武湯（しんぶとう）

<組成>
　君薬は茯苓，臣薬は白朮，ほかに芍薬，附子，生姜

<方剤の意味>
　玄武湯ともいう。新陳代謝が衰え水毒が胃腸に滞留して腹痛，下痢，めまい，動悸を呈するものを治す。

　新陳代謝の沈衰した者の方剤で，熱性薬の代表である附子で身体を温め，茯苓と白朮で湿を除く。高度の寒虚証で湿のある者に最適で，顔色が悪く手足の冷える虚弱者の慢性の水様性下痢に適する。裏急後重（しぶり腹）を伴わない下痢に用いる。虚弱者で熱感がなく悪寒のみの感冒で，下痢を伴う者に用いてもよい。人参湯はあまり激しくない下痢に用いる。啓脾湯は四肢の冷えの著しくない下痢に用いる。

　真武湯が有効であった45例を11例の急性症群（投薬期間1日〜6ヶ月）と34例の慢性症群（2ヶ月〜1年11ヶ月）に分けて検討した。急性症群は，風邪症候群，腸炎，起立性低血圧，心不全，一過

性脳虚血発作など，慢性症群は，高血圧症，胃炎，低血圧症，不安神経症，狭心症，メニエール病であった。主訴は全体的に眩暈，手足の冷え，動悸，疲労倦怠感，腹痛などが多かった[6]（漢方の臨床 51（12）：1657〜1667，2004）。

<適応>
冷え症の著しい慢性下痢，腹痛，めまい，動悸

31 呉茱萸湯（ごしゅゆとう）

<組成>
君薬は呉茱萸，臣薬は生姜，ほかに人参，大棗

<方剤の意味>
主薬は呉茱萸で，強い温性，燥性，降性の作用を持つ。升証の症状である頭痛や項部のこり，嘔吐に有効である。四肢の冷え（四肢厥冷）を条件に，激しい頭痛（頭項強痛）にも嘔吐にも用いることができる。人参は補性薬で，それに緩和作用を持つ生姜・大棗が加わっている。

胸苦しさと心下痞鞕があり，両足が冷たく寒冷が引き金になって発作性に激しい頭痛を繰り返し嘔吐を伴う者に適している。

呉茱萸湯を用いて片頭痛の予防効果を検討した。トリプタン製剤月5錠以上必要とする12例に対して呉茱萸湯を併用した。3ヶ月後頭痛の回数と強さ，トリプタン製剤の服用回数が減少した[7]（痛みと漢方治療 16：70〜72，2006）。更年期外来を受診し日常生活に支障を来たす慢性頭痛24例に対して，筋緊張型頭痛17例には釣藤散を，片頭痛7例には呉茱萸湯を投薬した。釣藤散17例中有効または著効は14例で9例では頭痛はほぼ消失した。無効3例に呉茱萸湯を投与し1例に有効であった。呉茱萸湯7例中有効または著効は4例で，無効3例に釣藤散を投与し1例に有効であった[8]（産婦人科漢方研究 23：92〜94，2006）。

<適応>
片頭痛，習慣性頭痛，嘔吐，脚気衝心

32　人参湯（にんじんとう）

＜組成＞

君薬は人参，臣薬は白朮，ほかに甘草，乾姜

＜方剤の意味＞

理中丸ともいう。新陳代謝が低下し，胃腸機能の低下した例に用いる。人参には上腹部のつかえである心下痞鞕を除く作用がある。乾姜は温中散寒といって腹部を温める。白朮は胃内停水や下痢を改善し，甘草は鎮痛作用と緩和作用がある。腹痛が強ければ安中散と合方する。癌の化学療法や放射線療法後の悪心，食欲不振にも用いられる。真武湯は下痢がより著明で，心下痞鞕のない者に適する。

腹壁は軟弱で軟便，多量の希薄な尿があり，唾液分泌過多，舌は湿潤で無苔，四肢寒冷で顔色の悪い虚弱者に適するとされる。

ストレプトゾトシン少量頻回投与による自己免疫糖尿病，およびNODマウスにおける自然発症糖尿病を人参湯（人参，蒼朮，乾姜，甘草）が抑制することを明らかにした。人参湯はIFN-γ産生を濃度依存的に抑制し，IL-4産生を促進した。人参または蒼朮単独ではサイトカイン産生に対する有意な影響はなかったが，人参＋蒼朮では人参湯とほぼ同様の効果がみられた[9]（医学のあゆみ 202（13）：1074〜1078，2002）。

＜適応＞

急性胃腸炎，慢性胃腸炎，つわり，萎縮腎

33　大黄牡丹皮湯（だいおうぼたんぴとう）

＜組成＞

君薬は牡丹皮，臣薬は桃仁，ほかに大黄，芒硝，冬瓜子

＜方剤の意味＞

腸癰といわれた急性虫垂炎に対して作られた方剤。牡丹皮・桃仁は駆瘀血薬というよりは抗炎症薬として作用する。冬瓜子は消炎・排膿薬である。大黄は下剤であるが牡丹皮を助け抗炎症抗菌作用がある。芒硝は腸管内面を潤し糞塊を軟化する瀉下剤である。

右下腹部に著明な抵抗・圧痛，自発痛があり便秘する者に適する。桃核承気湯は左下腹部に抵

抗・圧痛を認める。

　臨床検体から分離したMRSA株を用い，漢方薬7種（十全大補湯，補中益気湯，当帰芍薬散，黄連解毒湯，大黄甘草湯，大黄牡丹皮湯，小柴胡湯）の抗菌力をディスク法で検討した。比較的強い抗MRSA活性を示したのは黄連解毒湯と大黄牡丹皮湯で，これらの構成生薬のなかで，有効活性は黄連，黄芩，牡丹皮に認められた[10]（産婦人科漢方研究 22：85〜88，2005）。

<適応>

　急性虫垂炎，痔疾，肛門周囲炎，子宮および付属器炎，便秘，月経困難，月経不順

34　白虎加人参湯（びゃっこかにんじんとう）

<組成>

　君薬は知母，臣薬は石膏，ほかに人参，甘草，糠米

<方剤の意味>

　発熱（皮膚灼熱感）と発汗が著明で，津液が不足し口渇・多飲のあるものに用いる。解熱しながら体液を補う滋陰清熱薬である。炎症が強ければ黄連解毒湯を合方する。

　石膏・知母は消炎・解熱の清熱作用があり，また鎮静に働きイライラ・焦燥感を静める瀉火作用がある。知母は血糖降下作用があり，石膏と配合するとこの作用が強まる。人参にも血糖降下作用がある。乾性のアトピー性皮膚炎，尋常性乾癬にも用いられる。

　瘙痒と浸潤性浮腫を伴う全身の紅斑を認める多形滲出性紅斑2例に対して白虎加人参湯が有効であった[11]（漢方研究 390：9〜11，2004）。ほかに顔面の難治性紅斑，慢性蕁麻疹，多形滲出性紅斑，アトピー性皮膚炎に有効との報告あり。透析間で体重増加の多い8例に白虎加人参湯を投薬した。4例で口渇が改善し，この4例では体重増加は有意に抑制された。口渇の改善されなかった4例では体重増加は改善されなかった。投与前後で8例とも心胸比に有意な変化はなかった。白虎加人参湯の口渇の減少により飲水量が減少したものと考えられた[12]（日本東洋医学会雑誌 53（3）：217〜222，2002）。

<適応>

　のどの渇きとほてりのあるもの，糖尿病，アトピー性皮膚炎

35 四逆散（しぎゃくさん）

<組成>
君薬は柴胡、臣薬は枳実、ほかに芍薬、甘草

<方剤の意味>
柴胡剤で大柴胡湯から黄芩・半夏・生姜・大棗・大黄を除いて甘草を加えたもの。大柴胡湯を虚証向きにしたような方剤。

肝気鬱結に対する基本処方で、感情が外に発散されず、内にうっ積して起こすイライラや神経症状を治す。漢方のトランキライザーとも言われる。

柴胡は両側の胸脇苦満に用いられ、枳実も胸脇部の張りを下す。二本棒といわれる腹直筋の緊張である腹皮拘急に対して芍薬は腹直筋の緊張をゆるめ痛みを取り除く。甘草はその緩和作用と鎮痛作用がある。小柴胡湯の適応で疼痛に重点を置いたものとみることもできる。

機能性月経困難症の19例に疏肝解鬱剤の四逆散を投薬したら著効5例、有効9例、無効5例であった。通常はホルモン剤で排卵を抑制するが、患者は若年者に多く将来挙児希望なので、四逆散による治療が最適と思われる[13]（産婦人科漢方研究 18：105～107, 2001）。ほかに月経周期の異常、睡眠時無呼吸症候群、帯状疱疹後神経痛、パニック障害に有効との報告あり。

<適応>
胆嚢炎、胆石症、胃炎、胃潰瘍、心身症、抑うつ神経症、ヒステリー

36 木防已湯（もくぼういとう）

<組成>
君薬は木防已、臣薬は石膏、ほかに桂枝、人参

<方剤の意味>
木防已あるいは防已は利尿薬で、利尿により肺水腫や胸水をとる。石膏も清熱利水の作用がある。桂枝は木防已の働きを強め発散薬として作用する。

心窩部は甚だしく硬く痞塞感があり、心下痞堅の症状がみられる。心窩部には広範囲に著明な抵抗がみられ、心窩部は板のように堅い。うっ血性心不全の徴候として肝脾腫、喘息、呼吸困難、尿量減少（尿不利）、浮腫がみられる。

心不全12例に木防已湯を投薬し，2例は不整脈のため投薬中止し，残り10例ではNYHA分類の改善と血中BNP（血中脳性ナトリウム利尿ペプチド）濃度の低下，9例に自覚症状の改善がみられた。心胸比，心駆出率，血圧，脈拍に変化はなかった[14]（和漢医薬学 19（5）：159〜163，2002）。ほかに西洋医学的治療に抵抗性の心不全3例に木防已湯が著効した報告あり。

<適応>
心不全，心臓喘息，肺水腫，腎炎に基づく浮腫

37　半夏白朮天麻湯（はんげびゃくじゅつてんまとう）

<組成>
君薬は半夏・天麻，臣薬は黄耆・人参・白朮，ほかに茯苓，沢瀉，陳皮，麦芽，乾姜，黄柏，生姜

<方剤の意味>
心窩部に水滞があり，このため脾の機能不全が生じ，気が下降できず上逆して，頭痛・めまい・嘔吐を来たした病態。脾の機能不全のため食後に眠気を訴える。半夏・白朮・茯苓・人参・陳皮・生姜は六君子湯から大棗と甘草を除いたもので，六君子湯の加減とみることができる。

天麻は頭痛・めまい・ふらつきを改善する。黄柏は整腸に働き他薬の温性の働きを緩和する。六君子湯に天麻・黄柏・沢瀉・乾姜と燥性薬がたくさん加わって，より湿証向きの方剤となって，水分停滞を除く力と消化力を強化し，それに頭痛とめまいを治す天麻を加えた方剤である。

末梢性めまい21例に半夏白朮天麻湯を投薬し，めまいの全般改善度は改善以上が21%，やや改善以上が63%であった。頭痛・耳鳴り・肩こりなどはやや改善以上が60%以上であった。総合的に有用以上が42%，やや有用以上が79%以上であった[15]（千葉東洋医学シンポジウム 28：30〜38，2001）。ほかに起立性調節障害，メニエール症候群，パーキンソン病に有効との報告あり。

<適応>
胃腸虚弱，めまい，頭痛，自律神経失調症

【参考文献】
1）重軒正宏，京極新治，竹内辰五郎：急性痛風関節炎様の関節痛に対する越婢加朮湯の使用経

験．漢方医学，28(4)：172〜175，2004
2) 瀧本　眞：越婢加朮湯の帯状疱疹後神経痛に対する予防効果の検討．ペインクリニック，25(8)：1073〜1079，2004
3) 梅本匡則，任　智美，美内慎也ら：口腔内乾燥症に対する薬物治療の効果．耳鼻咽喉科臨床，100(2)：145〜152，2007
4) 大野修嗣：免疫疾患の漢方薬RCT　シェーグレン症候群の唾液分泌障害に対する漢方薬治療の効果．漢方と最新治療，15(2)：134〜140，2006
5) 西澤芳男，西澤恭子，吉岡二三ら：原発性シェーグレン症候群唾液分泌改善効果に対する前向き，多施設無作為2重盲検試験．日本唾液腺学会誌，45：66〜74，2004
6) 宮崎瑞明，盛　克己：真武湯の有効例の検討．漢方の臨床，51(12)：1657〜1667，2004
7) 丸山哲弘：片頭痛予防における呉茱萸湯の有用性に関する研究　塩酸ロメリジンとのオープン・クロスオーバー試験．痛みと漢方治療，16：70〜72，2006
8) 牧田和也，小久保靖子，張簡珮怡ら：更年期外来受診者にみられる慢性頭痛に対する漢方治療の現状　その治療期間と予後について．産婦人科漢方研究，23：92〜94，2006
9) 丁　宗鐵：現代西洋医学からみた東洋医学　人参湯による実験的糖尿病治療の作用機序．医学のあゆみ，202(13)：1074〜1078，2002
10) 早川　智，清水一史，張遠春ら：BaicalinによるMRSA増殖抑制作用．産婦人科漢方研究，22：85〜88，2005
11) 手塚匡哉：白虎加人参湯が著効した多形滲出性紅斑の2例．漢方研究，390：9〜11，2004
12) 内藤真礼生，長田高志，三村　卓ら：慢性血液透析患者の体重増加に対する白虎加人参湯の効果．日本東洋医学会雑誌，53(3)：217〜222，2002
13) 梅川宏司：月経困難症に対する四逆散の使用経験．産婦人科漢方研究，18：105〜107，2001
14) Yakubo S., Kinoshita Y., Arakawa Y. et al.：木防已湯の臨床評価　心不全に対する和漢薬．和漢医薬学，19(5)：159〜163，2002
15) 木村貴昭：耳鳴・眩暈の病態と治療　めまいに対する半夏白朮天麻湯の臨床効果．千葉東洋医学シンポジウム，28：30〜38，2001

38 当帰四逆加呉茱萸生姜湯（とうきしぎゃくかごしゅゆしょうきょうとう）

<組成>
　君薬は当帰，臣薬は芍薬，ほかに桂枝，細辛，呉茱萸，木通，生姜，大棗，甘草

<方剤の意味>
　血虚のある者が寒冷により末梢循環，とくに四肢の動脈側の血行障害を起こし，腹部も冷えて腹痛を起こしている状態に適する。

　当帰，細辛，呉茱萸，生姜，桂枝は体を温める作用が強く，細辛には麻酔作用があり，芍薬には鎮痙，鎮痛作用があり，冷えて痛む場合に最適である。漢方では冷えて痛む場合，水滞があると考えるので，木通は四肢・関節の浮腫を除き，知覚運動麻痺を改善する。細辛，呉茱萸も燥性薬である。

　元気がない，食欲不振，疲れやすいなどの気虚の症状のある場合には人参湯，桂枝人参湯，補中益気湯を合方する。しもやけなどの静脈系のうっ血を伴う場合は桂枝茯苓丸を合方する。

　整形外科を受診し，「寒いと症状が悪化する」「温めると症状が改善する」「冷え症である」「瘀血である」のいずれかを訴えた患者124例に当帰四逆加呉茱萸生姜湯を処方した。有効21%，やや有効21%，効果はあるが持続しない13%，無効45%であった。女性と疼痛例で有効率が高かった[1]（痛みと漢方 15：48～51，2005）。北里研究所東洋医学総合研究所漢方外来を2001年に初診した1586例について，主要疾患の頻用処方はアトピー性皮膚炎では黄連解毒湯，糖尿病では八味丸，冷え症では当帰四逆加呉茱萸生姜湯，高血圧では釣藤散などであった[2]（日本東洋医学会雑誌 56(2)：287～293，2005）。バネ指を主訴の男性4例を含む39例に当帰四逆加呉茱萸生姜湯を投薬し，一部に柴苓湯を追加した。女性全例で症状が軽快し，男性2例は手術施行した[3]（漢方の臨床 51(4)：475～479，2004）。

<適応>
　手足の冷え，レイノー病，しもやけ，下腹部疝痛，腰痛症，頭痛，開腹術後の癒着からくる腹痛

39 苓桂朮甘湯（りょうけいじゅつかんとう）

<組成>
　君薬は茯苓，臣薬は白朮，ほかに桂枝，甘草

<方剤の意味>

　水毒の上衝と気の上逆のため心悸亢進，呼吸促迫および起立性眩暈を来たした場合に用いられる。漢方では立ちくらみやめまいを水分の偏在によると考える。茯苓と白朮は燥性薬で，水の偏在を調整する。また茯苓は安神作用により動悸を鎮める。桂枝はのぼせを引き下げる。

<適応>

　体力が低下した人の立ちくらみ，めまい，動悸，息切れ，頭痛，不安神経症

40　猪苓湯（ちょれいとう）

<組成>

　君薬は猪苓，臣薬は茯苓，ほかに沢瀉，阿膠，滑石

<方剤の意味>

　下焦（下腹部と陰部）の水と蓄熱を去り，利尿をはかる方剤。五苓散の白朮・桂枝の代わりに阿膠と滑石が入っている。沢瀉・茯苓・猪苓は利尿薬の基本でそれに止血作用のある阿膠と消炎・利尿作用のある滑石が入っている。猪苓・沢瀉・滑石には軽度の抗菌・消炎作用がある。炎症や熱証を伴うものに適している。

　五苓散は全身的な水分代謝異常に効く方剤で，猪苓湯は局部的な炎症性尿不利に効く方剤である。慢性の血尿を伴う場合には猪苓湯合四物湯を用いる。

　脳卒中急性期にバルーン抜去後尿閉を来たした10例に猪苓湯を投薬した。5例に尿路感染症がみられた。10例中9例に改善がみられ，1例には塩化ベタネコールを併用した。退院時には，全例尿閉は改善した[4]（漢方医学 29（6）：270〜272，2005）。単純尿路結石807例に体外衝撃波砕石術（ESWL）を施行し，681例に猪苓湯を投薬し，126例は非投与群とした。施行後3ヶ月で結石は完全に排泄されたが，残存結石の大きさが4mm以下の場合は成功とした。成功率は，結石のあった部位で，投与群は腎臓42%，輸尿管62%，非投与群では腎臓43%，輸尿管52%で有意差はなかった。結石の大きさが10〜20mmの時の成功率は投与群45%，非投与群31%で有意に優れていた[5]（*Japanese J. Endourology and ESWL* 14（1）：155〜158，2001）。ほかにも体外衝撃波砕石術（ESWL）後の排石促進効果の報告あり。

<適応>

　膀胱炎，尿道炎，排尿痛，血尿，残尿感

41 補中益気湯（ほちゅうえっきとう）

<組成>
　君薬は黄耆，臣薬は人参・甘草，ほかに当帰，白朮，升麻，柴胡，陳皮，大棗，乾姜

<方剤の意味>
　中（胃）を補い，気（元気）を益す薬で，全てに元気なく倦怠感の著しい者に用いる。黄耆・人参は脳の興奮性を高め筋の緊張を高める。黄耆・白朮は皮膚の血行を改善して汗腺の機能を高めて止汗する。柴胡・升麻は，末梢性に平滑筋・横紋筋・支持組織の緊張を高め，黄耆・人参の作用を強める。全体として，補気健脾と升堤（つりあげること）の組み合わせで，元気をつけると同時に筋緊張を高める。升堤の聖薬であり，名方中の傑作とされている。
　当帰は補血作用，升麻は升性が強く，脱肛を引き上げ痔疾を治す作用，柴胡は胸脇部の炎症をとる作用，陳皮は理気・健胃・去痰作用，黄耆は止汗作用がある。寒虚証で胸脇部や咽頭喉頭部に炎症があり，痰や盗汗（寝汗）のある者に適する。虚弱者の感冒には桂枝湯・桂枝加芍薬湯を合方する。下痢には五苓散・六君子湯を合方する。
　1年以上観察できたC型肝炎または肝硬変140例に伝統的考え方により53方剤を選択し，最頻用方剤は補中益気湯であった。血小板数により3群に分け，肝癌の年間発生率は，血小板10万未満の群では0.89％，14万未満の群では1.55％，14万以上の群では0.29％で，未治療群よりも低値で，従来報告のある小柴胡湯あるいは十全大補湯単独投与群よりも低値であった[6]（東洋医学会雑誌 55(4)：455～461，2004）。婦人科癌患者44例に補中益気湯を投薬し，副作用の軽減効果を検討した。1から数クール終了後投薬し，投薬により副作用が改善した割合は，悪心嘔吐45.5％，白血球減少54.5％，体重減少40.9％であった[7]（産婦人科漢方研究 21：82～84，2004）。子宮下垂・子宮脱120例中，外科的治療53例，保存的治療76例で，保存的治療のうち3ヶ月以上漢方薬を内服できた33例（補中益気湯が25例）について検討した。自覚症状改善が31例，無効2例，有効例のうち漢方薬単独が11例，エストロゲン製剤併用またはペッサリー装着が20例であった[8]（産婦人科漢方研究 20：67～69，2003）。入院期間が4週間以上の意識障害患者314例に入院後1週間以内に補中益気湯を投薬した投与群と非投与群のMRSA検出率を比較した。投与群9.2％，非投与群30.6％で有意な効果を認めた。MRSAは入院後3～4週目に多く認められた[9]（*Biotherapy* 16(3)：261～263，2002）。ほかにもMRSAに対する抗菌力の報告複数あり。

<適応>
　消化機能が衰え四肢倦怠感，著しい虚弱体質者，夏やせ，病後の体力増強，感冒，肺結核，食欲不振，痔疾，多汗症

43 六君子湯（りっくんしとう）

<組成>
　君薬は人参，臣薬は白朮，ほかに茯苓，半夏，陳皮，甘草，生姜，大棗

<方剤の意味>
　気虚の代表的方剤である四君子湯に，半夏と陳皮からなる二陳湯を加えた方剤。半夏は胃内停水に基づく悪心嘔吐を止め，通常生姜と共に用いる。陳皮は胃内停水や痰（器官や組織に停積した粘液性の物質）を除く。君子とは，上薬で長く常用しても副作用がなく，ますます健康になる生薬を指す。

　四君子湯は胃腸虚弱，胃内停水に用いるが，悪心嘔吐や下痢などの痰飲の症状を伴えば六君子湯を用いる。人参湯は胃腸虚弱で冷えの症状が主体の者に用いる。

　胃底部に食物が入るとその圧刺激により胃底部が弛緩し内圧を下げ，さらに多くの食物を許容することができる。Functional dyspepsia（機能性消化障害）患者の多くはこの反応が鈍く，六君子湯は運動不全型のFunctional dyspepsiaに有効とされている（胃適応性弛緩反応）。歯痕舌（舌に歯型のついたもので気虚や水毒でみられる）を認めるFunctional dyspepsia12例に六君子湯を2週間投薬し，投薬前後で上腹部症状の改善のスコアを検討した。胃もたれ，胃部不快感，悪心嘔吐，空腹時上腹部痛，持続的上腹部痛，夜間上腹部痛，食後の上腹部痛，腹部膨満感，食後早期の膨満感のうち，食後早期の膨満感を除き有意に改善した。運動不全型症状は徐々に改善するが，潰瘍型症状（空腹時，夜間上腹部痛）は早期から顕著に改善した。歯痕舌の改善はいなかった[10]（漢方医学 28(2)：66〜69，2004）。

　神経疾患の対症療法で上部消化管症状，手足の冷え，全身倦怠感の改善されない患者100例に六君子湯を投薬し，全例に上部消化管症状と舌証の改善をみた。これは基礎疾患に用いている併用薬の吸収を改善し，副作用を減弱させたものと考えられた。疾患の内訳は，パーキンソン病48例，頚肩腕症候群16例，頭痛14例，脊髄小脳変性症5例，重症筋無力症5例，ドライアイ・マウス5例，眩暈症4例，局所性ジストニー2例，筋萎縮性側索硬化症1例である[11]（*Progress in Med.* 23(8)：2163〜2169，2003）。

<適応>
　胃炎，食欲不振，悪心嘔吐，下痢，消化不良

45　桂枝湯（けいしとう）

<組成>

君薬は桂枝，臣薬は芍薬，ほかに甘草，大棗，生姜

<方剤の意味>

　虚証，虚弱体質の者で感冒の初期に用いる。悪寒・悪風（おふう）（悪寒の軽症で風が体に当たってはじめて寒気を感じるもの）・発熱・頭痛・自汗（じかん）（自然発汗）のある場合に適する。桂枝は軽い発汗作用，身体を温め，悪寒・頭痛を発散させる作用・のぼせを引き下げる作用，健胃作用がある。芍薬は鎮痛作用・鎮痙作用があり，生姜と大棗は方剤全体の作用を緩和し副作用を除く。全体としては辛温解表剤（しんおんげひょうざい）（身体を温め解熱させる方剤）である。
　桂枝加黄耆湯（けいしかおうぎとう）は，桂枝湯に黄耆を加えたもので，黄耆は皮膚の栄養を高め，汗を調節する要薬で盗汗（とうかん）（寝汗）・汗かきにはなくてはならない。桂枝加黄耆湯は桂枝湯よりもさらに一層汗の出やすい体質向きの方剤である。葛根湯は比較的実証で，無汗で項背強が著明で，脈浮実に用いる。桂枝が飲めない場合には香蘇散（こうそさん）を用いる。

<適応>

　体力が衰えた時の感冒の初期

46　七物降下湯（しちもつこうかとう）

<組成>

君薬は当帰，臣薬は地黄（じおう），ほかに芍薬，釣藤鉤（ちょうとうこう），黄耆，川芎（せんきゅう），黄柏（おうばく）

<方剤の意味>

　当帰・地黄・芍薬・川芎からなる四物湯（しもつとう）に釣藤鉤・黄柏・黄耆を加えた方剤。四物湯証として冷え症，皮膚乾燥などの血虚で拡張期高血圧のある患者に用いる。
　釣藤鉤は血管攣縮を治し，鎮痙・鎮痛作用により血圧を下げる。これに虚証向きで脾胃を補い元気を益しさらに脳血管拡張作用のある黄耆と，清熱・健胃作用があり体の熱感・のぼせを改善する黄柏が加わっている。大塚敬節の創製。
　発作傾向の自然発症高血圧ラットSHRSPに七物降下湯を長期投薬し発作発生率に対する影響を検討した。8～23週齢のSHRSPは発作の頻度は有意に低下したが，年齢依存性収縮期血圧上昇，体

(165)

重増加には影響はなかった。23週齢のSHRSPは脳の出血，石灰化，海綿症，網状液化，グリオーシス，大きいのう胞が見られたが，七物降下湯投薬群では，これらの脳損傷面積と発生率は有意に減少した。七物降下湯はSHRSPの寿命延長に寄与していることが示唆された[12]（*Natural Med.* 57 (1)：12〜17，2003）。

<適応>

身体虚弱傾向で，高血圧に伴う随伴症状としてのぼせ，肩こり，耳鳴り，頭痛のある者

47　釣藤散（ちょうとうさん）

<組成>

君薬は釣藤鈎，臣薬は菊花・防風，ほかに人参，茯苓，石膏，麦門冬，甘草，生姜，陳皮，半夏

<方剤の意味>

釣藤鈎は鎮静・鎮痙・降圧作用があり，これに発散薬の菊花・防風が加わって頭痛・めまい・肩こりを改善する（平肝熄風）。菊花は目や脳の充血に効果がある。茯苓はめまいの原因となる水滞を除く。麦門冬は滋潤に働いて炎症で消耗した体液を補充する。石膏が入っているので熱証用である。

頭痛は高齢者の早朝起床時の頭重感に有効で，抑うつ症状の一つと考えることもできる。のぼせ・イライラ・顔面紅潮が強ければ加味逍遙散を合方する。

脳血管性痴呆3例で陽性の周辺症状が強く，イライラ・興奮・暴力，机を投げるなどのみられた患者に投薬すると著しい症状の改善がみられた[13]（漢方療法 9 (8)：38〜47，2005）。同様の幻覚，夜間絶叫の患者に投薬したが無効で，抑肝散加陳皮半夏も無効で，甘麦大棗湯で良眠できるようになった報告もある。耳鳴58例67耳に，釣藤散4週間後メコバラミン4週間投与のA群29例とメコバラミン4週後，釣藤散4週間投薬のB群を比較検討した。A群では耳鳴の大きさ，持続，気になり方が改善した後メコバラミンに変更後悪化した。B群ではメコバラミンでは改善を認めなかったが，釣藤散に変更後有意に改善した。全体として改善内容は，消失5耳，著明改善8耳，改善14耳，改善以上39.8％，やや改善以上80.9％で悪化はなかった。メニエール病や無難聴性耳鳴では治療効果が高く，感音性難聴では効果は認めなかった。罹病期間による傾向はなかった[14]（千葉東洋医学シンポジウム 28：8〜20，2001）。

<適応>

いわゆる脳動脈硬化症で，慢性頭痛・めまい・肩こりがあり，高血圧傾向の者

48　十全大補湯（じゅうぜんだいほとう）

＜組成＞

君薬は人参・当帰，臣薬は白朮・地黄，ほかに茯苓，芍薬，桂枝，黄耆，甘草，川芎

＜方剤の意味＞

　気虚の基本方剤である，人参・白朮・茯苓・甘草からなる四君子湯に，血虚の基本方剤である，当帰・地黄・芍薬・川芎からなる四物湯を合わせた方剤を八珍湯という。八珍湯に補性で升性の強壮作用のある桂枝と黄耆を加えたのが十全大補湯である。気血両虚を治す大補剤である。但し，地黄が含まれるので食欲不振や下痢のある者には向かない。

　桂枝は，血管拡張により内臓や末梢の循環を強め体を温め，唾液・胃液の分泌を高めて消化吸収を補助する。黄耆と当帰は肉芽形成を促進する（生肌）。生肌とは体表の傷口や潰瘍の癒合を促進すること。補中益気湯は，全身衰弱や疲労倦怠感に用いるが，本剤のように顔色が悪いなどの貧血症状や皮膚乾燥のない場合に用いる。

　寝たきり・全面介助・経管栄養の患者を十全大補湯＋八味地黄丸併用投与群13例と非投与群15例に分けた。投与群では投与12週目のCD4/CD8およびCD4上昇を84.6%に認め，非投与群に比べ有意に高値であった。CD8，好中球貪食能，免疫グロブリン，白血球数には有意差はなかった。漢方薬によるリンパ球機能調節作用が示唆された[15]（漢方医学 30 (2)：65～67，2006）。子宮頸癌に放射線治療を施行し，全身状態の改善を目的に十全大補湯を投与した群74例と非投与群231例を検討した。投与群の5，10，15年生存率は62.2%，47.6%，38.3%，非投与群は47.2%，32.0%，16.5%で$p=0.0002$の有意差が認められ，十全大補湯が延命に寄与していることが示唆された[16]（Biotherapy 20 (1)：61～69，2006）。ほとんどが生後6ヶ月までに発症した乳児痔瘻49例に十全大補湯投与群と非投与群を比較した。排膿持続期間は投与群7～30日，非投与群36～92日であった。要手術は投与群3例，非投与群18例であった[17]（小児外科 35 (8)：957～960，2003）。漢方製剤は直接的抗腫瘍効果よりも腫瘍免疫能の増強，外科手術後の全身状態の改善，化学療法や放射線療法の副作用（骨髄抑制，下痢など）の軽減，末期癌患者のQOL改善を目的に用いられる。十全大補湯には癌患者への投薬で有効とする報告が多数ある。

＜適応＞

病後の体力低下，疲労倦怠，寝汗，手足の冷え，貧血

49 荊芥連翹湯（けいがいれんぎょうとう）

<組成>

君薬は柴胡・黄連，臣薬は黄芩・当帰，ほかに荊芥，連翹，防風，白芷，地黄，芍薬，黄柏，山梔子，薄荷，桔梗，川芎，枳殻，甘草

<方剤の意味>

　黄連解毒湯と四物湯の合方が温清飲で，血虚と血熱を合わせた病態に用いられる。荊芥連翹湯はこれに多くの発散薬が加えられている。血熱とは，血が熱を帯びた状態で，悪寒を伴わない発熱，結節性紅斑，血管炎，皮膚粘膜の潰瘍，びらんなどの病態をさす。柴胡・薄荷・桔梗は熱の放散を強める。薄荷・連翹・荊芥・防風は皮膚疾患に有効な発表薬で，連翹は化膿症に頻用される。白芷は鎮痛・去痰薬，桔梗は去痰・排膿薬，枳殻は芳香性健胃薬である。皮膚浅黒く，手足裏に発汗しやすい者に適するとされる。

　座瘡86例に証によって十味敗毒湯，荊芥連翹湯，黄連解毒湯，清上防風湯，桂枝茯苓丸の5種類を投薬した。69例は単剤，17例は2剤併用であった。化膿時のみ3～4日の抗生物質投薬をした。紅斑・赤色丘疹・面皰・硬結・膿疱について効果判定した。単剤による治療有効率は80％であった。使用された漢方薬の有効性に差はなかった。炎症抑制後色素沈着のみられた患者には桂枝茯苓丸と荊芥連翹湯などの併用療法により改善率が46.9％から100％に改善した[18]（*Evolving Kampo* 1 (2)：29～30, 2005）。荊芥連翹湯はアトピー性皮膚炎に有効とする報告も多数ある。

<適応>

蓄膿症，慢性鼻炎，慢性扁桃炎，にきび，慢性中耳炎，アトピー性皮膚炎

【参考文献】

1）吉田祐文，中村光一，阿久津政司ら：整形外科における当帰四逆加呉茱萸生姜湯の有用性の検討．痛みと漢方，15：48～51, 2005
2）金 成俊，中村惠子，緒方千秋ら：北里研究所東洋医学総合研究所における初診患者の解析と医療への活用．日本東洋医学会雑誌，56 (2)：287～293, 2005
3）森久保治道：弾発指（バネ指）に対する漢方薬の効果．漢方の臨床，51 (4)：475～479, 2004
4）若林礼浩，古林秀則：脳卒中後尿閉に対する猪苓湯の効果．漢方医学，29 (6)：270～272, 2005

5) Watanabe S., Yoshimura R., Yamamoto K. et al.：体外衝撃波砕石術（ESWL）後の自発的結石排泄における猪苓湯の作用。*Japanese J. Endourology and ESWL*, **14**(1)：155〜158, 2001

6) 佐藤　弘, 荒川泰行：慢性Ｃ型肝炎患者の肝細胞癌発症に対する漢方治療の抑制効果　伝統的考え方に基づく漢方治療の有用性。日本東洋医学会雑誌, **55**(4)：455〜461, 2004

7) 伏木　弘, 吉本英生, 生駒友美ら：制癌剤の副作用軽減に対する補中益気湯の試み。産婦人科漢方研究, **21**：82〜84, 2004

8) 丹羽邦明, 西條礼子, 石渡恵美子ら：子宮脱・下垂に対する東洋医学的試み。産婦人科漢方研究, **20**：67〜69, 2003

9) 北原正和, 石川修一：意識障害遷延例における補中益気湯のＭＲＳＡ保菌予防効果。*Biotherapy*, **16**(3)：261〜263, 2002

10) 鈴木　剛, 平野正憲：歯痕舌を認めるFunctional dyspepsia症例に対する六君子湯の効果。漢方医学, **28**(2)：66〜69, 2004

11) 及川　欧, 森若文雄, 田代邦雄：神経内科領域における六君子湯の応用。*Progress in Med.*, **23**(8)：2163〜2169, 2003

12) Higuchi Y., Ono K., Onodera H. et al.：発作傾向の自然発症高血圧ラットにおける日本の伝統薬七物降下湯による発作の抑制　組織病理学的研究。*Natural Med.*, **57**(1)：12〜17, 2003

13) 梶井信洋, 織部和宏：各科の西洋医学的難治例に対する漢方治療の試み釣藤散が著効した興奮・攻撃型認知症の３例。漢方療法, **9**(8)：38〜47, 2005

14) 奥野秀次：耳鳴・眩暈の病態と治療　耳鳴診療と釣藤散・牛車腎気丸。千葉東洋医学シンポジウム, **28**：8〜20, 2001

15) 王暁東, 吉田　健, 本田健一ら：廃用症候群患者に対する十全大補湯, 八味地黄丸併用投与による免疫調節作用に関する検討。漢方医学, **30**(2)：65〜67, 2006

16) 竹川佳宏, 原田雅史：癌の放射線治療と漢方の役割　十全大補湯による癌患者の延命効果。*Biotherapy*, **20**(1)：61〜69, 2006

17) 千葉正博, 真田　裕, 吉澤康男ら：肛門周囲膿瘍・痔瘻。小児外科, **35**(8)：957〜960, 2003

18) Takechi M.：座瘡に対する漢方薬実用化の検討。*Evolving Kampo*, **1**(2)：29〜30, 2005

51 潤腸湯（じゅんちょうとう）

<組成>

君薬は麻子仁，臣薬は地黄・杏仁，ほかに枳殻，厚朴，当帰，大黄，桃仁，黄芩，甘草

<方剤の意味>

　虚証で燥証の高齢者の便秘に用いられる。腹部には便塊を触知することが多い。燥証の便秘は体液不足による固い糞塊で，体液枯燥と腸内の燥熱を改善して便を軟らかくして排便を促す。君薬の麻子仁は最も緩和な瀉下作用があり，潤腸通便の薬能により腸燥便秘に適する。動悸や息切れを治す作用もある。地黄は補血薬で滋養強壮作用と滋潤作用があり，杏仁は燥を潤す。

　全体として，大黄・枳実・厚朴・麻子仁・杏仁・桃仁・黄芩が降性薬，麻子仁・杏仁・桃仁・当帰・地黄が潤性薬で，さらに当帰・地黄は補血薬で，比較的寒証で虚証の貧血や循環障害のある老人・虚弱者の便秘に最適である。

　麻子仁丸は潤腸湯に芍薬を加え，枳殻・当帰・地黄・桃仁・黄芩・甘草を除いたもので，潤腸湯よりも便秘（大便秘結）の程度が軽く，皮膚乾燥や貧血，瘀血のない者に用いられる。大黄甘草湯は体力中等度の人を中心に，桂枝加芍薬大黄湯は多くは中壮年者の便秘で快適な便通が得られない者に用いる。調胃承気湯は体力中等度で，腹壁緊張・腹部膨満感のある者に用いる。大承気湯は体力があり，腹壁緊張，高度の大便秘結，不安・不眠などの精神症状のある者に用いる。

<適応>

老人・虚弱者の便秘

52 薏苡仁湯（よくいにんとう）

<組成>

君薬は麻黄，臣薬は薏苡仁・蒼朮，ほかに桂枝，当帰，芍薬，甘草

<方剤の意味>

　関節リウマチは漢方では風湿といい，関節に水が溜まって痛む病気であるが，薏苡仁湯は関節腔，組織中の滲出液の停滞を治し，筋肉の緊張を緩和し，血液循環を改善する方剤である。湿痺すなわち，湿邪による関節や軟部組織の病変に対する処方である。

　薏苡仁・蒼朮は組織中の水分を血中に吸収して利尿により除き，浮腫を消退させる。麻黄・桂

枝・当帰は表在血管を拡張して血行を促進して体を温め疼痛を軽減する。芍薬は鎮痛薬である。慢性に経過する，関節の腫脹・疼痛・熱感，四肢疼痛やしびれ，運動障害を目標にする。麻杏薏甘湯は，使用目標はほぼ類似するが，症状が初期で軽症例に用いる。

西洋医学的保存治療で改善の得られない一次性変形性膝関節症25例，平均68歳に薏苡仁湯を6週間投薬した。無効5例，やや有効2例，有効12例，著効6例で，有効率は72%であった。NSAIDsは胃腸障害・腎障害，また軟骨の変性を加速する可能性が指摘されており，中等度までの変形性膝関節症には薏苡仁湯はよい適応と考えられた[1]（漢方と最新治療 16（1）：61〜66，2007）。平均年齢4.4歳の伝染性軟属腫の患児45例に五苓散合薏苡仁湯を投薬した。効果判定できた24例で著効16例，有効5例，平均内服期間は4.5±3.0週であった[2]（漢方と最新治療 9（3）：281〜283，2000）。

<適応>

慢性関節リウマチ，関節痛，筋肉痛

53 疎経活血湯（そけいかっけつとう）

<組成>

君薬は当帰，臣薬は地黄で，ほかに芍薬，羌活，防風，防已，威霊仙，茯苓，蒼朮，川芎，陳皮，桃仁，牛膝，竜胆，白芷，甘草，生姜

<方剤の意味>

血虚を治す四物湯を基本に，風邪と湿邪による風湿痺を治す去風湿薬に鎮痛薬と駆瘀血薬を加えた方剤で，筋肉，関節，神経に疼痛を発する（とくに下半身）ものに用いる。

当帰・川芎・芍薬・地黄の四物湯を基本に，湿を追い出す去風湿薬として，蒼朮・茯苓を始め，牛膝・威霊仙・白芷・防已・竜胆・生姜・陳皮が含まれている。芍薬のほかに防風・羌活・威霊仙・白芷のような鎮痛薬が含まれている。駆瘀血薬として牛膝・威霊仙・桃仁が含まれ血液のうっ滞や貧血に伴う陳旧性の疼痛に有効である。

下腹部に抵抗や圧痛があり瘀血の証を認め（小腹硬満），多湿や寒冷によって症状が増悪する者に適する。

ラットアジュバント関節炎の滑膜炎発症期に，疎経活血湯，薏苡仁湯，桂枝加朮附湯，越婢加朮湯，柴苓湯を投薬し，炎症所見を経時的に観察した。疎経活血湯，薏苡仁湯ではアジュバント関節炎の所見，関節腫脹，滑膜組織病変の改善がみられたが，そのほかの方剤ではあまり効果がなかった[3]（日本東洋医学会雑誌 49（3）：419〜428，1998）。

<適応>
　坐骨神経痛，腰部より下肢にかけての筋肉，関節に疼痛があり冷えると増悪する者，血栓性静脈炎

54　抑肝散（よくかんさん）

<組成>
　君薬は釣藤鈎，臣薬は柴胡，ほかに甘草，当帰，茯苓，白朮，川芎

<方剤の意味>
　本来小児のひきつけに用いられる処方であるが，神経過敏で興奮しやすく，落ち着きがなく，イライラ，不眠などの神経興奮状態に用いる。釣藤鈎の成分は脳セロトニン受容体に親和性があり，鎮静・鎮痙作用がある。柴胡は胸脇苦満を治し，筋緊張を緩め強い鎮痙効果を発揮する。釣藤鈎・柴胡・甘草で肝気の緊張を緩解し，神経の興奮を鎮める。
　茯苓は動悸を治め，茯苓・白朮で湿を除き痰飲の停滞を除く。痰飲とは水湿が停滞したために臓腑から出た滲出液で，粘稠なものを痰，清稀なものを飲という。当帰と川芎は補血作用により血を保養して気を巡らせ，また瘀血を除く。
　肝の陽気と陰液が共に不足するが，陰液の不足の方が著しく，そのため仮性の肝の陽気の過剰状態がみられる。四逆散は真性の，肝の陽気の過剰状態に用いる。
　症状として，イライラ・興奮・神経過敏，眼瞼けいれん，心下痞鞕，腹直筋，とくに左側の緊張が見られる。どちらかといえば虚証で貧血傾向に適する。
　精神科疾患386例に抑肝散加陳皮半夏を投薬し，効果判定できた142例について検討した。有効84例，有効率59.2％であった。疾患別有効率は，うつ病58.2％，不眠症51.7％，パニック障害84.6％，全般性不安障害62.5％，イライラ・統合失調症・過敏性腸症候群・脅迫性障害各100％で，不安障害に分類される疾患で有効性が高かった[4]（日本東洋心身医学研究 21 (1-2)：22～25, 2007）。暴力・徘徊などの陽性症状を呈する痴呆患者14例に抑肝散加陳皮半夏を投薬し，全例に有効で著効は5例であった。うつ状態改善・意欲向上も4例でみられた[5]（漢方と最新治療 12 (4)：352～356, 2003）。

<適応>
　神経症，不眠，小児の夜泣き，眼瞼けいれん

55　麻杏甘石湯（まきょうかんせきとう）

<組成>
　君薬は麻黄，臣薬は石膏，ほかに杏仁，甘草

<方剤の意味>
　肺熱（熱邪が肺を灼傷して生じる病証）の咳嗽，呼吸困難に対する代表的方剤。麻黄湯の桂枝の代わりに石膏が入ったもの。麻黄は主成分がエフェドリンで，強い発汗剤であり，鎮咳薬である。杏仁は鎮咳去痰薬である。麻黄に桂枝が加わると発汗作用が増強し，麻黄湯は自然発汗のない者に用いられる。麻黄に石膏が加わると，性質がまるで変わり，麻黄の発汗作用は抑えられてむしろ止汗的に作用する。従って麻杏甘石湯は発汗傾向の喘鳴の強い呼吸困難を呈する者に用いられる。
　石膏が含まれるので寒性薬で，辛涼解表剤に属し，体を冷やして急性期の表証を治す。顔色がよく，口渇があることを原則とし，顔色の悪い虚弱体質者には不適切である。

<適応>
　小児喘息，気管支喘息

56　五淋散（ごりんさん）

<組成>
　君薬は山梔子，臣薬は黄芩・茯苓，ほかに当帰，芍薬，沢瀉，甘草，地黄，滑石，木通，車前子

<方剤の意味>
　膀胱に熱を有し，尿不利（尿量減少），尿意頻数，排尿痛，残尿感などの膀胱刺激症状（熱淋）を来たすときに用いられる方剤。血尿，混濁尿，下腹部緊満と抵抗がみられる。君薬の山梔子には清熱瀉火と鎮静作用，黄芩には強い消炎抗菌作用がある。茯苓は利水薬で沢瀉を加えると水を下方へ導いて小便を通す働きが著明になる。
　主として慢性に経過する泌尿器疾患に用いられ，慢性尿道炎，慢性前立腺炎，慢性腎盂腎炎，急性・慢性膀胱炎などが適応となる。猪苓湯はやや急性で体力中等度，四肢冷感のみられない者に適する。竜胆瀉肝湯は症状が激しく，帯下や陰部瘙痒感を伴う者に用いる。清心蓮子飲は体力が低下し，胃腸虚弱，ほてり，神経過敏のある者に用いる。

(173)

<適応>
　頻尿，排尿痛，残尿感

57　温清飲（うんせいいん）

<組成>
　君薬は当帰・黄連、臣薬は地黄・黄芩、ほかに芍薬、黄柏、川芎、山梔子

<方剤の意味>
　血虚と血熱が同時にある病態の基本方剤で，清熱瀉火作用のある黄連解毒湯と補血活血作用のある四物湯の合方である。活血とは血液の運行の阻滞を改善すること。血虚とは血の栄養・滋潤作用が低下した結果，やせる，顔色が悪い，皮膚のつやがない，目がかすむ，爪がもろい，四肢のしびれ，筋肉のけいれん，動悸などのみられる状態。血熱とは血分（血の存在する範囲）に熱のあることを指し，吐血・鼻出血・喀血・血尿・血便・皮疹・午後の発熱・生理不順などを呈する。
　温清飲の使用適応は，具体的には顔面充血，口腔粘膜潰瘍，口渇，皮膚枯燥，血熱性皮疹，苔癬化した皮疹，心下痞鞕がみられる。心下痞鞕とは，心窩部の詰まった感じで苦しく，押さえると軟らかく痛みはない。血液のうっ滞を伴った赤みのある皮膚病に適する。湿潤性の皮膚病には適さない。分泌物のない熱証の皮膚疾患にはまず考えてよい方剤。滲出物があれば消風散，熱性傾向に乏しければ十味敗毒湯を考える。精神神経疾患では，不安・不眠・のぼせを目標にする。
　マウスへ温清飲300mg/kgを7日間反復投与したところ，引っ掻き応答を有意に阻害し，皮膚のNK1タキキニン受容体の発現を抑制した。皮膚のNK1タキキニン受容体の発現を抑制することにより，サブスタンスPによるかゆみを阻害することが示唆された[6]（Biological and Pharmaceutical Bulletin 26 (6)：896～898, 2003）。3ヶ月から4歳までの小児アトピー性皮膚炎患児15例に1.5%温清飲軟膏を外用薬として試みた。強い痒みの部位にはステロイド外用薬を併用し，8例には抗アレルギー薬を併用したが，温清飲軟膏は概ね良好な臨床的効果を示した[7]（和漢医薬学雑誌 13 (4)：388～389, 1997）。

<適応>
　アトピー性皮膚炎，ベーチェット病，尋常性乾癬，白なまず（白癜風），月経不順，更年期障害，神経症

58　清上防風湯（せいじょうぼうふうとう）

＜組成＞

君薬は防風・薄荷，臣薬は黄連・黄芩・連翹，ほかに山梔子，白芷，枳殻，荊芥，桔梗，川芎，甘草

＜方剤の意味＞

黄連解毒湯から収斂性（作用が内に向かって働き，出るべきものが出ない）のある黄柏を除いて，それにすべて強い発散性（作用が外に向かって働く薬）を加味した方剤。黄連解毒湯は発散性はないが，顔色の赤い，のぼせ傾向の熱実証タイプの方剤で，身体上部の充血を去り熱をさます。また化膿抑制のつよい消炎抗菌作用がある。

薄荷・連翹・荊芥・防風は皮膚疾患には欠くことのできない発表薬で，白芷は鎮痛薬であり，去痰薬，桔梗は去痰排膿薬，枳殻は排膿促進薬，川芎は血液循環改善薬である。

荊芥連翹湯は体格中等度で，症状が慢性化したもので，蓄膿症，慢性鼻炎にも使われる。寒証で瘀血証のにきびには桂枝茯苓丸加薏苡仁を用いる。

座瘡121例に十味敗毒湯，荊芥連翹湯，黄連解毒湯，清上防風湯，桂枝茯苓丸を単剤または2剤併用で投与した。改善以上は十味敗毒湯80.8％，荊芥連翹湯75.0％，黄連解毒湯87.5％，清上防風湯61.6％，桂枝茯苓丸80.0％で，95例中73例に改善以上を認めた[8]（漢方医学 29(6)：282～286，2005）。尋常性座瘡28例にテトラサイクリンなどの内服，抗生物質外用薬，清上防風湯の多剤併用を行い，抗生物質の減量を計った。有効以上の有効率は軽症例で80％，中等症例で73.3％，重症例で62.5％であった。清上防風湯は併用されるべき薬剤と考えられた[9]（日本東洋医学会雑誌 47(3)：425～432，1996）。

＜適応＞

にきび（尋常性座瘡），顔面の膿皮症（癰，癤，疔）

59　治頭瘡一方（ぢづそういっぽう）

＜組成＞

君薬は防風，臣薬は連翹，ほかに荊芥，忍冬，紅花，川芎，蒼朮，大黄，甘草

<方剤の意味>

小児頭部の湿疹を目標にした方剤で，分泌物，瘙痒，痂皮（かさぶた）のある者に用いられる。風湿熱が原因で作用が外に向かって働く発散薬によって治療する。

荊芥・防風・連翹は皮膚病の要薬で，忍冬には散熱解毒作用がある。紅花と川芎には活血作用があり，停滞した血液の循環を改善する。蒼朮は利水薬で水分の発散作用が強い。便秘がなければ大黄は除いてもよい。

<適応>

乳幼児湿疹，脂漏性湿疹，アトピー性皮膚炎，成人の湿疹

60 桂枝加芍薬湯（けいしかしゃくやくとう）

<組成>

君薬は桂枝，臣薬は芍薬，ほかに甘草，生姜，大棗

<方剤の意味>

温熱性の薬物を用いて裏寒を改善する働きのある方剤を温裏剤という。桂枝加芍薬湯は温中散寒剤の1つである。裏寒とは，陽気の不足あるいは外寒が裏に入ることにより生じ，寒がる，四肢が冷たい，顔色が青白い，泥状便，尿が薄く多い，舌が淡白，脈の沈遅がみられる。

桂枝湯と同じ生薬構成で，芍薬を増量した方剤で，寒虚証で腹が引きつり痛む時に用いる。桂枝は陽に働き（頭痛，のぼせ），芍薬は陰に働く（内臓，筋肉，血液など）とされている。桂枝湯は桂枝の発汗作用や，体を温め悪寒や頭痛を発散させる作用が主役を演じているが，桂枝加芍薬湯では，芍薬の筋肉の緊張を緩めて鎮痛に働く作用（緩急止痛）と桂枝の健胃作用が主役を演じている。生姜は制吐・鎮吐に働き，大棗・甘草も筋肉の緊張を緩め鎮痛効果を助ける。桂枝加芍薬湯は，緩急止痛の芍薬甘草湯に大棗を加え，体を温める温中の桂枝と生姜を加えたものと見ることもできる。

腹部は平坦で軟弱であるが，腹直筋の緊張が強い（腹皮拘急）。冷え症で腹部膨満感と腹痛のある者，裏急後重があり，便意はあるが快く排便しないしぶり腹，過敏性腸症候群，大黄剤の適さない便秘などに使われる。腹部振水音が著しければ六君子湯を合方する。

過敏性腸症候群286例で桂枝加芍薬湯投与群148例，プラセボ群138例について検討した。最終全般改善度は投与群108例，プラセボ群96例で有意差はなかった。腹痛の中等度以上の改善率は，投与群はプラセボ群に比して改善傾向にあった。下痢型の腹痛の中等度以上の改善率は，投薬群が優

(176)

れていた[10]（臨床と研究 75 (5)：1136〜1152，1998)。NIHの診断基準で過敏性腸症候群と診断され従来の治療で症状の改善しない11例に桂枝加芍薬湯を8週以上連続投薬した。主な消化器症状の下痢・便秘・腹痛・腹部膨満感・腹部不快感に明らかな効果があり，自律神経症状の易疲労感・睡眠障害・不安・緊張・抑うつには明らかな症状の改善はみられなかった。全般改善度では中等度以上8例，軽度改善以上全例で副作用はなかった[11]（*Progress in Medecine* 12 (11)：2759〜2765，1972)。術後腹痛・腹鳴・食後の下痢を訴える患者20名に桂枝加芍薬湯を投薬した。腸管癒着による通過障害，蠕動亢進による腹痛には有効であった。レントゲン上ニボー形成，イレウス症状を認めた者には無効であった。乳房切断術・甲状腺亜全摘後の過敏性腸症候群様症状にも有効であった[12]（臨床と研究 68 (8)：2527〜2530，1991)。難治性部分てんかん2例に抗てんかん薬と小柴胡湯合桂枝加芍薬湯の併用投与を行い，2例とも発作回数の減少が認められた[13]（漢方診療 9(2)：50〜52，1990)。小柴胡湯合桂枝加芍薬湯はラットとマウスを用いて抗けいれん作用が多数研究報告されている。脳内モノアミン・アセチルコリン濃度の上昇，タウリンの上昇，radical消去作用などが報告されている。

＜適応＞
　腹部膨満感のある腹痛，しぶり腹（裏急後重を伴う下痢)，過敏性腸症候群

【参考文献】
1 ）田島康介，浦部忠久，吉川寿一ら：変形性膝関節症に対する漢方薬薏苡仁湯の臨床効果。漢方と最新治療，16 (1)：61〜66，2007
2 ）福富 悌，寺本貴英，松尾直之ら：伝染性軟属腫に対する五苓散合薏苡仁湯治療の検討。漢方と最新治療，9 (3)：281〜283，2000
3 ）唐　方，中西由香，織田真智子ら：ラットアジュバント関節炎における漢方薬の作用，関節腫脹率及び病理組織に対する漢方薬の作用（第1報)。日本東洋医学会雑誌，49 (3)：419〜428，1998
4 ）千福貞博：当院における抑肝散加陳皮半夏の使用に関する検討。日本東洋心身医学研究，21 (1〜2)：22〜25，2007
5 ）泉　義雄：痴呆症14例の暴力俳徊などの陽性症状に対する抑肝散加陳皮半夏の改善効果。漢方と最新治療，12 (4)：352〜356，2003
6 ）Ando T., Honma Y., Kawaharada S. et al.：マウスにおけるサブスタンスP誘導かゆみ関連応答に対する温清飲反復処理のNK1タキキニン受容体発現ダウンレギュレーションを介した阻害効果。*Biological and Pharmaceutical Bulletin*，26 (6)：896〜898，2003

7) 宮川三平, 田中俊久, 片山　晃ら：小児アトピー性皮膚炎に対する温清飲軟膏の効果について。和漢医薬学雑誌, 13(4)：388〜389, 1997
8) 武市牧子：痤瘡に対する漢方薬の実践的投与。漢方医学, 29(6)：282〜286, 2005
9) 小林衣子：尋常性痤瘡における漢方薬の使用経験。日本東洋医学会雑誌, 47(3)：425〜432, 1996
10) 佐々木大輔, 上原　聡, 樋渡信夫ら：過敏性腸症候群に対する桂枝加芍薬湯の効果, 多施設共同無作為割付群間比較臨床試験。臨床と研究, 75(5)：1136〜1152, 1998
11) 鈴木邦夫, 加藤卓次, 郡　大裕：過敏性腸症候群に対する桂枝加芍薬湯投与の臨床的検討。*Progress in Medecine*, 12(11)：2759〜2765, 1972
12) 大塚康吉, 佐藤泰雄, 小野監作ら：術後患者の腹部愁訴に対する桂枝加芍薬湯の使用経験。臨床と研究, 68(8)：2527〜2530, 1991
13) 東谷慶昭, 緒方　順, 長岡英世ら：難治性てんかんに対する抗てんかん薬と小柴胡湯合桂枝加芍薬湯の併用療法, 抗てんかん薬の血中濃度の変化。漢方診療, 9(2)：50〜52, 1990

61　桃核承気湯（とうかくじょうきとう）

<組成>
君薬は桃仁，臣薬は桂枝，ほかに大黄，芒硝，甘草

<方剤の意味>
　承気湯とは，瀉下剤のなかでも，とくに大満，大実を治す瀉下剤で，桃核承気湯は病邪が膀胱に入り蓄血証を表した時の実証用の駆瘀血薬である。蓄血証とは，下腹部の腫脹・悪寒あるいは発熱，甚だしければ夜間のせん妄や精神異常がみられる。

　調胃承気湯に桃仁と桂枝を加えたものである。桃仁は下焦（下腹部と陰部）の血結を破りその急迫を緩和する駆瘀血薬で，桂枝はのぼせを治す。調胃承気湯は，大黄・芒硝・甘草からなり，承気湯類の中では最も温和な瀉下剤である。

　実証タイプで体力もあり顔色もよく，便秘があり，のぼせと瘀血のある者向きの方剤である。瘀血証として下腹部，とくに左下腹部に索状物を触れたり圧痛がある（少腹急結）。また月経不順や月経困難症のある者に用いる。時に産後の精神不安，ヒステリー，月経前緊張症や錯乱状態に用いられる。

　月経前緊張症15例に対して桃核承気湯を投薬した。全例に瘀血があり，著効5例，有効5例，やや有効3例，無効2例であった[1]（産婦人科漢方研究 23：108～111，2006）。同様の12例の月経前緊張症でも同様の結果あり。高齢者6例の軽症腰部打撲急性期に桃核承気湯を投薬し良好な経過であり，NSAIDSよりも疼痛が短期間で消失した。一見虚証であってもADLが保たれドスンと腰から転倒するような場合に効果的だった[2]（漢方の臨床 49(11)：1473～1477，2002）。高齢者の骨折3例にも有効との報告あり。動脈硬化症治療に関連して，培養平滑筋細胞を用いてDNAによる3Hチミジン取り込みによって各薬物の細胞増殖に対する効果を決定した。柴胡加竜骨牡蠣湯と防風通聖散は1μg/ml以上の投与量で有意な取り込み阻害があり，三黄瀉心湯・桃核承気湯・大柴胡湯去大黄・大柴胡湯では10μg/ml以上において同様であった[3]（Natural Med. 50(1)：9～13，1996）。

<適応>
月経不順，月経困難症，月経時の精神異常，腰痛，便秘

62　防風通聖散（ぼうふうつうしょうさん）

<組成>
　君薬は大黄・芒硝，臣薬は麻黄・防風・荊芥・薄荷・滑石・山梔子，ほかに石膏，桔梗，連翹，黄芩，川芎，当帰，芍薬，白朮，甘草，生姜

<方剤の意味>
　脂肪肥り，中年肥りの体毒を発散排泄させる方剤。胸脇苦満はないが，臍を中心に盛り上がる硬い太鼓腹と便秘・のぼせを目標に用いる。
　熱実証で湿証もある場合に，体表からも尿からも大便からも停滞した水分や老廃物を排泄し，熱をさます方剤。瀉下剤の調胃承気湯，発散薬の越婢加朮湯，さらに発散薬の薄荷・連翹・荊芥・防風が含まれ，湿や痰を除く滑石や桔梗が含まれる。消炎性寒性薬として石膏・大黄・黄芩・山梔子が含まれている。
　BMI 25～35の肥満女性20例に防風通聖散を6ヶ月間投薬した。投薬3週間後から体重，BMIは減少し，体重あたりの基礎代謝量は有意に上昇した。腹部CTでは，全体脂肪面積，皮下脂肪面積，内臓脂肪面積の有意な減少があった。中性脂肪，HDL-コレステロールは改善傾向を示した。下痢・軟便傾向がなければ幅広い適応があると考えられた[4]（新薬と臨床 56(9): 1624～1638, 2007）。BMIが32.6 ± 3.9の肥満者20名を対象に，防風通聖散を12週間投薬した。体重は82.7 ± 13.3から81.4 ± 13.1kgに，BMIは32.6 ± 3.9から32.0 ± 3.7に，ウエスト径は103.8 ± 9.0から101.8 ± 8.0cmに，CTによる臍高内臓脂肪面積は125.5 ± 49.1cm^{2}から111.9 ± 53.0cm^{2}といずれも有意に減少した[5]（肥満研究 13 (2)：137～142, 2007）。その他肥満の改善効果の報告多数あり。

<適応>
　肥満，便秘，乾癬や湿疹などの慢性皮膚病，高血圧

63　五積散（ごしゃくさん）

<組成>
　君薬は麻黄・桂枝，臣薬は白芷・乾姜，ほかに当帰，川芎，芍薬，白朮，蒼朮，厚朴，陳皮，半夏，茯苓，甘草，大棗，桔梗，枳殻

<方剤の意味>

積とは滞と同義で，五積とは気・血・痰・飲・食のめぐりの悪いことを指し，これを治す方剤が五積散である。

ベースに温性補性薬の桂枝加芍薬湯があり，これに外気に触れて痛む気を治す麻黄・白芷が含まれる。血を整える当帰・川芎，痰を除く桔梗・陳皮・半夏，飲（粘稠なものを痰といい，清稀なものを飲という，胃内停水のこと）を除く茯苓・白朮・蒼朮，食の滞りを除く乾姜・厚朴・枳殻が含まれている。鎮痛薬として芍薬と白芷が作用する。体に湿があって冷えるのをとる燥性薬である。

虚証で顔色不良の者に適する。上半身はほてるが，下半身は冷える者によい。寒冷や湿気に侵されて，下腹部痛，腰痛，四肢の筋肉痛・関節痛のある者に用いる。

予定日超過が予想され，「冷え」を訴える妊娠39週以降の子宮頚管が未熟な妊婦14例に，五積散を3〜5日間内服投与したところ，冷えが改善されると共に，子宮頚管熟化効果が認められ，無事分娩し母子共に健常であった[6]（産婦人科漢方研究 18：146〜148，2001）。

<適応>

胃腸炎，腰痛，神経痛，冷え症

64　炙甘草湯（しゃかんぞうとう）

<組成>

君薬は炙甘草，臣薬は人参・大棗，ほかに桂枝，生姜，麦門冬，阿膠，地黄，麻子仁

<方剤の意味>

陰虚証用の方剤で，陰液全般が不足し，血虚と共に津液が枯渇して脱水を伴う。君薬の炙甘草は甘草を火であぶったという意味で，甘草の補性を高めたという意味。復脈湯ともいう。

温性補性薬の芍薬甘草湯から芍薬を除いて滋潤作用のある生薬を加えてある。麦門冬は乾咳を治す作用，麻子仁は緩下剤，地黄は補血作用，人参は補気強壮作用，阿膠は鎮静・止血作用がある。

気血両虚で，皮膚乾燥，汗をかきやすい，便秘気味で心悸亢進や不整脈のある者に用いる。

肺気腫13例を虚証6例と中間証7例に分け，炙甘草湯を投薬した。虚証群では，投与後副交感神経の機能亢進が認められ，換気能力・動脈血酸素分圧の改善，不整脈の改善，呼吸困難度・運動能・栄養面の改善が認められた。中間証群では，交感神経系の機能亢進があり，不整脈は改善したが，換気機能・動脈血酸素分圧の悪化，呼吸困難度・運動能の改善，食欲・倦怠感・睡眠の悪化があった。虚証の肺気腫には炙甘草湯は有効であるが，中間証では「誤治」と考えられた[7]（診療と新薬

30 (8)：1603〜1637, 1993)。炙甘草湯は甲状腺機能亢進症に有効であるという報告が数編あり。

<適応>
体力が衰えて疲れやすい者の動悸，不整脈，頻脈，息切れ，バセドウ病

65 帰脾湯（きひとう）

<組成>
君薬は竜眼肉・黄耆・人参，臣薬は酸棗仁・当帰・白朮・茯苓，ほかに遠志，木香，甘草・生姜，大棗

<方剤の意味>
　心と脾の虚を治す方剤。心は覚醒睡眠のリズムを保ち血液を循環させ，汗を分泌し熱を産生して体温を調節する。脾は食物を消化吸収して水穀の気を生成し，血流をなめらかにして筋肉の形成と維持を行う。心虚と脾虚により焦燥感，集中力低下，不眠，動悸，食欲の低下，消化不良，脱力感，抑うつが起こる。
　帰脾湯は補気健脾と養心安神の方剤で，元来胃腸虚弱な人が精神不安・神経過敏・健忘症・不眠・抑うつ・心悸亢進を起こした時の方剤である。
　補気薬の四君子湯に鎮静・催眠作用のある酸棗仁・竜眼肉・遠志が入り，木香には理気・健胃作用がある。当帰・竜眼肉には貧血を治す作用があり，黄耆には強壮作用がある。加味帰脾湯は帰脾湯に柴胡と山梔子を加えたもので上部の熱を冷ます。帰脾湯の適応でのぼせ・イライラの強い場合には加味帰脾湯を用いる。
　88歳女性で慢性硬膜下血腫と特発性血小板減少性紫斑病の診断を受けている。血小板数は5万でステロイドとアザチオプリンにより硬膜下血腫の改善と血小板数の改善を認めた。ステロイドの漸減で血小板が減少するので，加味帰脾湯とビタミンCを投薬したところ，難治性特発性血小板減少性紫斑病に有効であった[8]（Geriatrics & Gerontology International 7 (1)：83〜88, 2007)。ほかにも特発性血小板減少性紫斑病に有効との報告多数あり。74歳男性，骨髄異形成症候群で8年経過し，輸血とプレドニゾロン，メテノロンを投薬した。ヘモクロマトーシスとなり，加味帰脾湯を投薬し，2ヶ月後白血球数と血小板数の改善を認めた。赤血球数と骨髄所見は変化しなかった[9]（日本東洋医学会雑誌 54 (2)：377〜381, 2003)。
　向精神薬を内服している74例に加味帰脾湯を併用し，向精神薬の離脱，減量を試みた。離脱できたのは24例，減量できたのは34例，減量困難が18例であった。向精神薬の減量・離脱にはうつ状

態の改善が必要であると思われ，症状改善と薬物依存回避のためにも加味帰脾湯が有用であると思われた[10]（漢方医学 26（19）：28〜31，2002）。中高年層の軽症うつ病（ハミルトンのうつ状態評価尺度で30点以下）のうつ病30例に対して，加味帰脾湯を投薬した。やや有効以上は23例で50％以上の改善率であった[11]（日本東洋医学会雑誌 48（2）：205〜210，1997）。

<適応>
　胃腸虚弱者の不眠，健忘症，うつ状態，不安神経症，出血傾向

66　参蘇飲（じんそいん）

<組成>
　君薬は紫蘇葉・前胡，臣薬は人参・茯苓，ほかに枳実，葛根，陳皮，半夏，桔梗，甘草，大棗，生姜

<方剤の意味>
　胃腸虚弱で，発熱・頭痛・咳嗽などの感冒に対して麻黄剤の用いられない者に使われる。
　健胃薬の六君子湯に紫蘇葉・葛根・前胡などの表証用の生薬を加えたもの。紫蘇葉には鎮咳作用，葛根には項背部のこりをとる作用，前胡・桔梗には鎮咳・去痰作用，木香・枳実には気を巡らす作用がある。

<適応>
　感冒，咳

67　女神散（にょしんさん）

<組成>
　君薬は香附子，臣薬は黄連・黄芩，ほかに当帰，川芎，人参，白朮，桂枝，甘草，檳榔子，丁子，木香

<方剤の意味>
　めまいやのぼせを中心に，人参湯が適するような胃腸機能の低下した体質で，心下痞鞕や胃内停

水があり，気のめぐり，血のめぐりがともに悪い場合に適した方剤。浅田宗伯の創製。

心下痞鞕を治す黄連・黄芩，補血薬の当帰・川芎，気のめぐりをよくする理気薬として作用する芳香性健胃薬の香附子・木香・丁子(字)・檳榔子が入っている。桂枝はのぼせを治す。香附子には月経を調える作用がある。人参・白朮・甘草は人参湯から乾姜を除いたもの。

不安・動悸・不眠・頭痛などの精神症状があり，体力は中等度で足の冷えのない者に適する。

ラットの卵巣摘出術により，体重増加と骨粗鬆症の骨吸収マーカーである尿中デオキシピリジノン量が増加した。加味帰脾湯・加味逍遙散・牛車腎気丸・桂枝茯苓丸・女神散・人参養栄湯・猪苓湯・当帰芍薬散・補中益気湯を卵巣摘出術後に投薬すると，女神散のみ投薬12週後で対照群に比べ有意に尿中デオキシピリジノン量を低下させた[12]（産婦人科漢方研究 17：108〜113，2000）。同様にマウスの卵巣摘出後，女神散を投与すると脳内セロトニン，その代謝産物の5-HIAA，ドパミン含有量を増大させるという研究がある。

<適応>

のぼせとめまいのある産前産後の神経症，心身症，月経不順，血の道症，更年期障害

68 芍薬甘草湯（しゃくやくかんぞうとう）

<組成>

君薬は芍薬，臣薬は甘草

<方剤の意味>

二味からなり，鎮痙鎮痛の基本処方で，多くの処方に配合されている。芍薬と甘草は共に骨格筋・平滑筋のけいれんを強く抑制して，鎮痛・鎮痙に働く。両者を併せると作用が増強される。高プロラクチン血症を改善する作用がある。

芍薬甘草附子湯は芍薬甘草湯に附子を加えたもので，芍薬甘草湯を用いたい場合で冷えや悪寒のある場合に適する。

体外受精における胚移植は難治性不妊に広く行われている。胚移植時の子宮収縮が治療効果に悪影響を与えるとされる。体外受精を行った186例のうち，順番に94番目までに芍薬甘草湯を胚移植後4日間投薬し，残り186番目までは投薬しなかった。胚移植当たりの妊娠率は投与群33.0%，非投与群20.7%で有意差を認めた[13]（日本東洋医学会雑誌 58 (3)：475〜479，2007）。下肢静脈瘤があり週1回以上の有痛性筋けいれんのある20例に芍薬甘草湯を投薬し，全例に有効で15例では完全に消失した[14]（漢方医学 29 (5)：221〜223，2005）。上部消化管内視鏡検査を受けた152例で，前

投薬として抗コリン薬群，芍薬甘草湯群，未使用群に分けて検討した。芍薬甘草湯群では，内視鏡挿入時に68.8%で抵抗なく食道入口部を越えることができ，食道入口部の筋緊張低下を他2群より有意に認めた。胃の蠕動運動は抗コリン薬群と同様の鎮痙効果があり，未使用群に比べ有意に蠕動運動抑制効果を認めた[15]（人間ドック 20 (1)：56～60, 2005）。慢性透析患者38例で，透析中及び透析後に起こる筋けいれんに芍薬甘草湯を投薬した。32例に有効で26例は筋けいれん時の頓服が有効であった[16]（日本透析医学会雑誌 36 (1)：33～39, 2003）。潜在性高プロラクチン血症を有する不妊症に芍薬甘草湯を投薬した。TRH負荷テストを255例に行い，潜在性高プロラクチン血症は78例で，51例に芍薬甘草湯を投薬した。投薬後4～16週で11例に妊娠が成立した。8週間以上内服し，TRH負荷テストを再検した22例では血中プロラクチン値は治療前79.7±14.9ng/mlが，治療後65.3±20.9ng/mlに有意に改善した[17]（産婦人科の実際 49 (8)：1161～1164, 2000）。統合失調症患者で向精神薬による高プロラクチン血症を認める11例に芍薬甘草湯を投薬した。4週間後血中レベルは28.9±14.5から22.0±15.2ng/mlに減少した。カリウムと精神症状には変化がなかった[18]（*Psychiatry and Clinical Neurosciences* 50 (6)：341～342, 1996）。

＜適応＞

　筋肉けいれんによる疼痛，下肢のこむら返り，胃けいれん，胆石や尿路結石による腹痛発作，肋間神経痛，坐骨神経痛，高プロラクチン血症

69　茯苓飲（ぶくりょういん）

＜組成＞
　君薬は茯苓・蒼朮，臣薬は枳実・陳皮，ほかに人参，生姜

＜方剤の意味＞

　脾胃虚（胃腸虚弱）があって，胃内停水を来たして，悪心嘔吐を起こしている状態に用いる。胸やけの第一選択薬で，胸やけを漢方では，溜飲，呑酸（すっぱい水が上がってくること）という。胸やけは逆流性食道炎にみられる症状である。人参・白朮・乾姜・甘草は人参湯で，収斂性の白朮を除湿作用の強い発散性の蒼朮に代え，乾姜を発散性の強い生姜に代え，潤性のある甘草を去って，利水燥湿作用の茯苓を加えている。さらに胃の消化促進作用のある理気薬の枳実・陳皮を加えている。

　茯苓飲証で，さらに気分がふさいだり，咽喉に物の詰まった感じのする咽中炙臠のある者には茯苓飲合半夏厚朴湯を用いる。

胃疾患に使用される漢方方剤17種類についてH, K-ATPase活性への影響を調べた。プロトンポンプ阻害作用は三黄瀉心湯と茯苓飲に最も強く，生薬では三黄瀉心湯の大黄と茯苓飲の茯苓に強かった[19]（東京都立衛生研究所研究年報 51：40～42, 2001）。胃切除を施行した64例のうち狭窄症状を訴える25例のうち14例に茯苓飲を投薬し，11例は投薬しなかった。投薬群では14例のうち12例で1週間以内に症状が消失した。症状消失期間は投薬群5日間，非投薬群13.2日間で茯苓飲により有意に短縮した[20]（日本消化器外科学会雑誌 28 (4)：966～970, 1995）。ほかにも茯苓飲合半夏厚朴湯が妊娠悪阻，術後吻合部狭窄に有効とする報告あり。

<適応>

胸やけ，胃内停水の著しい胃炎

70　香蘇散（こうそさん）

<組成>

君薬は紫蘇葉，臣薬は香附子，ほかに陳皮，甘草，生姜

<方剤の意味>

胃腸虚弱で，胃を荒らすので麻黄剤が使えず，抑うつ傾向の感冒の初期に用いる。香附子は芳香性の理気薬で，うつ状態に効果がある。紫蘇葉も芳香性健胃薬で，うつ状態に有効な理気作用と，魚や蟹の食物性蕁麻疹に有効である。陳皮・生姜にも理気健胃作用がある。

桂枝湯も体力の低下した者に用いるが，自然発汗があり，精神症状のない者に用いる。参蘇飲は，虚証ではあるが，症状がやや遷延した場合に用いる。

半夏厚朴湯と香蘇散は神経症・うつ状態を伴う気鬱に使用される自律神経疾患の代表的方剤であるが，そのメカニズムを赤外線電子瞳孔計で検討した。半夏厚朴湯では，交感神経機能が亢進している症例の交感神経活動を抑制し，香蘇散では副交感神経機能が亢進している症例の交感神経活動を促進することが示された[21]（J. Traditional Med. 23 (4)：132～140, 2006）。咽喉頭異常感症22例に香蘇散を投薬した。17例で症状は消失し，3例で改善し有効率90.9%であった。気鬱の強い虚証には香蘇散が適証と考えられた[22]（漢方と最新治療 7 (3)：249～251, 1998）。

<適応>

胃腸虚弱で神経質な人の風邪の初期，食物性蕁麻疹

第3章　漢方薬の方剤解説と最新知見

【参考文献】

1) 多久島康司：月経前緊張症に対する桃核承気湯の有用性について。産婦人科漢方研究, **23**：108〜111, 2006
2) 木元博史：高齢者の腰部打撲症急性期6例に桃核承気湯エキスを使用した経験。漢方の臨床, **49**(11)：1473〜1477, 2002
3) Yokozawa T., Houri T., Hattori M. et al.：動脈硬化症治療に用いられる東洋医学処方の平滑筋筋細胞増殖に対する効果。*Natural Med.*, **50**(1)：9〜13, 1996
4) 新谷卓弘, 田原英一, 森山健三ら：肥満症患者に対する防風通聖散の臨床効果。新薬と臨床, **56**(9)：1624〜1638, 2007
5) 岩崎　誠, 八木稔人, 七里元亮：防風通聖散の肥満患者に対する効果と, アディポネクチン, レプチン, 高感度CRPに与える影響について。肥満研究, **13**(2)：137〜142, 2007
6) 浮田勝男, 蔭山　充, 阪本知子ら：「冷え」を訴える子宮頚管未熟妊婦に「熟化薬」としての「五積散」の試みとそのEBM。産婦人科漢方研究, **18**：146〜148, 2001
7) 橋爪一光, 笠松紀雄, 中村祐之ら：慢性肺気腫に対する炙甘草湯(TJ-64)の臨床治験の検討。診療と新薬, **30**(8)：1603〜1637, 1993
8) Hirano A., Ueoka H.：進行性慢性硬膜下血腫の高齢者における漢方薬EK-49とアスコルビン酸による特発性血小板減少性紫斑病の奏効例。*Geriatrics & Gerontology International*, **7**(1)：83〜88, 2007
9) 関　義信：加味帰脾湯により血液所見と全身状態の改善を認めた輸血後ヘモクロマトーシスを併発した骨髄異形成症候群の一例。日本東洋医学会雑誌, **54**(2)：377〜381, 2003
10) 芦原　睦：不定愁訴に対する加味帰脾湯の使用経験　漢方薬による向精神薬の離脱・減量の試み。漢方医学, **26**(19)：28〜31, 2002
11) 中田輝夫：軽うつ病30例に対する加味帰脾湯投与の効果。日本東洋医学会雑誌, **48**(2)：205〜210, 1997
12) 廣瀬雅哉, 石　紅, 喜多伸幸ら：卵巣摘除ラットの骨量減少に対する漢方薬の効果。産婦人科漢方研究, **17**：108〜113, 2000
13) 星本和倫：体外受精における胚移植時の芍薬甘草湯併用による妊娠率改善効果についての検討。日本東洋医学会雑誌, **58**(3)：475〜479, 2007
14) 大谷真二, 清水康廣, 杉山　悟ら：下肢静脈瘤の有痛性痙攣に対する芍薬甘草湯の効果。漢方医学, **29**(5)：221〜223, 2005
15) 仲松　宏, 石川　守, 諸見里きく, 仲間教子ら：上部消化管内視鏡検査の前投薬としての芍薬甘草湯の使用経験。人間ドック, **20**(1)：56〜60, 2005
16) Ito Y., Murotani N., Ito K. et al.：血液透析患者における筋痙攣に及ぼす芍薬甘草湯の効果。

日本透析医学会雑誌，36（1）：33〜39，2003
17) 伊藤仁彦，小見由里子，稲垣　昇ら：潜在性高プロラクチン血症を有する不妊婦人に対する芍薬甘草湯の使用経験。産婦人科の実際，49（8）：1161〜1164，2000
18) Yamada K., Kanba S., Murata T. et al.：向精神薬による高プロラクチン血症に対する芍薬甘草湯 (TJ-68) の効果。*Psychiatry and Clinical Neurosciences*，50 (6)：341〜342，1996
19) 佐藤かな子，長井二三子，瀬戸隆子：三黄瀉心湯・茯苓飲・胃疾患に繁用される漢方方剤のH, K-ATPase活性に対する影響。東京都立衛生研究所研究年報，51：40〜42，2001
20) 服部和伸，神林清作，佐藤博文ら：胃切除後早期吻合部狭窄に対する茯苓飲の効果。日本消化器外科学会雑誌，28（4）：966〜970，1995
21) Watasugi A., Idaguchi H., Shoda H. et al.：瞳孔動態に基づく半夏厚朴湯と香蘇散の鑑別　自律神経機能の評価。*J. Traditional Med.*，23（4）：132〜140，2006
22) 元雄良治，多賀浩美：気鬱を伴う咽喉頭異常感症に対する香蘇散の効果。漢方と最新治療，7（3）：249〜251，1998

71　四物湯（しもつとう）

<組成>
君薬は当帰，臣薬は地黄，ほかに芍薬，川芎

<方剤の意味>
　血虚に対する基本方剤で，地黄と芍薬は補血の正薬で血虚の治療を主とするが，当帰と川芎は血中の気薬として行血，すなわち血の巡りをよくするとされる。当帰・芍薬・川芎は子宮筋の収縮を調整して正常化させる。当帰は発育促進に働く。四薬とも栄養・滋潤・血行促進などの作用により子宮・卵巣の機能を改善して月経調整に働く。芍薬・当帰・川芎は鎮静作用を持ち自律神経失調を改善する。地黄と当帰は胃腸障害を起こすことがある。
　単独で用いられることは少なく，合方で用いられる。連珠飲は四物湯合苓桂朮甘湯，八珍湯は四物湯合四君子湯，温清飲は四物湯合黄連解毒湯，柴胡四物湯は四物湯合小柴胡湯。ほかに加味方として七物降下湯，十全大補湯，柴胡清肝湯，疎経活血湯などがある。
　顔色や皮膚につやがなく，皮膚乾燥，下腹部の抵抗・深部の圧痛，臍上悸を目標に用いる。貧血そのものを改善する訳ではない。
　放射線照射による貧血モデルマウスに四物湯を投与した。末梢白血球をある程度増加させ，骨髄中の造血細胞の4系統を増加させた[1]（*Biolo. and Pharmacol. Bulletin* 29(7)：1378〜1382，2006）。身体に強い負荷を与える競技スポーツに関連して，女子駅伝チーム9名に身体症状出現。症状予防の目的で，桂枝茯苓丸・六君子湯・四物湯をトレーニング中に投薬した。トレーニングによりCPK500以上になる症例では，全身倦怠感・膝痛・腰痛の身体症状があり，漢方医学的には小腹に瘀血圧痛点がみられた。漢方薬投与によって自覚症状は消失し，計画的にトレーニングを行うことができた[2]（日本東洋医学会雑誌 58(1)：49〜55，2007）。糖尿病ラット大動脈平滑筋細胞増殖に関連して，四物湯およびその成分の川芎の投薬は，血小板由来成長因子PDGF刺激の3H-thymidine取り込み増加反応を抑制することにより糖尿病血管障害の発症進展予防効果がある可能性が示唆された[3]（漢方と最新医療 7(3)：245〜247，1998）。Colon-26-L5細胞移植前7日間十全大補湯を投薬すると投与量依存的に肝転移結節数が減少し，メラノーマ細胞移植では肺転移が抑制された。四物湯でも同様の肝転移抑制効果を認めたが，四君子湯では認められなかった。四物湯を含む温清飲でも同様の効果があった。四物湯成分の地黄を欠く当帰芍薬散や川芎を欠く人参養栄湯では有意な肝転移抑制効果はなかった。以上より十全大補湯の肝転移抑制効果は四物湯由来と考えられた[4]（*Biolo. and Pharmacol. Bulletin* 217：761〜765，1998）。

<適応>
 皮膚乾燥で肌の色艶が悪く胃腸障害のない人の月経不順，産後の疲労回復，血の道症，進行性指掌角化症，凍傷，冷え症

72 甘麦大棗湯（かんばくたいそうとう）

<組成>
 君薬は小麦，臣薬は甘草，ほかに大棗

<方剤の意味>
 発作性の激しい精神興奮やけいれんを緩解させる。小麦と大棗の鎮静作用と甘草の緩和作用の相乗効果が期待できる。ヒステリー症状と四肢のけいれん，腹直筋の緊張（右側の腹皮攣急），あくびの頻発を目標に使用する。虚弱体質者に用いられる。
 チックやてんかんには抑肝散あるいは芍薬甘草湯を合方する。
 74歳女性，急性腰痛症のため入院，不安感と幻覚が出現した。釣藤散および抑肝散加陳皮半夏を投薬したが無効であった。甘麦大棗湯を投薬したら投与1週間後より夜間の絶叫もなく良眠できるようになった[5]（漢方研究 398：8〜9，2005）。64歳女性，逆流性食道炎にて加療中パニック発作を起こした。両側腹直筋に圧痛を認め帰脾湯合甘麦大棗湯を投与したらパニック発作は全く起こらなくなった[6]（漢方の臨床 51 (4)：512〜514，2004）。36歳女性，夜間自我喪失があり，夜間目が覚めると隣の夫が誰だか分らず自分が何処にいるのか分からない。加味逍遙散合甘麦大棗湯を1ヶ月投薬し夜間自我喪失はなくなり，多夢，月経前緊張症も改善した[7]（漢方の臨床 50 (12)：1680〜1682，2003）。舌痛症など口腔内の心理的要因による難治性疼痛50例（男1，女49）に甘麦大棗湯を投薬した。9例は単独投与，41例は抗不安薬・抗うつ薬で効果不十分のため甘麦大棗湯を追加投与した。著効23例，有効14例，無効13例で有効率74％であった[8]（日本東洋心身医学研究 15 (1〜2)：27〜30，2001）

<適応>
 ヒステリー，乳児の夜泣き，ひきつけ，チック，けいれん性の咳，不眠症

73　柴陥湯（さいかんとう）

＜組成＞
君薬は柴胡、臣薬は黄芩、ほかに半夏、人参、黄連、栝楼仁、甘草、大棗、生姜

＜方剤の意味＞
小柴胡湯と小陥胸湯との合方。小陥胸湯は半夏・黄連・栝楼仁だけで、半夏だけが小柴胡湯と重複している。陥胸とは胸部から心窩部にかけて張って重苦しいのを除くという意味。

気管・肺・胸膜などの炎症で半表半裏証の者に用いる。胸痛を伴う咳痰と、著明な心下痞鞕と圧痛、著明な胸脇苦満、厚い白苔または黄苔、往来寒熱を目標にする。往来寒熱とは悪寒時には発熱せず、発熱時には悪寒せず、悪寒と発熱が規則的あるいは不規則に交代する熱型をいう。

栝楼仁には鎮咳、滋潤作用があり、胸中の鬱熱を去り、胸痛を治す。黄連・黄芩の組み合わせ、柴胡・黄芩の組み合わせは心下痞鞕と胸脇苦満を取り除くためである。

小柴胡湯は胸脇苦満はあるが咳嗽や胸痛は著明でない場合に用いる。麦門冬湯は咳嗽と痰はあるが、胸脇苦満と胸痛のない場合に用いる。

55歳男性、10年前より頻脈性不整脈、5ヶ月前から左前胸部痛出現、原因不明であった。胸痛・胸脇苦満・心下痞鞕を目標に柴陥湯を投薬し、1週間後より胸痛が完全に消失した[9]（漢方の臨床52（3）：413～418、2005）。気管支拡張症に柴陥湯を投薬し、症状が徐々に改善した症例報告もある。

＜適応＞
咳による胸痛、胸膜炎・気管支炎・膿胸などで胸が苦しく、咳を伴う者

74　調胃承気湯（ちょういじょうきとう）

＜組成＞
君薬は大黄、臣薬は芒硝、ほかに甘草

＜方剤の意味＞
胃腸を整え（調胃）、腹が張ってガスのたまるのを除く（承気）方剤の意味。承気湯類の中では最も作用が穏やかな緩下剤である。

心窩部に不快感と心下痞鞕があり、腹部は緊張良好で張っている。大黄は燥性薬で、排便は兎糞

のようになる。一方、芒硝は潤性薬で水を含んだ軟らかい便となる。

127種類の漢方薬のLDLコレステロールの抗酸化作用を*in vitro*で検討した結果，調胃承気湯の作用が最も強かった。特発性家族性高コレステロール血症のモデルであるKHCウサギに調胃承気湯を24週間投与した結果，動脈硬化性病変の進展が阻害された[10]（*J. Atherosclerosis and Thrombosis* 6 (2)：49～54，2000）。

<適応>
　体力中等度の人の便秘

75　四君子湯（しくんしとう）

<組成>
　君薬は人参，臣薬は白朮，ほかに茯苓，甘草，生姜，大棗

<方剤の意味>
　気虚の代表的方剤で，食欲不振，無気力，全身倦怠感の著しい慢性胃炎に用いる。人参は心下痞鞕をとり元気を補う。白朮は胃内停水や下痢を改善する。茯苓は消化管や組織内の水を除去する。人参・白朮・茯苓・甘草は人参湯の乾姜を茯苓に代えたもので，乾姜を用いた場合よりもさらに水分の停滞をとる作用が強く，胃内停水，腸鳴，下痢のある場合には好適である。生姜・大棗は副作用を防ぎ，作用を緩和する目的で含まれている。
　六君子湯は四君子湯に半夏・陳皮を加えたもので，虚証が強く下痢の続く場合には六君子湯よりも四君子湯の方が適する。ただし六君子湯のような吐き気を治す作用はない。胃痛があれば安中散を併用する。

<適応>
　胃腸虚弱，胃もたれ，嘔吐，下痢

76　竜胆瀉肝湯（りゅうたんしゃかんとう）

<組成>
　君薬は竜胆，臣薬は黄芩・山梔子，ほかに車前子，沢瀉，木通，地黄，当帰，甘草

(192)

＜方剤の意味＞

下焦の諸炎症で，充血・腫脹・疼痛を伴う者に用いられる。下焦とは臍以下の部位で，肝・腎・膀胱・小腸・大腸を含む。腹壁は緊張良好，下腹部は緊満し抵抗・圧痛がある。腹直筋の外側が緊張し敏感である。下焦の湿熱の排尿痛・頻尿・混濁尿・陰部瘙痒感を目標に用いる。

竜胆・黄芩・山梔子は瀉火薬といわれるもので，炎症を鎮める作用が強い。車前子・沢瀉・木通は利尿薬で排尿痛・残尿感・混濁尿に有効である。当帰・地黄は下腹部の血液循環を促進する。

54歳女性，萎縮性膣炎，性交時痛，膀胱炎の反復により他院で加療するも効果なく，ホルモン補充療法も効果がなかった。竜胆瀉肝湯投薬で症状は徐々に改善した[11]（産婦人科漢方研究 23：85～88，2006）。歯科疾患4例の治験例。冷たいものがしみて痛む場合には麻黄附子細辛湯，多少経過して熱いものもしみると言い出したら竜胆瀉肝湯を合方する。さらに進み抗生物質を処方したい場合には排膿散乃湯を用いる[12]（東静漢方研究室 26（5）：9～14，2003）。前立腺肥大症術後15例に対して竜胆瀉肝湯を投薬し，前後で疼痛・不快感を検討した。有効73％，無効27％であった[13]（日本東洋医学会雑誌 54（1）：183～189，2003）。35歳女性，臀裂周囲に発赤と激しい瘙痒を伴った丘疹が出現，ステロイド，抗ヒスタミン剤が無効で竜胆瀉肝湯投薬で2週間で完治した。48歳女性，趾背，趾間に瘙痒性小水疱を形成した。ステロイド外用薬，抗真菌薬が無効で，竜胆瀉肝湯投薬で5日後に軽快した[14]（漢方研究 363：105～108，2002）。

＜適応＞

膀胱炎，こしけ（白帯下），膣炎，外陰部の痒痛，外陰部湿疹

77　芎帰膠艾湯（きゅうききょうがいとう）

＜組成＞

君薬は当帰，臣薬は地黄，ほかに芍薬，艾葉，川芎，阿膠，甘草

＜方剤の意味＞

寒証向きの血虚の出血に用いられる。とくに下半身の出血に用いられ，黄連解毒湯が熱証の上部の出血に用いられるのと対照的である。

血虚の症状として顔色不良，皮膚乾燥，頭がボンヤリなどの症状に出血を伴う者に用いられる。血色のよい実証タイプや下痢しやすい者には適さない。

補血薬の四物湯に止血薬の阿膠と艾葉が加えられている。阿膠は血管収縮作用と凝固促進作用，安胎効果がある。艾葉は血清カルシウムを上昇させてプロトロンビンがトロンビンになるのを促進

して止血効果を現す。

血虚と出血傾向の者に用いられる他の方剤に温清飲と帰脾湯がある。

性器出血を主訴とし，子宮内膜組織診により機能性出血と確診した711例を対象に芎帰膠艾湯を投薬し止血効果を検討した。7日以内に止血した有効例は508例（71.4%）で，8日以上止血に要した無効例は203例（28.6%）であった。21～30歳群では，有効例19例（54.3%），無効例16例（45.7%）で大差なかった[15]（*Pharma Medica* 25 (10)：47～51, 2007）。子宮出血を伴う切迫流産72例を対象に安静とhCG療法群と安静と芎帰膠艾湯投与群の2群に無作為に分類した。胎児死亡率に有意差はなかった。出血はhCG群では10.8±8.2日，芎帰膠艾湯群では2.9±3.5日持続し，出血時間は後者で有意に短縮した。切迫流産の治療に芎帰膠艾湯は有用であることが示唆された[16]（産婦人科漢方研究 23：100～103, 2006）。

<適応>

痔出血，消化管出血，下血，子宮出血，血尿

78 麻杏薏甘湯（まきょうよくかんとう）

<組成>

君薬は麻黄，臣薬は杏仁，ほかに薏苡仁，甘草

<方剤の意味>

血虚で皮膚は乾燥しているが，内側は水湿があり風湿の表証に用いる。冷えが原因で発熱し関節痛・筋肉痛あるいは関節の腫脹を訴える者に用いる。

麻黄湯の桂枝の代わりに薏苡仁が入ったもので，麻黄と薏苡仁は組織中の水分を吸収して利水により浮腫を改善する。杏仁もこれを補助する。薏苡仁は清熱薬として炎症を鎮める。麻黄が入っているので汗かきには向かない。薏苡仁にはイボを取る作用があり，長期連用する場合には薏苡仁単独で用いる。

44歳女性，繊維筋痛症で側頭部から肩，上肢の痛み，腰痛があり疎経活血湯にアコニンサンで治療するも効果なく，麻杏薏甘湯に変更したら急速に軽快し鍼治療を併用した[17]（漢方研究 429：6～7, 2007）。

<適応>

関節痛，筋肉痛，神経痛，関節リウマチ，イボ

79 平胃散（へいいさん）

<組成>
君薬は蒼朮，臣薬は厚朴，ほかに陳皮，甘草，生姜，大棗

<方剤の意味>
　胃がもたれて消化不良の急性慢性胃炎に用いられる。心下痞鞕と胃内停水，胃もたれを目標に使用する。腹部膨満感・下痢・鼓腸が認められる。
　蒼朮は白朮よりも除湿の働きが強い。また厚朴・陳皮は除湿と気のうっ滞を散じる。厚朴は苦味健胃薬で炎症症状のある場合に用いられる。
　安全かつ人体内服可能量でアニサキスに対して殺虫または運動抑制作用を有する植物由来有効成分を検索する目的で，漢方薬23種と市販の生薬胃腸薬2種でスクリーニングを行った。安中散，平胃散，生薬胃腸薬2種にアニサキスに対して強い運動抑制効果が認められた[18]（東京都立衛生研究所研究年報 39：19～23，1988）。胃潰瘍などの器質的疾患を除いた胃腸症状に香砂平胃散加芍薬を投薬した。20例で胃部不快感，悪心嘔吐，食欲不振，腹部膨満感，胃部疼痛に対して，全般改善度は軽度以上が85.0％，やや有用以上が85.0％で，成人と小児の差はなく副作用もなかった[19]（基礎と臨床 20（9）：4925～4938，1986）。同様に急性慢性胃炎32例に香砂平胃散加芍薬エキスを投薬したら，胃部圧迫感，胃もたれ，げっぷ，胃部疼痛，腹部膨満感，悪心嘔吐に高い改善効果のあった報告がある。

<適応>
　胃もたれ，急性慢性胃炎，消化不良，食あたり

80 柴胡清肝湯（さいこせいかんとう）

<組成>
　君薬は柴胡・黄連，臣薬は黄芩・当帰，ほかに連翹，薄荷，牛蒡子，地黄，芍薬，黄柏，山梔子，桔梗，川芎，甘草，栝楼根

<方剤の意味>
　四物湯と黄連解毒湯の合方である温清飲に柴胡・薄荷・桔梗・連翹・牛蒡子・栝楼根を加えた方剤である。

腺病質体質の子供で頚部のリンパ腺や扁桃腺が腫れやすい体質の改善に用いる。青年期には荊芥連翹湯（けいがいれんぎょうとう）を用いる。血液のうっ滞を伴った肌が赤黒く，手足の冷たくない子供に用いる。柴胡清肝湯は結核に罹りやすい体質，あるいは化膿しやすい体質の体質改善およびアトピー性皮膚炎の体質改善に用いられる。

柴胡・薄荷・連翹には消炎・発散作用があり，栝楼根（かろこん）には潤燥作用がある。桔梗（ききょう）・牛蒡子（ごぼうし）には排膿・化痰作用がある。

食物アレルギーモデルマウスに対する柴胡清肝湯の効果を検討した。雄性NC/Jicマウスを卵白により感作させ，生理食塩水投与の感作群，柴胡清肝湯少量投与群，大量投与群，非感作群に分けて分析した。血清GOT，GPTは感作群では有意に高値で，柴胡清肝湯投与群では有意に低下していた。病理組織では感作群では巣状壊死像および炎症細胞の浸潤を認めたが，柴胡清肝湯投与群ではほとんど修復されていた[20]（昭和医学会雑誌 63（2）：163～173，2003）。

＜適応＞

かんの強い小児（不眠，夜泣きがある）の神経症，慢性扁桃腺炎，湿疹，腺病質体質の子供の体質改善薬，アトピー性皮膚炎

【参考文献】

1）LiangQian-De, Gao Yue, TanHon-Ling et al：放射線照射に対する四物湯の4成分とそれらの併用による効果。*Biolo. and Pharmacol. Bulletin*, **29**（7）:1378～1382, 2006

2）中田英之，八重樫稔，秋葉哲生ら：漢方を利用した女子駅伝選手の新しい管理方法　スポーツ医学の可能性について。日本東洋医学会雑誌，**58**（1）：49～55，2007

3）西川哲男，飯塚　孝，澁谷　誠ら：四物湯の糖尿病ラット大動脈平滑筋細胞増殖に及ぼす効果。漢方と最新医療，**7**（3）：245～247，1998

4）Onishi Y., Yamaura T., Tauchi K. et al.：十全大補湯により誘導される抗転移効果は四物湯由来の成分による。*Biolo. and Pharmacol. Bulletin*, **217**：761～765，1998

5）山本哲郎，盛永茂子，今村悦子ら：甘麦大棗湯が痴呆症状に著効した一例。漢方研究，**398**：8～9，2005

6）松本一男：東洋堂経験余話　三叉神経痛に桂枝加朮附湯　パニック障害に帰脾湯合甘麦大棗湯。漢方の臨床，**51**（4）：512～514，2004

7）三浦於菟：夜間自我喪失に加味逍遙散合甘麦大棗湯。漢方の臨床，**50**（12）：1680～1682，2003

8）小池一喜，篠崎貴弘，深津康仁ら：心理社会的要因の関与が考えられた口腔領域の疼痛に対

する甘麦大棗湯の効果について。日本東洋心身医学研究, 15 (1~2):27〜30, 2001
9) 矢数圭堂, 矢数芳英, 安井廣迪ら:続・温知堂経験録 難治性の胸痛に柴陥湯が奏功した1例。漢方の臨床, 52 (3):413〜418, 2005
10) Iizuka A., Iijima O., Kondo K. et al.:調胃承気湯の抗酸化作用とそのKHCウサギの粥腫の進行を阻害する効果。*J. Atherosclerosis and Thrombosis*, 6 (2):49〜54, 2000
11) 大津礼子, 望月善子, 大石 曜ら:更年期障害に対する三大婦人漢方薬以外の有効症例の検討。産婦人科漢方研究, 23:85〜88, 2006
12) 中川良隆:歯科疾患の漢方治療経験。東静漢方研究室, 26 (5):9〜14, 2003
13) 古屋聖児, 髙橋謙之祐:経尿道的前立腺切除術の疼痛と不快感に対する竜胆瀉肝湯の有効性に関する臨床的検討。日本東洋医学会雑誌, 54 (1):183〜189, 2003
14) 手塚匡哉, 手塚昭子, 手塚光彦:診断と治療に苦慮し竜胆瀉肝湯が奏功した皮膚疾患2例。漢方研究, 363:105〜108, 2002
15) 岩淵愼助:機能性性器出血に対する芎帰膠艾湯の効果。*Pharma Medica*, 25 (10):47〜51, 2007
16) 後山尚久, 佐久間航, 野坂 桜ら:子宮出血を伴う切迫流産に対する芎帰膠艾湯の臨床効果。産婦人科漢方研究, 23:100〜103, 2006
17) 原敬二郎:繊維筋痛症に麻杏薏甘湯が著効した一例。漢方研究, 429:6〜7, 2007
18) 村田以知夫, 宮沢貞雄, 安田一郎ら:寄生虫に対する漢方薬の有効性に関する研究（第2報）漢方薬のanisakis 1型幼虫に対する運動抑制効果。東京都立衛生研究所研究年報, 39:19〜23, 1988
19) 広瀬滋之:香砂平胃散加芍薬の臨床試用経験。基礎と臨床, 20 (9):4925〜4938, 1986
20) 杉原 桂, 上野幸三, 養父佐知子ら:食物アレルギーモデルマウスに対する柴胡清肝湯の効果。昭和医学会雑誌, 63 (2):163〜173, 2003

81 二陳湯（にちんとう）

<組成>
君薬は半夏，臣薬は陳皮・茯苓，ほかに甘草，生姜

<方剤の意味>
　つわりに用いる半夏・生姜・茯苓からなる小半夏加茯苓湯に，胃内滞水をとる陳皮と緩和作用のある甘草を加えたもの。
　心窩部振水音があり，胃部不快感および重圧感のある場合に，単独あるいは他の方剤と一緒に用いられる。
　半夏と陳皮は陳旧なものほどよいということからその二陳が主薬になっているので，二陳湯という。
　成人5例に二陳湯を投薬し，前後で消化管調節ペプチドである，ガストリン，ソマトスタチン，モチリン，血管作動性腸管ペプチドVIP，カルシトニン遺伝子関連ペプチドCGRP，サブスタンスPの血漿濃度を測定した。投薬によりガストリン，ソマトスタチン，VIP，モチリン，CGRP，サブスタンスPが有意に上昇した。二陳湯の薬理作用はペプチドレベルの変化と関連し，消化の改善と胃内容の排出，腸管運動の促進による可能性がある[1]（J. Health Science 51（2）：172～177，2005）。

<適応>
　悪心，嘔吐

82 桂枝人参湯（けいしにんじんとう）

<組成>
君薬は桂枝，臣薬は人参，ほかに白朮，甘草，乾姜

<方剤の意味>
　人参湯に桂枝を加えたもので，人参湯を用いたい者で，頭痛・肩こり・心因性動悸を訴える者に用いる。桂枝で急性症状の表証を治し，人参湯で慢性症状の裏証を治す。
　桂枝は頭痛や肩こりを発散させ，動悸を静める。人参湯は新陳代謝が低下し，冷え症で下痢をしやすい時に用いる。水様下痢であれば五苓散を合方する。痛みが強ければ安中散を合方する。悪心嘔吐が強ければ半夏厚朴湯を合方する。

(198)

慢性頭痛患者33例に桂枝人参湯あるいは釣藤散のいずれかを8週間投薬した。4週間投薬して両剤を取り換えるcross over群も行った。Cross over群および単独投与群のいずれにおいても桂枝人参湯の方が釣藤散よりも高い有用度であった。有効例は寒証に多かった[2]（臨床と研究 72（5）：1299～1303，1995）。

<適応>

習慣性頭痛，神経性動悸，下痢性胃腸炎

83 抑肝散加陳皮半夏（よくかんさんかちんぴはんげ）

<組成>

君薬は釣藤鈎，臣薬は柴胡，ほかに甘草，当帰，茯苓，白朮，川芎，陳皮，半夏

<方剤の意味>

抑肝散は肝気（神経の高ぶり）を抑えるという意味で，鎮静・鎮痙効果を期待して用いられる。陳皮には理気作用と去痰作用，半夏には鎮吐作用があるので，抑肝散加陳皮半夏は抑肝散よりも一層神経症状が強く，悪心嘔吐を伴う時に用いられる。腹証は抑肝散よりも虚証で，軽い胸脇苦満と大動脈の拍動を触知する。神経過敏，易興奮，易怒性，不安，不眠などの精神症状に用いられる。

桂枝加竜骨牡蠣湯は神経症状では共通するが，桂枝加竜骨牡蠣湯では上熱下寒（体の上部にはのぼせなどの熱性の症状が，下部には冷えなどの寒性の症状のみられること），自汗傾向（自然発汗），臍上悸があり，胸脇苦満は伴わない。

脳梗塞後の三叉神経痛にカルバマゼピンが副作用のため使用できなかった症例，左片麻痺で言語障害があり，怒りがあらわな症例，右片麻痺で幻覚を有する症例に抑肝散加陳皮半夏を投薬したら，すみやかに心身の改善が認められた[3]（心療内科 11（4）：268～271，2007）。心下悸，臍上悸，臍下悸を認める慢性頭痛6例に対して予防療法として抑肝散加陳皮半夏を投薬したが，有効で片頭痛にも効果があった[4]（日本東洋医学会雑誌 58（2）：277～283，2007）。抑肝散加陳皮半夏を投薬した142例中有効が84例，有効率59.2%であった。疾患別ではうつ病58.2%，不眠症51.7%，パニック障害84.6%，全般性不安障害62.5%，いらいら・統合失調症・過敏性腸症候群・強迫性障害100%であった[5]（日本東洋心身医学研究 21（1-2）：17～21，2007）。痴呆症14例の暴力徘徊などの陽性周辺症状に対する抑肝散加陳皮半夏の効果を検討した。全例に有効で著効5例であった。脳血管性痴呆では長期に安定した効果がみられたが，混合性やアルツハイマー型痴呆では途中から抗精神病薬などの追加を必要とした[6]（漢方と最新治療 12（4）：352～356，2003）。ラットの脳培養

細胞に漢方薬52種類を投与しアセチルコリン合成酵素であるcholine acetyltransferase（ChAT）活性を検討した。抑肝散加陳皮半夏，帰脾湯，加味温胆湯で著明なChAT活性の上昇が認められた。アルツハイマー病などの治療薬となる可能性が示唆された[7]（和漢医薬学雑誌，12 (1)：54～60, 1995）。

<適応>
　神経症，不眠，小児夜泣き，眼瞼けいれん

84　大黄甘草湯（だいおうかんぞうとう）

<組成>
　君薬は大黄，臣薬は甘草

<方剤の意味>
　便秘の基本方剤で，便秘して嘔吐する者，あるいは食欲不振で食後嘔吐する者に用いる。調胃承気湯は大黄甘草湯に芒硝を加えたもので，より実証の人の常習性・急性便秘で，腹痛や腹部膨満感を伴う者に用いる。大承気湯は便秘でも体力が充実し，不安・不眠・興奮などの精神症状を伴う者。桃核承気湯は臍傍の圧痛・S状結腸の圧痛などの瘀血の症状を伴う。

　大黄甘草湯の一般薬理を検討した。鎮痛活性などの中枢神経系，自律神経系，呼吸器系には影響はなかったが，心拍数の減少，収縮期血圧の減少，動脈血流の減少，回腸への作用など，心血管系，泌尿器電解質排泄，平滑筋に薬理効果を示した[8]（応用薬理 63 (5-6)：79～91, 2002）。大黄甘草湯は大黄に比較して瀉下作用発現時の強い収縮の増加を有意に抑制した。この作用は大黄にグリチルリチンとリクイリチンを加えると復元された。甘草は大黄による結腸輪状筋の強い収縮を抑制し，腹痛の軽減が起こり，グリチルリチンとリクイリチンが協力してこの作用に関与することが示唆された[9]（和漢医薬学雑誌，18 (5)：191～196, 2001）。

<適応>
　常習便秘

85 神秘湯（しんぴとう）

<組成>
　君薬は麻黄，臣薬は杏仁，ほかに柴胡，陳皮，厚朴，紫蘇葉，甘草

<方剤の意味>
　麻黄湯から桂枝を除いて，厚朴・紫蘇葉・陳皮・柴胡を加えたもの。厚朴・紫蘇葉・陳皮・柴胡はすべて発散性で燥性であり，麻黄湯に発散性と燥性を加えたもの。厚朴と紫蘇葉は降性薬で，杏仁の鎮咳・去痰作用，陳皮の去痰作用と合わせて喘息に有効である。
　柴胡・甘草・厚朴・紫蘇葉は鎮静・自律神経調整に働き，イライラ・憂うつ感・抑うつ感を除く。疏肝解鬱の効能を持つところに神秘湯の特徴があり，精神的な要因で生じる，咳嗽・呼吸困難・喘息に有効である。

<適応>
　小児喘息，気管支喘息，気管支炎

86 当帰飲子（とうきいんし）

<組成>
　君薬は当帰，臣薬は地黄，ほかに芍薬，何首烏，荊芥，防風，蒺藜子，川芎，甘草，黄耆

<方剤の意味>
　高齢者の血虚で皮膚がカサカサしている者の瘙痒症に用いる。発疹・発赤・分泌物のない瘙痒症にも用いられる。
　四物湯の加味方で，四物湯を一層皮膚疾患向きにつくり変えた方剤。補血の何首烏，去風の防風・荊芥・蒺藜子を加え，補気生肌の黄耆を加えている。生肌とは創傷治癒を促進し肉芽形成を助ける。蒺藜子には瘙痒を止める働きがある。
　温清飲と合方して瘙痒の強いアトピー性皮膚炎に用いてもよい。
　アトピー性皮膚炎22例に当帰飲子を投薬し，効果をアンケート調査した。乾燥，痒みの項目が有意に改善した。体が温まる状況においての瘙痒に関しても有効であった[10]（応用薬理 73（1-2）：209〜216，2007）。皮膚瘙痒を訴える透析患者23例に当帰飲子を投与した。有効以上は82.6%で，やや有効以上は91.3%であった[11]（臨床医薬 7（10）：2367〜2375，1991）。

<適応>
老人性瘙痒症，分泌物の少ない慢性湿疹，かゆみ

87　六味丸（ろくみがん）

<組成>
君薬は地黄，臣薬は呉茱萸・山薬，ほかに牡丹皮，茯苓，沢瀉

<方剤の意味>
　八味地黄丸から桂枝と附子を除いたもので，六味腎気丸ともいう。腎陰虚の代表的方剤で，精力増強を目的に作られている。腰から下の精力をつけ，循環を良くし，尿の出渋るのを快通させる方剤。腰痛，頭重感，耳鳴り，視力減退，口渇，手足のほてり（虚熱）を改善する。
　地黄・山薬・呉茱萸は補性・升性・潤性で，補腎益精の強壮作用が強く，三補という。茯苓と沢瀉は利尿薬の燥性で，局所的な水分を除く。牡丹皮は駆瘀血薬で循環障害を改善する。これを三瀉という。方剤全体としては，寒性・補性・潤性である。長期間服用しても弊害がなく，長期間服用してはじめて効果が表れる。
　手足に冷えがなく，ほてりのある者に用いる。八味地黄丸，牛車腎気丸を用いてのぼせを訴えれば六味丸に変更する。
　地黄・山薬・沢瀉には血糖降下作用がある。山茱萸・沢瀉・牡丹皮には血圧降下作用がある。
　37.5度，85％の高温多湿環境にマウスを1日60分，2週間暴露した。補中益気湯，補中益気湯合六味丸投与群と未投与群を作成した。マウスは体重，精巣重量が低下した。生薬投与群では体重，精巣重量の低下が抑制された。組織学的には，精細管の萎縮，生殖細胞脱落が生薬投与群では軽度であった[12]（日本未病システム学会雑誌 10（1）：115～117, 2004）。自己免疫疾患MRLマウスに特徴的な腎糸球体病変の発現に対する六味丸の作用を検討した。オス・メスに13週間投与し対照群と比較した。オスで腎糸球体病変の発現が抑制された[13]（東京都立衛生研究所研究年報 47：314～319, 1996）。年齢62～95歳の31例の老人性瘙痒症に六味丸と八味地黄丸を投薬した。2週間投薬し，その後投薬を交替し薬効を比較した。全体として両薬剤に薬効差はなかった。しかし体力のある12例では六味丸の著効例が有意に多く，体力のない18例では六味丸は無効で，八味地黄丸で著効例が多く，この差は有意であった[14]（*Therapeutic Research* 16（5）：1497～1504, 1995）。Sarcoma180担癌マウスを用い，マイトマイシンCの延命作用に及ぼす六味丸の影響を検討した。六味丸はマイトマイシンCの延命作用を有意に増強した。とくに茯苓が効果発現に重要であると思われた[15]（和漢医薬学雑誌 8（1）：29～33, 1991）。

<適応>

排尿困難，頻尿，インポテンツ，むくみ，かゆみ

88　二朮湯（にじゅつとう）

<組成>

君薬は蒼朮・羌活，臣薬は威霊仙・白朮・茯苓，ほかに半夏，天南星，香附子，陳皮，黄芩，甘草，生姜

<方剤の意味>

六君子湯から人参と大棗を除き，それに香附子・羌活・威霊仙・天南星を加えたもの。香附子・羌活・威霊仙・天南星はいずれも発散性の鎮痛鎮痙薬で，方剤全体はすべて燥性薬からなる寒虚湿証向きの方剤である。蒼朮と白朮を用いるので，二朮湯の名前があるが，蒼朮は発散性で白朮は収斂性である。方剤全体は発散性の燥性薬である。

六君子湯を用いたくなるような胃弱な患者で，上焦（咽喉から横隔膜までの部分）の湿痰による痛みに用いる。具体的には，五十肩，肩や上腕の痛みに用い，水毒肥満体質で筋肉にしまりのない者に有効である。

防已黄耆湯，麻杏甘石湯，越婢加朮湯，桂枝加朮附湯を合方で用いてもよい。

肩関節周囲炎いわゆる五十肩は西洋医学的治療に抵抗性で治療に難渋する。そのような2例に二朮湯に附子末を加えて投与したところ，著効が得られた[16]（漢方の臨床 51（3）：391～398，2004）。

<適応>

五十肩，肩関節周囲炎，頸腕症候群

89　治打撲一方（ぢだぼくいっぽう）

<組成>

君薬は川骨・撲樕，臣薬は川芎，ほかに桂枝，丁子（字），大黄，甘草

<方剤の意味>

打撲・捻挫による疼痛・腫脹に広く用いられる。受傷直後よりも数日以上を経た，症状の遷延したものに用いられる。打撲によらない筋肉・関節の運動障害にも用いられる。

川骨(せんこつ)は内出血吸収，組織修復作用がある。撲樕(ぼくそく)は悪瘡の薬として鎮痛・解毒・収斂・消炎・止血作用がある。川芎(せんきゅう)には活血・鎮痛作用が，丁子(ちょうじ)(字)には小血管を拡張し血行を促進する作用がある。活血(かっけつ)とは，血液の脈管内運行の阻滞を改善すること。桂枝茯苓丸を合方して用いてもよい。

捻挫4例，打撲傷3例，脊椎圧迫骨折1例，慢性関節炎2例に治打撲一方・八味地黄丸を併用した。患部の疼痛は漢方薬治療開始後，速やかに改善し，2週間以内に痛みは消失した。短期間に多量投与すると，少量投与より速やかな改善がみられた[17]（漢方の臨床 54 (11)：1751～1760，2007）。顔面外傷13例に治打撲一方を投薬した。腫脹，疼痛に対して全例に有効で，全例2週間以内に改善がみられた。副作用は認めなかった[18]（漢方医学 30 (3)：104～105，2006）。

<適応>

打撲傷，捻挫，打撲による腫れおよび痛み

90 清肺湯（せいはいとう）

<組成>

君薬は黄芩(おうごん)・山梔子(さんしし)，臣薬は天門冬(てんもんどう)・麦門冬(ばくもんどう)・五味子(ごみし)，ほかに当帰，竹茹(ちくじょ)，貝母(ばいも)，杏仁(きょうにん)，桔梗(ききょう)，桑白皮(そうはくひ)，陳皮，茯苓(ぶくりょう)，生姜，大棗(たいそう)，甘草

<方剤の意味>

肺に熱があり，粘稠な痰がのどにからんで喀出できず，そのために激しい咳が続くような場合に用いられる。黄芩・山梔子は強い寒性薬で，胸部の炎症をとる。天門冬・麦門冬・五味子は肺を潤し肺熱を冷やす。貝母・杏仁・桔梗・桑白皮・竹茹は喀痰を潤し気管のけいれんを止め，鎮咳去痰作用を示す。当帰は血液循環を促す。陳皮・大棗・生姜は消化作用を促進し去痰作用もある。茯苓は利尿作用。甘草は抗炎症作用と緩和作用。

比較的体力の低下した人で，慢性の症状のみられる者に適する。麦門冬湯(ばくもんどうとう)は気道の津液(しんえき)の不足を補う点で共通するが，大逆上気(たいぎゃくじょうき)があり，多量の喀痰は伴わない。麻杏甘石湯(まきょうかんせきとう)は体力のある実証(じっしょう)で，喘鳴と咳が主で，口渇・自汗(じかん)（安静にしていてもじわじわと汗の出ること）・肺熱がある。

76歳男性，肺炎で入院後，低酸素血症が持続するため在宅酸素療法となった。清肺湯を投与したところ，画像上も器質的変化が著明に改善し呼吸不全の状態から離脱できた。清肺湯投与により肺

炎後の変化に対し器質的変化を僅かに残存させるのみで，在宅酸素療法から離脱できた[19]（日本東洋医学会雑誌 58（2）：285～290，2007）。咳・痰を有する慢性呼吸器疾患41例に清肺湯を投薬し効果を検討した。有効率は53.6％で，とくに粘性痰を有する慢性閉塞性肺疾患COPDに有効であるように思われた[20]（漢方医学 10（2）：21～26，1986）。

<適応>
粘稠で切れにくい痰の多く出る咳

【参考文献】

1) Katagiri F., Inoue S., Sato Y. et al.：健常被験者の血漿中消化管調節ペプチドレベルに対する二陳湯の効果。J. Health Science, 51（2）：172～177，2005

2) 松本博之，柏木 基，松谷 学ら：慢性頭痛に対する桂枝人参湯と釣藤散の有用性に関する研究。臨床研究，72（5）：1299～1303，1995

3) 真辺 豊，野添新一：抑肝散加陳皮半夏の3例。心療内科，11（4）：268～271，2007

4) 関矢信康，林 克美，地野充時ら：慢性頭痛の予防療法としての抑肝散加陳皮半夏の応用。日本東洋医学会雑誌，58（2）：277～283，2007

5) 千福貞博：当院における抑肝散加陳皮半夏の使用に関する検討。日本東洋心身医学研究，21(1-2)：17～21，2007

6) 泉 義雄：痴呆症14例の暴力徘徊などの周辺陽性症状に対する抑肝散加陳皮半夏の改善効果。漢方と最新治療，12（4）：352～356，2003

7) Yabe T., Torizuka K., Yamada H. et al.：ラット中隔初代培養細胞における漢方薬剤のコリンアセチルトランスフェラーゼに対する効果。和漢医薬学雑誌，12（1）：54～60，1995

8) Takeda S., Kase Y., Hayakawa T. et al.：大黄甘草湯の一般薬理学的性質。応用薬理，63(5-6)：79～91，2002

9) Yagi T. & Yamauchi K.：意識下のラットにおける結腸輪状筋運動に対する大黄甘草湯の効果：処方でのグリチルリチンの役割。和漢医薬学雑誌，18（5）：191～196，2001

10) 田中伸明：アトピー性皮膚炎に対する当帰飲子の有用性。応用薬理，73（1-2）：209～216，2007

11) 中村良一，諸井雅男，矢島治夫ら：慢性血液透析患者の皮膚瘙痒症に対する当帰飲子の効果。臨床医薬，7（10）：2367～2375，1991

12) 田村哲彦，張替直輝，兼子 智ら：高温多湿ストレス曝露マウスに対する生薬の精巣保護作用。日本未病システム学会雑誌，10（1）：115～117，2004

13) 坂本義光，長澤明道，矢野範男ら：ヒト病態モデルマウスによる六味丸添加飼料投与実験（第3報）　自己免疫疾患マウス(MRL/1)における腎糸球体病変の病理組織学的検査結果。東京都立衛生研究所研究年報，47：314～319，1996
14) 石岡忠夫：老人性瘙痒症に対する六味丸と八味地黄丸の薬効比較。*Therapeutic Research*, 16 (5)：1497～1504，1995
15) Yokota M., Sugiyama K., Imamura K. et al.：Mitomycin Cの抗腫瘍活性に対する六味丸の増強作用。和漢医薬学雑誌，8 (1)：29～33，1991
16) 大関潤一：二朮湯エキス加附子末が奏功した肩関節周囲炎の2症例。漢方の臨床，51 (3)：391～398，2004
17) 土方康世，宮前有子，高津尚子ら：捻挫打撲症に対する八味地黄丸，治打撲一方併用の効果。漢方の臨床，54 (11)：1751～1760，2007
18) 櫻井貴敏，上田守三，鮫島寛次：顔面外傷の腫脹・痛みに対する治打撲一方の使用経験。漢方医学，30 (3)：104～105，2006
19) 松井龍吉，小林祥泰：清肺湯により重症肺炎後，在宅酸素療法から離脱できた一症例。日本東洋医学会雑誌，58 (2)：285～290，2007
20) 滝島　任，丹野恭夫，坂本正寛ら：COPDに対する清肺湯の効果。漢方医学，10 (2)：21～26，1986

91　竹筎温胆湯（ちくじょうんたんとう）

<組成>

君薬は竹筎，臣薬は黄連・柴胡，ほかに茯苓，半夏，麦門冬，人参，枳実，陳皮，生姜，甘草，香附子，桔梗

<方剤の意味>

呼吸器疾患で微熱・喀痰が遷延しイライラして眠れない場合に用いる。

半夏・陳皮・茯苓・甘草・生姜からなる二陳湯は悪心嘔吐を治す方剤で，これに鎮静作用の強い竹筎・枳実を加えたものが温胆湯である。これに解熱消炎作用のある柴胡・黄連，鎮咳・潤性作用のある麦門冬，去痰作用のある桔梗，理気作用のある香附子，強壮作用のある人参を加えたもの。君薬の竹筎，臣薬の黄連・柴胡には興奮を静める作用がある。

軽い胸脇苦満と胸苦しさがあり，微熱（うつ熱）・咳・痰が続き，不安・不眠や気が高ぶって興奮のある者に用いる。

54歳女性，40歳から喘息発作があり5年前からほぼ毎日点滴をしていた。肝気鬱結と痰熱上擾の症候があり，竹筎温胆湯を使用し清肺湯を加えた。ステロイドの重い副作用があったが，漢方薬が劇的効果を示し翌日から点滴と吸入が不要となった[1]（漢方の臨床 50 (5)：690～691, 2003）。

<適応>

感冒，インフルエンザに罹患し，咳嗽・喀痰・微熱が遷延する場合に用いられる。その際，不安・不眠を伴う場合が多い

92　滋陰至宝湯（じいんしほうとう）

<組成>

君薬は柴胡，臣薬は芍薬，ほかに当帰，白朮，茯苓，麦門冬，貝母，知母，地骨皮，甘草，陳皮，薄荷，香附子

<方剤の意味>

柴胡・知母・地骨皮は解熱薬，薄荷・香附子は発散薬，芍薬は鎮痛薬，麦門冬・貝母・陳皮は鎮咳・去痰薬，当帰は補血薬，白朮・茯苓は健胃薬である。

肺熱が遷延化したために陰液が不足を来たしている病態で，熱証で非常な虚証であるが，明らか

な寒証の者には適さない。虚熱をとる知母・地骨皮が含まれ，手掌や足底の火照りなどの肺陰虚の症状を呈する者が適応となる。元々は婦人の虚労のための方剤で，虚労とは，五臓の諸虚不足によって生じる多種の病証で，過労のために肉体が衰弱し，精神が困憊したもの。

慢性気管支炎や肺結核で，発熱・咳・痰・食欲不振・全身倦怠感などのある場合に用いる。

滋陰至宝湯は慢性に経過する咳嗽に用い，気鬱を伴う症例によいとされている。気道に慢性炎症性疾患を有する8症例で滋陰至宝湯が有効であった。慢性の咳嗽と咽頭不快感を有し，気鬱の症状として腹部右側の鼓音が共通していた[2]（日本東洋医学会雑誌 57（5）：661〜667, 2006）。

<適応>

虚弱な者の慢性の咳，痰

93　滋陰降火湯（じいんこうかとう）

<組成>

君薬は地黄，臣薬は芍薬，ほかに当帰，麦門冬，天門冬，知母，黄柏，陳皮，白朮，甘草

<方剤の意味>

滋陰とは体力が弱って血液も体液も枯渇して熱を帯びたのを潤し，熱を除くこと。降火とは熱をさます意味で，慢性化して熱虚燥状態で切れ難い痰を伴なって咳きこむ場合に用いる。

当帰・芍薬・地黄は補血薬，麦門冬・天門冬・陳皮は鎮咳・去痰薬，知母・黄柏は解熱薬，黄柏・白朮は健胃薬である。

肺の陰液が不足し，このため相対的に肺の陽気が過剰となり熱証を呈する病態。血虚で皮膚はカサカサ乾燥して浅黒く，粘稠な痰と激しい咳がいつまでもとれない者。肺野に乾性ラ音を聴取する。

体力のない老人の咳嗽に用いられるが，地黄が含まれるので胃腸虚弱な寒虚証には向かない。

75歳男性，咽喉不快感と呼吸困難，食思不振があり，陰虚火動と捉え滋陰降火湯を投薬し改善した。72歳男性，12年前から気管支喘息にてテオフィリンと漢方薬で治療していた。咽喉不快感と陰虚火動と捉え滋陰降火湯を用い咽喉不快感は改善した。滋陰降火湯の投薬目標に咽喉不快感とイライラがあると考えた[3]（日本東洋医学会雑誌 54（6）：1097〜1101, 2003）。

<適応>

のどに潤いがなく，切れ難い痰を伴って咳き込むもの

95　五虎湯（ごことう）

<組成>
君薬は麻黄，臣薬は石膏，ほかに杏仁，甘草，桑白皮

<方剤の意味>
麻杏甘石湯に桑白皮を加えた方剤。桑白皮は消炎・鎮咳・去痰薬で，麻杏甘石湯よりも咽頭痛，咳嗽の強い場合に用いられる。

咳嗽・喘鳴・呼吸困難のある場合に用いられ，痰は少なく熱もないが口渇や自然発汗（自汗）がある。咳嗽が激しく，咳嗽に伴って顔面の紅潮を呈する場合に用いる。喀痰の多い場合には，二陳湯を合方して五虎二陳湯として用いる。

麻杏甘石湯の方がより体力のある者に頓服として用いられ，五虎湯は頓服・長期間の継続的服用の何れにも用いられ，とくに小児に頻用される。寒証，著しい虚証には用いられない。

<適応>
咳，気管支炎，気管支喘息

96　柴朴湯（さいぼくとう）

<組成>
君薬は柴胡，臣薬は黄芩，ほかに人参，半夏，厚朴，茯苓，甘草，生姜，大棗，紫蘇葉

<方剤の意味>
小柴胡湯と半夏厚朴湯を合方した方剤。はっきりとした胸脇苦満があり，胸やのど・胃のつまる感じがあり，精神不安・抑うつ傾向のある者を目標に用いる。呼吸器の炎症症状に加えて，咳嗽・喀痰・呼吸困難・喘鳴のある場合に用いる。

小柴胡湯も半夏厚朴湯も気道を乾燥させる傾向が強いので，喀痰の多い湿痰に用い，気道が乾燥して反射性の乾咳を出す場合には麦門冬湯などを用いる。

咳嗽・呼吸困難が強ければ，五虎湯や麻黄湯などを合方する。下痢が強い場合には五苓散や猪苓湯を合方する。

舌痛症37例に漢方薬で治療した。加味逍遙散14例，柴朴湯9例，小柴胡湯14例で，著効14例，有効16例，無効7例で有効率81%であった。製剤別の有効率は加味逍遙散86%，柴朴湯67%，小柴胡

(209)

第3章　漢方薬の方剤解説と最新知見

湯86%であった[4] (痛みと漢方 15：77〜81, 2005)。喘息248例に柴朴湯を投薬し中止を除く210例で，治療1年後のピークフロー値の40%以上改善は161例，76.7%であり，20〜40%改善は40例，19.0%で合わせて95.7%の改善が得られた。柴朴湯は喘息の維持療法に十分な効果が期待できた[5] (漢方医学 26 (4)：175〜177, 2002)。症状の安定した気管支喘息94例を2群に分けクロモグリセート吸入群と柴朴湯吸入群とした。開始1年後柴朴湯群では，好酸球数，interferon γ，eosinophilic cationic proteinが有意に減少した。気管支肺胞洗浄液中のleucotorienes，各種アレルギー・インターロイキンも有意に抑制された。自覚症状・呼吸機能の改善，$β_2$刺激剤使用回数の減少があり，柴朴湯はベクロメタゾン半減時の代替薬剤として有効有用性に優れていると思われた[6] (耳鼻咽喉科展望 45 (1)：8〜15, 2002)。ストレスによる病気治療の最終段階として集団自律訓練療法を行い，向精神薬の中止を目的とした。706例を対象に，心身症，過換気症候群，緊張型頭痛，痙性斜頸など71.2%で向精神薬の離脱・減量が可能であった。加味帰脾湯は仮面うつ病で9割以上の向精神薬の減量をもたらし，柴朴湯はパニック障害で多くの向精神薬の減量をもたらした。漢方薬を向精神薬の減量過程で使用することは有効である[7] (*Progress in Medicine* 21 (2)：505〜508, 2001)。63歳女性，慢性咳嗽に柴朴湯を投薬し，45日後より末梢血好酸球増加，肝機能障害の先行する著明な低酸素血症と胸部X線上スリガラス状陰影を認めた。薬剤性肺炎でDLSTで黄芩(おうごん)が陽性であった[8] (日本胸部臨床 58 (1)：39〜44, 1999)。向精神薬の減量・離脱を前提としたパニック・ディスオーダーの治療法として向精神薬と漢方薬の併用に心身医学療法を加え，良好な成績を得た。とくに柴朴湯を併用した22例中7例で，向精神薬の離脱が可能であり，他の漢方薬と比較し有効率が高かった[9] (心身医療 10 (1)：76〜81, 1997)。咽喉頭異常感症92例に柴朴湯を投薬した。著効17.4%，有効30.4%，やや有効22.8%で，有効度は70.7%であった。証との関係ではやや有効以上が，実証71.4%，中間証70.4%，虚証71.4%で証には関係なく投薬できる方剤であると考えられた[10] (*Progress in Medicine* 15 (8)：1543〜1545, 1995)。7歳から15歳の22例の気管支喘息児に柴朴湯を3ヶ月投薬し，気道過敏性 (アセチルコリン吸入試験，ヒスタミン吸入試験) および運動誘発試験において有意に改善が見られ気管支喘息の基礎治療薬として有用であった[11] (日本東洋医学会雑誌 41 (4)：233〜239, 1991)。

<適応>

　小児喘息・気管支喘息の間欠期，咳，気管支炎，不安神経症

97　大防風湯（だいぼうふうとう）

<組成>
黄耆，人参，白朮，甘草，乾姜，地黄，当帰，芍薬，川芎，防風，羌活，杜仲，牛膝，附子

<方剤の意味>
　補血薬の四物湯と補気薬の四君子湯に黄耆・桂枝を加えた十全大補湯から茯苓と桂枝を除き，これに発散・鎮痛作用の強い防風・羌活，理血作用のある牛膝，鎮痛作用のある杜仲・附子を加えたもの。十全大補湯は気血両虚を治す大補剤で，これに発散性と鎮痛効果を加えたものが大防風湯である。附子が入っているので，十全大補湯よりもさらに寒証向きである。

　比較的体力は低下し，四肢冷感はあるが，消化機能は衰えていない人の，関節腫脹・疼痛，運動機能障害などを目標にする。越婢加朮湯を合方してもよい。桂枝芍薬知母湯は膝の疼痛・関節変形で共通するが，関節の腫脹・熱感が強く骨破壊が高度なものに用いる。

　関節リウマチの治療薬で用いられる対症療法的漢方薬Kampo NSAIDsとして，桂枝加朮附湯，越婢加朮湯，桂枝湯などがあり，漢方疾患修飾性抗リウマチ薬Kampo DMARDsとして，柴苓湯，柴胡桂枝乾姜湯，大防風湯などがあるとされている。

　マウスを牛II型コラーゲンで免疫し，コラーゲン誘導関節炎CIAを誘発した。大防風湯を経口投与すると関節炎の重症度は低下し，発症は遅延した。CIAは腋窩リンパ節のT細胞を減少させ，B細胞を増加させたが，大防風湯はこれらの変化を抑制した。大防風湯の関節炎抑制には免疫調節および抗破骨細胞生成作用が関与していることが示唆された[12]（*Biological & Pharmaceutical Bulletin* 27 (6)：857〜862, 2004）。関節リウマチ患者で漢方DMARDsの範疇の大防風湯21例と柴苓湯33例の作用を検討した。大防風湯の効果は，ロベンザリットに優ると思われ，早期RAへの適応がより効果的と思われた。柴苓湯は良好な結果は得られなかったが，ブシラミンとの併用は有用と考えられた[13]（リウマチ科 27 (4)：410〜417, 2002）。慢性関節リウマチ23例に大防風湯を投薬した。ステロイド，NSAIDS，DMARDSを併用した。関節点数，血沈は減少傾向，CRPは有意に低下，アルブミンは増加傾向，ヘモグロビンは有意に増加した。次に補中益気湯32例，十全大補湯11例，六君子湯10例と比較した。疲労，るいそう，食欲不振などの全身状態の改善が73.9％にみられた[14]（リウマチ科 27 (4)：389〜394, 2002）。

<適応>
寒虚証の下肢の慢性関節リウマチ，慢性関節炎，痛風

98 黄耆建中湯（おうぎけんちゅうとう）

<組成>
　君薬は膠飴・黄耆，臣薬は甘草，ほかに桂枝，芍薬，生姜，大棗

<方剤の意味>
　虚弱体質者の腹部膨満・腹痛に用いる桂枝加芍薬湯に強壮作用のある膠飴を加えたのが小建中湯で，これに黄耆を加えたのが黄耆建中湯である。
　黄耆は皮膚の栄養を高め，汗を調節する強壮薬で，小建中湯の虚弱を治す力が強化されている。盗汗（寝汗），息切れ，疲れやすさなどの気虚の症状の著しい者に適する。
　黄耆の特性を活かして痔瘻，下腿潰瘍，創傷治癒の遷延，褥瘡，慢性中耳炎，びらん・発疹などの皮膚症状，慢性化膿巣などに用いる。小建中湯に理血薬の当帰を加えた当帰建中湯に黄耆建中湯を合方して，体力がより低下し，化膿性疾患の遷延化したものに用いてもよい。
　仙骨部難治性褥瘡3例に黄耆建中湯を投薬し良好な結果を得た。西洋医学的治療では増悪したが，黄耆建中湯により縮小傾向，ポケットの消失を認めた[15]（漢方と最新治療 10(4)：343～346, 2001）。他にも寝たきり老人，MRSA感染者の褥瘡，糖尿病性壊疽に対して良好な結果を得た報告がある。

<適応>
　虚弱体質，寝汗，下腿潰瘍，創傷治癒の遷延，痔瘻，慢性中耳炎，褥瘡

99 小建中湯（しょうけんちゅうとう）

<組成>
　君薬は膠飴，臣薬は甘草，ほかに桂枝，芍薬，生姜，大棗

<方剤の意味>
　桂枝加芍薬湯に膠飴（麦芽飴）を加えた方剤。桂枝加芍薬湯は，腹部を温め芍薬による鎮痙作用で腹痛をとる方剤で，虚弱体質で腹部膨満と冷え症，腹痛，しぶり腹に用いられる。膠飴は米麦などの澱粉に麦芽を加えて糖化させた飴で，体力・気力を回復させ，咳・痰を止める。強壮作用と共に鎮痛・鎮痙作用を目的に処方される。夜尿症を治すとされる。中とは中焦（消化器）の意味で，建中湯とは，弱った消化器をしっかりさせる方剤の意味。

両側の腹直筋が緊張した腹皮拘急（ふくひこうきゅう）がみられ，腹痛があれば適応である。小児では適応範囲が広く，乳幼児では，風邪をひきやすい，夜尿症，夜泣き，腹痛，起立性蛋白尿，気管支喘息などに使用される。年長児や学童期には小柴胡湯（しょうさいことう）の方が好まれる。成人でも虚弱体質で疲れやすく，腹壁の筋肉が薄く腹直筋の緊張する場合に用いられる。桂枝加芍薬湯の腹痛も小建中湯に似るが，桂枝加芍薬湯は排便異常が顕著で裏急後重（りきゅうこうじゅう）があり，頻回に便意はあるが排便がなかなか見られない場合に用いられる。

　8歳から13歳の前思春期神経性食欲不振症患児のうち小建中湯証の9例に投薬し，7例で治癒，2例で軽快した。軽度の体力低下，消化機能低下，自律神経失調を伴う症例に適している[16]（漢方と最新治療，12 (2)：153〜158，2003）。28歳女性，ダイエットで17歳で無月経となり10年以上クロミッドを内服しても改善せず，当帰芍薬散も内服した。脾胃虚があり，まず小建中湯200日で体力をつけ，次に妊娠を促す当帰芍薬散を800日併用し妊娠した。流産防止のため芎帰膠艾湯（きゅうききょうがいとう）を併用して女児を自然分娩した[17]（漢方の臨床 48 (2)：215〜220，2001）。難治性てんかん，とくに複雑部分発作に抗けいれん薬と小柴胡湯と小建中湯を併用した。30例中効果判定できた27例では，開始後2年半で，著効5例，有効6例で40％に有効性が認められた[18]（小児科臨床 45(12)：2875〜2880，1992）。

<適応>
　小児虚弱体質，夜尿症，夜泣き，成人の神経性胃腸炎，神経症，疲労倦怠

100　大建中湯（だいけんちゅうとう）

<組成>
　君薬は蜀椒（しょくしょう），臣薬は乾姜（かんきょう），ほかに人参，膠飴（こうい）

<方剤の意味>
　体力が低下した人で，腹が冷えて痛み，腹部膨満感のある者に用いる。腹部は軟弱無力で弛緩し，腸の蠕動不安を腹壁を透して見ることができる。蠕動運動が激しければ腹痛を訴え嘔吐することもある。あるいは腸の蠕動は見えないが，腹壁は緊満状でガスの充満がはなはだしく腹痛を訴える者。桂枝加芍薬湯を合方すると中建中湯（ちゅうけんちゅうとう）となり，作用が緩和され，症状が遷延化して長期に使用する場合に用いる。
　蜀椒（しょくしょう）は温熱性の健胃鎮痛薬でhydroxy β-sanshoolなどを含み，心腹冷痛を治す。乾姜も6-shogaolなどの成分を含み胃腸を温めて，冷え・下痢・嘔吐を止める。人参は膠飴（こうい）に協力して胃腸の消化吸

収を高め体力を回復させる．

　小児の術後排便障害55例に大建中湯を投薬した．術後便秘群では有効率77％，術後イレウス群では有効率93％，術後蠕動運動改善目的群では有効率92％であった[19]（小児外科 40（2）：195～199，2008）．直腸結腸癌切除後の腸障害に対して大建中湯の予防的投与を行った．姑息的手術を除く173例を大建中湯投与群とコントロール群に分けた．イレウスの発生率は投与群1.16％，非投与群5.75％で有意差はなかった．腹痛の発生率は投与群1.16％，非投与群9.20％で有意に低下した．腹部膨満感に有意差はなかった．便通異常は投与群3.49％，非投与群13.79％で有意に低下した．大建中湯は腹痛および便通異常に予防効果を認めた[20]（漢方研究 429：2～3，2007）．外科領域の文献的考察．大建中湯は1990年代より術後腸管通過障害，イレウスに対して予防的および再発防止に使用され国際誌にも報告されている．大建中湯は腸管蠕動運動亢進作用を有し，セロトニン受容体を介したコリン作動性神経系の活性化と知覚神経系の活性化の関与が示唆されている[21]（新潟医学会雑誌 120（10）：544～548，2006）．後腹膜リンパ節郭清術を行った婦人科悪性腫瘍患者に対して大建中湯投与群31例と非投与群27例を比較検討した．術後初回排ガスまでの時間は投与群37.0±11.8時間，非投与群44.1±12.9時間と有意差を認めた．腹部X線写真をスコア化して投与群に有意な改善がみられた．イレウスの発症率に有意差はなかった．術後腸管蠕動運動を亢進させて排ガスまでの時間を短縮し，腸管麻痺を緩和する作用が示唆された[22]（産婦人科漢方研究のあゆみ 23：69～72，2006）．

<適応>
　寒虚証の強い腹痛，癒着性イレウス，麻痺性イレウス，腹部膨満，鼓腸，腸管蠕動亢進，過敏性腸症候群

101　升麻葛根湯（しょうまかっこんとう）

<組成>
　君薬は升麻，臣薬は葛根，ほかに芍薬，甘草，生姜

<方剤の意味>
　升麻・葛根は発散性で，麻疹などの内攻を防ぐために発疹を十分に出尽くさせるのに用いる．芍薬は升麻・葛根の作用の行き過ぎを抑える．升麻は咽喉頭痛にも効果があり，芍薬にも鎮痛・鎮痙作用が期待できる．

　麻疹64例のうち，升麻葛根湯群18例と西洋薬群18例を比較した．升麻葛根湯群では，発熱の当

初からでも発疹期に入ってから投与しても有熱期間が短縮した。38℃以上の発熱日数は西洋薬群5.94日，升麻葛根湯群4.11日で有意に短縮した。西洋薬群では肺炎1例，12日以上の遷延性発熱で入院1例あったが，升麻葛根湯群では全例6日以内に解熱し入院例はなかった[23]（島根医学 15（2）：187〜190, 1995）。

<適応>
　麻疹，風疹，水痘などの初期に発疹を促す目的で用いる。眼痛，咽喉頭痛，咽頭炎，扁桃腺炎，感冒の初期，皮膚炎

【参考文献】
1) 藤原二郎：重症で難治の気管支喘息に漢方薬が即効　翌日からステロイド点滴が中止出来た。漢方の臨床, 50（5）：690〜691, 2003
2) 関矢信康, 並木隆雄, 笠原裕司ら：滋陰至宝湯の使用目標。日本東洋医学会雑誌, 57（5）：661〜667, 2006
3) 関矢信康, 引網宏彰, 酒井伸也ら：滋陰降火湯を気管支喘息に応用する試み。日本東洋医学会雑誌, 54（6）：1097〜1101, 2003
4) 神農悦輝, 砂川　元, 新垣敬一ら：舌痛症に対する漢方薬の使用経験。痛みと漢方, 15：77〜81, 2005
5) 泉山隆男, 佐藤浩平：喘息に対する漢方治療　特に柴朴湯について。漢方医学, 26（4）：175〜177, 2002
6) 西澤芳男, 西澤恭子, 永野富美代ら：ベクロメタゾン吸入量半減時の柴朴湯吸入療法とクロモグリセート吸入療法の代替療法比較試験。耳鼻咽喉科展望, 45（1）：8〜15, 2002
7) 芦原　睦：不定愁訴に対する漢方薬の使用経験　漢方薬使用による向精神薬の離脱・減量の試み。*Progress in Medicine*, 21（2）：505〜508, 2001
8) 藤井　毅, 中山聖子, 濱辺定徳ら：柴朴湯による薬剤性肺炎の1例。日本胸部臨床, 58（1）：39〜44, 1999
9) 芦原　睦, 佐田彰見, 出雲路千恵ら：パニック・ディスオーダーに対する漢方治療　柴朴湯を中心として。心身医療, 10（1）：76〜81, 1997
10) 湊川　徹, 小田隆浩, 佐々木良二ら：咽喉頭異常感症に対する柴朴湯の効果。*Progress in Medicine*, 15（8）：1543〜1545, 1995
11) 渡部　創：気管支喘息児における気道過敏性および運動誘発喘息に対する柴朴湯の長期投与効果について。日本東洋医学会雑誌, 41（4）：233〜239, 1991

12) Inoue M. & Ono Y.：コラーゲン誘導関節炎に対する大防風湯の抑制効果。*Biological & Pharmaceutical Bulletin*, **27** (6)：857〜862, 2004

13) 松浦美喜雄：リウマチ性疾患の漢方治療エキス剤　大防風湯, 柴朴湯エキス剤のRAに対する効果。リウマチ科, **27** (4)：410〜417, 2002

14) 高濱正人：リウマチ性疾患の漢方治療エキス剤　慢性関節リウマチに対する大防風湯の有用性。リウマチ科, **27** (4)：389〜394, 2002

15) 仲　秀司, 安原　洋：老年期症候群と漢方　褥瘡の漢方治療。漢方と最新治療, **10** (4)：343〜346, 2001

16) 小崎　武：各科における小建中湯の応用　前思春期神経性食思不振症に対し小建中湯で治療した臨床経験。漢方と最新治療, **12** (2)：153〜158, 2003

17) 寺師睦宗：ダイエットして無月経になった不妊症。漢方の臨床, **48** (2)：215〜220, 2001

18) 杉本健郎, 安原昭博, 西田直樹ら：難治性てんかんの漢方併用療法　小柴胡湯と小建中湯による治療。小児科臨床, **45** (12)：2875〜2880, 1992

19) 中辻隆徳, 秋吉潤子, 家入里志ら：小児慢性便秘の病態・診断・治療　小児の術後排便障害における大建中湯の有用性について。小児外科, **40** (2)：195〜199, 2008

20) 髙木和俊, 永田　仁, 堀江　徹ら：直腸結腸癌切除後の腸障害に対する大建中湯を用いた予防的漢方治療の効果　前向き無作為試験。漢方研究, **429**：2〜3, 2007

21) 加瀬義夫, 佐藤和子, 竹田秀一ら：外科系領域における漢方治療の現況　漢方製剤の文献的な考察。新潟医学会雑誌, **120** (10)：544〜548, 2006

22) 秋山　稔, 喜多伸幸, 木村文則ら：後腹膜リンパ節郭清術後の腸管麻痺に対する大建中湯の有用性の検討。産婦人科漢方研究のあゆみ, **23**：69〜72, 2006

23) 阿部勝利, 髙木清文：麻疹に対して西洋薬治療と比較した升麻葛根湯の臨床効果。島根医学, **15** (2)：187〜190, 1995

102 当帰湯（とうきとう）

<組成>
君薬は当帰，臣薬は芍薬，ほかに桂枝，人参，黄耆，厚朴，半夏，乾姜，蜀椒，甘草

<方剤の意味>
桂枝加芍薬湯に当帰と黄耆を加えたものを帰耆建中湯というが，当帰湯は帰耆建中湯に類似し，大棗を除き生姜を温性の強い乾姜に変えてある。蜀椒・乾姜・人参は大建中湯に含まれ，全体として貧血や盗汗のある虚弱者の激しい痛みに有効な処方である。半夏・厚朴は降性薬で，痛みによるイライラを鎮静させる作用がある。帰耆建中湯や大建中湯の痛みは腹痛であるが，当帰湯は主として胸背部痛で，背中の持続性の鈍痛または発作性の疼痛を引き下げ落ち着かせる。

寒冷刺激により症状が悪化するのが特徴で，心下痞鞕を認め，心臓の部位の疼痛が肩背に放散するようであれば適応である。腹痛があってもよい。

帯状疱疹後の胸背部痛に対する当帰湯の有効性を検討した。狭心症様の胸背部痛・四肢冷感のある帯状疱疹後疼痛に有効であった[1]（漢方診療 10（6）：25～26，1991）。帯状疱疹後疼痛に有効な漢方薬として，柴苓湯，桂枝加朮附湯，五苓散，麻黄附子細辛湯，麻杏薏甘湯，当帰四逆加呉茱萸生姜湯，当帰湯，補中益気湯，十全大補湯の報告がある。

<適応>
冷え症で狭心症や肋間神経痛など，背中や肩に放散する胸背痛や腹痛を訴える者

103 酸棗仁湯（さんそうにんとう）

<組成>
君薬は酸棗仁，臣薬は川芎，ほかに知母，甘草，茯苓

<方剤の意味>
体力が低下した者で，心身が疲労し気が高ぶって眠れない者に用いる。その時，めまい・精神不安・神経過敏などが認められる。虚煩（元気が衰弱して，胸がモヤモヤして煩を覚えるもの）を主症状とする。

酸棗仁は漢方の睡眠薬の代表で，これに安神作用があり動悸を静める茯苓，熱を冷まし鎮静作用のある知母が加わる。川芎は鎮静作用と血管拡張作用があり，肝鬱を散じる。

加味帰脾湯も不眠症に用いるが，抑うつなどの精神症状があり易怒性，イライラ感を伴う。

更年期障害として難治性不眠を呈する6例に酸棗仁湯を投薬して有効であった[2]（漢方の臨床 52(7)：1024～1027, 2005）。夜間せん妄と奇声による不穏行動を呈する97歳と80歳の高齢者に対して酸棗仁湯を投薬したら有効であった[3]（日本東洋医学会雑誌 53（4）：351～356, 2002）。不眠症31例に酸棗仁湯を1日3回投薬し，全般的改善度は中等度改善以上20例，副作用は2例でいずれも軽度の消化器症状であった。睡眠状況のうち有意に改善のみられたのは，「寝つき」「中途覚醒」「熟眠感」「覚醒時気分」「日中の気分」であった。老人例，神経症性不眠，うつ病性不眠の順に有効であった[4]（医学と薬学 16（1）：185～192, 1986）。

<適応>

不眠症，ノイローゼ

104 辛夷清肺湯（しんいせいはいとう）

<組成>

君薬は黄芩，臣薬は辛夷・知母，ほかに山梔子，枇杷葉，麦門冬，百合，升麻，石膏

<方剤の意味>

辛夷は古来，通鼻に用いられ鼻閉を改善する。辛夷を主薬に，黄芩・山梔子以外はすべて発散薬で，鼻づまりを治す格好の方剤である。枇杷葉・麦門冬・百合は鎮咳・去痰に作用する。肺熱があり粘稠な痰がのどにからみ，鼻づまりや膿性の鼻汁があるものに適する。黄芩・山梔子・石膏・知母・升麻・枇杷葉は清熱瀉火作用がある。麦門冬・百合・知母には滋潤作用があり，体液を補充して分泌物や粘稠な痰を薄めて排出しやすくする。熱証用の方剤で明らかな寒証には適さない。

葛根湯加川芎辛夷も鼻閉や慢性鼻炎に用いられるが，麻黄剤であり，頭痛，項背部のこわばりなどのある場合に用いられ，津液（体内のすべての水液）の枯燥状態は伴わない。

気管支喘息患者85例に辛夷清肺湯と小青竜湯を投薬した。膿性鼻汁や後鼻漏の症状を有する副鼻腔炎様症状10例に対して辛夷清肺湯を，水様鼻汁や水様痰などのアレルギー性鼻炎様症状75例に小青竜湯を投薬した。辛夷清肺湯では60%に鼻症状の改善と喘息発作の減少を，小青竜湯では53%に喘息の改善と鼻アレルギー症状の改善がみられた[5]（医療 50（2）：97～101, 1996）。耳症状を伴う慢性副鼻腔炎10例に辛夷清肺湯を投与した。自覚症状の改善率は鼻漏90%，鼻閉100%，後鼻漏70%，鼻のかみやすさ100%，頭重感80%，嗅覚障害60%，耳閉感70%であった。全般改善度は著明改善80%，改善10%で，副作用はなく長期に使用しても安全な薬剤であった[6]（薬理と治療 23

(3)：749～753，1995)。鼻閉を主訴とする慢性副鼻腔炎20例に対して辛夷清肺湯を投薬した。鼻閉には著効5例，有効7例，不変7例で，改善率63.1%であった。ポリープに関しては著効1例，有効10例，不変3例，悪化1例，改善率は73.4%であった[7]（漢方医学 12 (1)：24～28，1988)。

<適応>

慢性副鼻腔炎，肥厚性鼻炎，鼻づまり，蓄膿症

105 通導散（つうどうさん）

<組成>

君薬は当帰・紅花・蘇木，臣薬は枳殻・厚朴・陳皮，ほかに大黄，芒硝，木通，甘草

<方剤の意味>

骨盤内うっ血症候群はほぼ瘀血の症状とみてよく，月経不順・月経痛などに用いられる駆瘀血剤，胸苦しさ・腹部膨満・更年期の精神症状などの気滞に用いられる理気剤，便秘に用いられる下剤の3剤を合わせたのが，通導散である。

当帰は補血，月経調整作用がある。紅花には月経調整，活血（血を滞りなく巡らせる），鎮痛作用がある。蘇木には駆瘀血，止血，鎮痛作用がある。この3つが駆瘀血剤の中核をなす。大黄・芒硝は下剤で，大承気湯は大黄・芒硝・枳実・厚朴からなる。枳殻・厚朴・陳皮は理気剤である。

全体として比較的体力があり，胸腹部が張って重苦しく，下腹部に圧痛があって便秘しがちな者に用いる。通導散は後世方の最も実証用の駆瘀血剤で，古方の桃核承気湯に相当する。桃核承気湯は精神神経症状が激しい場合に用いられ，のぼせを下げる作用があるが，通導散にはのぼせを下げる作用はない。

血液灌流イヌ心臓を用いて，10種類の漢方薬の変時作用，変力作用を調べた。葛根湯，防已黄耆湯，通導散，三黄瀉心湯の冠動脈内投与は，用量依存性に洞房速度を上昇させ乳頭筋の張力を高め，陽性の変時作用，変力作用を認めた。茵蔯五苓散，牛車腎気丸，柴苓湯などではほとんど影響がなかった[8]（*Japanese J. Pharmacology* 88 (3)：307～313，2002)。

<適応>

月経不順，月経痛，打撲によるうっ血，更年期障害，腰痛，便秘

106 温経湯（うんけいとう）

<組成>
君薬は桂枝・呉茱萸，臣薬は当帰・川芎・芍薬，ほかに牡丹皮，麦門冬，阿膠，人参，甘草，生姜，半夏

<方剤の意味>
　下焦（臍から下の部位）に虚寒があり，血虚に瘀血を兼ねる病態を治す方剤。寒虚証で元気がなく，下半身は冷えながら，手足のほてり，皮膚はカサカサで口唇乾燥のある婦人に用いる。不妊・月経痛・主婦湿疹などの体質改善薬として長期投与されることもある。

　補血作用のある四物湯から地黄を除いて，牡丹皮・阿膠を加え，いずれも理血剤で血液循環障害を改善する。補性潤性薬の人参・麦門冬，温性薬の呉茱萸・桂枝・生姜を加えている。半夏・麦門冬・呉茱萸は降性薬で，冷えのぼせを下げる作用がある。

　当帰芍薬散は体力が低下し冷え症で血虚は共通するが，津液は過剰で軽度の浮腫を認める。温経湯は皮膚はカサカサで津液は不足している。三物黄芩湯は手足のほてりは共通するが，瘀血の症状はない。

　更年期障害に対して6ヶ月以上ホルモン補充療法を行っても鬱・不安症状が改善しない21例のうち11例にホルモン補充療法に当帰芍薬散，10例に温経湯併用療法を行い，治療効果をクロスオーバー群間比較した。当帰芍薬散群では明らかな改善は認められなかった。温経湯群では治療3ヶ月の時点で有意に改善し，効果は6ヶ月目まで持続した[9]（産婦人科漢方研究のあゆみ 22：70～74, 2005）。不妊症に対してクロミフェンを投与した248例1432周期を対象に，温経湯併用を行った。クロミフェンによる妊娠率は対症例あたり30.5%であった。対周期あたりの妊娠率はクロミフェン単独投与で6.3%であったが，温経湯併用により8.2%に上昇した[10]（漢方医学 24 (4)：176～177, 2000）。不妊症でクロミフェン無効の正プロラクチン血性排卵障害患者に対して温経湯併用療法を行った。24例中13例，72周期中31周期に排卵が認められ3例（12.5%）妊娠が認められた[11]（日本不妊学会雑誌 35 (1)：86～93, 1990）。

<適応>
不妊症，月経不順，手掌煩熱（手のほてり），進行性指掌角皮症，湿疹，冷え症

107　牛車腎気丸（ごしゃじんきがん）

<組成>
　君薬は地黄，臣薬は山茱萸・山薬，ほかに茯苓，桂枝，牡丹皮，沢瀉，牛膝，車前子，附子

<方剤の意味>
　六味丸は六味からなり，熟地黄，山薬，山茱萸はいずれも潤性薬で，補性，升性の強壮作用があり，体を栄養滋潤し抵抗力を高め異化作用を抑制する。この三薬を三補という。茯苓と沢瀉は利尿作用により局所的水分停滞を除く。牡丹皮は血液循環障害を改善する。牡丹皮，沢瀉，茯苓は鎮静的に働き，三補の滋潤性の行き過ぎを抑える。この三薬を三瀉という。六味丸に温性薬の桂枝と附子を加えたものが八味地黄丸で，腎陽虚の代表的方剤で老人の第一選択薬である。高齢者を中心に泌尿生殖器の機能低下に伴う排尿障害，インポテンツ，腰痛，脱力感，しびれ感，疼痛を目標に用いる。腹部で小腹不仁と呼ばれる臍下部の腹壁の緊張低下がみられる。
　八味地黄丸は潤性薬で，これに利水薬の牛膝・車前子を加えたものが牛車腎気丸で燥性薬である。牛膝には血液循環障害を改善する作用があり，牡丹皮の作用を強化する。
　八味地黄丸を用いたい場合で，尿量減少や浮腫のある者に用いる。とくに夜間尿，腰痛，下肢痛が顕著で，下肢の脱力感，冷え，痛みやしびれのある場合に適する。
　頻尿で虚証タイプ，4週間以上牛車腎気丸を継続内服した27症例について検討した。夜間頻尿24例では，投与前平均2.1回から投与後0.7回に有意に減少した。日中頻尿は5例に認め，11.2回から10.0回に減少傾向を認めた。随伴症状の冷え症は24例が全例，下肢の疼痛やしびれは8例中7例で改善した[12]（産婦人科漢方研究のあゆみ 24：17～23，2007）。頚椎後縦靭帯骨化症OPLLと診断され手術を希望しなかった9例に牛車腎気丸，疎経活血湯，八味地黄丸を投薬した。同一処方で12～51週投薬した。全ての自覚症状が消失した著効1例，1つ以上の症状の消失した有効2例，1つ以上の症状の改善した改善3例，不変3例で悪化はなかった。Stiffnessに対して非常に効果があったが，歩行困難2例は変化がなかった[13]（日本脊髄障害医学会雑誌 19（1）：198～199，2006）。頚部脊柱管狭窄症86例中，術後症状が残存する24例に漢方薬を投薬した。無作為に八味地黄丸群，牛車腎気丸群，牛車腎気丸＋修治附子群に分けた。Painおよびparesthesiaは術後いずれの群も改善し，八味地黄丸群と牛車腎気丸＋修治附子群には有意差を認めた。附子の量が増加するほど除痛効果は増加した。副作用はなかった[14]（漢方と最新治療 13（3）：232～236，2004）。糖尿病性神経障害80例に牛車腎気丸を12週以上投薬し，しびれに対して65例中66.2％の有効率であった。全国集計では554例中67.3％のしびれの改善率があった。メコバラミンとの封筒法による比較試験では，しびれの改善率は牛車腎気丸群69.8％，メコバラミン群37.1％で有意差を認めた[15]（日本東洋医学会雑誌 54（3）：500～503，2003）。耳鳴に対する牛車腎気丸の効果を検討した。自覚的改善度は42例58耳中，著

効14耳，有効13耳，やや有効16耳，やや有効以上は74.1%で9耳に耳鳴の消失を認めた。性別では男性に，年齢別では高齢者に，罹病期間が短いほど，難聴を伴うほど有効性が高かった[16]（耳鼻咽喉科臨床 91 (2)：199～204, 1998）。男性不妊症（特発性造精機転障害）の治療成績を検討した。牛車腎気丸投与群44例，人参養栄湯投与群17例，カリクレイン投与群16例の77例で検討した。牛車腎気丸群と人参養栄湯群では，早期より精液所見，とくに運動率の改善がみられ，投与3ヶ月で3～4割の症例が正常に回復し，4～5ヶ月で3割が妊娠した。カリクレイン群では回復に半年を要しほぼ正常に回復した。最終的な妊娠率に差はなかった[17]（臨床婦人科産科 50 (5)：737～740, 1996）。

＜適応＞

糖尿病性末梢神経障害，老人性腰痛，夜間頻尿，下肢のしびれと疼痛，慢性腎炎に伴う排尿障害，浮腫

108　人参養栄湯（にんじんようえいとう）

＜組成＞

君薬は人参・当帰，臣薬は白朮・地黄，ほかに茯苓，黄耆，芍薬，遠志，甘草，五味子，桂枝，陳皮

＜方剤の意味＞

気虚の基本方剤である人参・白朮・茯苓・甘草からなる四君子湯に，血虚の基本方剤である当帰・地黄・芍薬・川芎からなる四物湯を合わせた方剤を八珍湯という。八珍湯に補性で升性の強壮作用のある桂枝と黄耆を加えたのが十全大補湯である。

十全大補湯から川芎を除き，陳皮・遠志・五味子を加えたのが人参養栄湯である。五味子には鎮咳・去痰・強壮・鎮静作用があり，呼吸困難を改善する。遠志には去痰・強壮・鎮静作用がある。陳皮には去痰・理気・健胃作用がある。いずれも温性薬である。十全大補湯同様，気血両虚を治す大補剤で，さらに健胃・去痰・鎮静作用が加わっている。但し，地黄が含まれるので食欲不振や下痢のある者には向かない。

骨髄異形成症候群MDS12例に対して人参養栄湯を投薬した。軽症例7例の改善度は改善3例，不変2例，悪化2例であった。血小板減少を有する5例では改善1例，不変2例，悪化2例であった。好中球減少を有する4例では全例が不変であった。全例で輸血は不要で，重篤な感染症の合併はなかった。5例で明らかな易疲労感の軽減と食欲増進を認めた[18]（WE 7：7～8, 2004）。貧血傾向の骨粗鬆症39例にビタミンK, D, カルシトニンのみ投与したA群16例とそれに人参養栄湯を併用したB

群23例を投薬1年後に比較した。A群の骨密度は治療前1.90A/L, 治療後1.82A/Lと有意に低下した。B群では1.88A/Lが1.89 A/Lと低下を認めなかった。赤血球数はA群では357万が361万と変化がなかったが，B群では354万が369万と有意に増加した。ヘモグロビン値は有意な変化はなかった。人参養栄湯は骨粗鬆症進展抑制効果，貧血改善効果があった[19]（漢方と最新医療 12（4）：363～366, 2003）。原因不明のドライアイに対して点眼薬のみ使用した30例と点眼薬に人参養栄湯を併用した30例を比較した。人参養栄湯併用群では自覚症状改善率は63.3%で他覚所見も改善した。点眼薬単独群では自覚症状改善率は50%で，他覚所見の改善はみられなかった[20]（あたらしい眼科 12（9）：1427～1430, 1995）。ほかにドライマウスに対しても人参養栄湯が有効との報告あり。116例の骨髄異形成症候群に人参養栄湯を投薬した。投与8, 16週後のヘモグロビン，顆粒球数，血小板数におけるやや有効以上の造血改善効果は，8週後は9.6%, 8.9%, 7.7%で，16週後は12.9%, 11.0%, 6.5%であった。副腎皮質ホルモンとの併用例で造血改善度が優れていた。副作用は11.2%で消化器症状が主であった[21]（臨床医薬 10（11）：2575～2590, 1994）。120例の再生不良性貧血患者に人参養栄湯を投薬した。やや有効以上の造血改善効果は投与後8週で12.3%, 16週後で20.0%であった。重症度では，とくに中等度で著明な効果を認めた。著効例では赤血球数，白血球数，血小板数の増加を認めた[22]（臨床医薬 10（11）：2591～2603, 1994）。

<適応>

病後術後の体力低下や全身衰弱，呼吸器疾患の回復期で咳・寝汗のあるもの，貧血があり気力・体力が衰え，健忘・不眠・乾咳のある者

109 小柴胡湯加桔梗石膏（しょうさいことうかききょうせっこう）

<組成>
君薬は柴胡，臣薬は黄芩，ほかに半夏，人参，甘草，桔梗，大棗，生姜，石膏

<方剤の意味>
小柴胡湯に桔梗と石膏を加えた方剤。小柴胡湯は柴胡剤の基本になる方剤で，発熱性疾患を緩解させる。

柴胡・黄芩は消炎・解熱・抗菌作用を持ち炎症を鎮める（清熱）。半夏・生姜は悪心嘔吐を止める。柴胡・黄芩は胸脇苦満をとり，胸脇部の緊張と炎症をとる。人参・甘草・大棗は消化吸収を強め，全身の機能や抵抗力を高める（補気健脾）。桔梗は去痰・排膿作用があり，石膏は解熱・消炎作用がある。

小柴胡湯の適応で，のどが腫れて痛む場合，とくに熱がある場合に用いる。

急性咽頭・扁桃炎の3～14歳の患児50例に小柴胡湯加桔梗石膏を分2で5～7日間投薬した。有効率は80%で，解熱鎮痛効果は2日以内に現れた。溶血連鎖球菌感染では十分な効果の得られないケースが多かった。CRP強陽性例は抗生物質の併用が望ましい[23]（日本小児東洋医学会誌 18：7～9, 2002）。ほかに乳腺炎やうつ乳に対して葛根湯加桔梗石膏や小柴胡湯加桔梗石膏を使用し，良好な成績を得ている報告がある。

<適応>
扁桃炎，扁桃周囲炎，咽頭炎，耳下腺炎

110　立効散（りっこうさん）

<組成>
君薬は細辛，臣薬は升麻，ほかに防風，竜胆，甘草

<方剤の意味>
細辛は鎮痛・麻酔作用があり，升麻は鎮痛作用があり，のどの痛み・口内炎・口臭を治す。防風は鎮痛作用があり，関節痛・片頭痛などに用いられる。いずれも発散薬である。竜胆は，発散作用はないが解熱・消炎作用がある。

熱証・寒証のいずれにも用いられる。湯に溶かしてしばらく口に含んでから飲み込む。小柴胡湯と合方してもよい。

舌痛症50例に対して様々な治療を試みた。舌痛症は女性に多く，50，60歳代に多く，ピリピリ感やヒリヒリ感の訴えが多い。立効散や加味逍遙散などの漢方薬治療が他の治療法より良好な結果が得られた[24]（明海大学歯学雑誌 33（1）：127～131, 2004）。ほかに立効散が舌痛症，三叉神経痛，舌咽神経痛，上顎部痛，象牙質過敏症に有効との報告がある。抜歯後疼痛20例に立効散を投薬した。鎮痛効果は有効13例，やや有効4例，無効3例であった。軽症例13名では服用後全例無痛になった。中等度の5例では4例は軽症化，1例は疼痛の軽減はなかった。疼痛強度の2例は疼痛の軽減はみられなかった。副作用は全例でみられなかった[25]（日本東洋医学会雑誌 45（1）：147～150, 1994）。

<適応>
歯痛，歯肉痛，抜歯後の疼痛，口腔内の腫脹疼痛，三叉神経痛

111 清心蓮子飲（せいしんれんしいん）

<組成>
君薬は蓮肉，臣薬は黄芩，ほかに麦門冬，地骨皮，茯苓，車前子，人参，黄耆，甘草

<方剤の意味>
　虚弱タイプで，イライラ・不眠・動悸などの心火旺の症状と尿量減少・頻尿・排尿痛・残尿感などの腎陰虚による泌尿器症状を呈する者に用いる。
　蓮子すなわち蓮肉（ハスの実）には養心安神の強壮・鎮静作用があり，これが君薬で心のイライラを清熱する清心として作用する。黄芩は中焦（消化器）の実火を瀉し，麦門冬は心肺の熱を冷まし，地骨皮は肺熱を瀉す。茯苓と車前子には利尿作用があり，茯苓には鎮静作用がある。
　猪苓湯は体格中等度で冷え症のない場合に，五淋散は心火旺の神経過敏のない場合に用いる。竜胆瀉肝湯は，帯下・陰部瘙痒感などの生殖器症状を伴う場合に用いる。
　耐糖能障害20例に清心蓮子飲を投薬した。肝機能正常群ではOGTTのピーク血糖値が91.7％に減少し，肝機能異常群では50％の改善率で両群間に有意の差があった[26]（和漢医薬学雑誌 13（4）：322〜323，1997）。ほかにも清心蓮子飲には，インスリン感受性改善作用，血糖降下作用，糖尿病への長期投与で効果のあった例，有意な耐糖能改善作用などの報告がある。難治性の慢性無細菌性前立腺炎16例および前立腺痛8例の24例に清心蓮子飲を28日間投薬した。慢性無菌性前立腺炎では68.8％にやや有効以上の効果があった。前立腺痛には87.5％に効果があった。副作用は全例でみられなかった[27]（石川県中央病院医学誌 18（1）：77〜80，1996）。ほかにも泌尿器科，腎臓内科を訪れ尿路不定愁訴を訴える患者，慢性前立腺炎や尿道炎で不定愁訴を訴える男子，検査で異常なく膀胱炎様症状を訴える女子に清心蓮子飲が有効との報告がある。

<適応>
残尿感，頻尿，排尿痛，無菌性慢性膀胱炎

【参考文献】
1）鈴木　滋：帯状疱疹による胸背部痛に対するツムラ当帰湯の使用経験。漢方診療，10（6）：25〜26，1991
2）清水正彦，原敬二郎，杉山　徹：酸棗仁湯が奏功した難治性不眠を伴う更年期障害の臨床背景と病態に関する東洋医学的検討。漢方の臨床，52（7）：1024〜1027，2005
3）田原英一，斎藤大直，川上義孝ら：酸棗仁湯が有効であった奇声を主徴とする夜間せん妄の

2症例．日本東洋医学会雑誌，53(4)：351～356，2002

4) 筒井末春，坪井康次，久津美律子ら：不眠症に対する酸棗仁湯の効果．医学と薬学，16(1)：185～192，1986

5) 井上とら夫，松浦達雄，長野　準：気管支喘息に対する辛夷清肺湯および小青竜湯の効果．医療，50(2)：97～101，1996

6) 高畑喜延，佃　守：耳症状を伴う慢性副鼻腔炎に対する辛夷清肺湯の有用性の検討．薬理と治療，23(3)：749～753，1995

7) 鈴木　茂，草刈　潤，高坂知節：鼻閉に対する辛夷清肺湯の治療効果．漢方医学，12(1)：24～28，1988

8) Sugiyama A., Takahara A., Satoh Y. et al.：離した血液灌流心臓標本による臨床的に有用な漢方薬の心臓作用の評価．*Japanese J. Pharmacology*，88(3)：307～313，2002

9) 松尾亜伊，小池浩司，保科有希ら：ホルモン療法に抵抗を示す，更年期の鬱・不安症状に対する温経湯の有用性の検討．産婦人科漢方研究のあゆみ，22：70～74，2005

10) 保條佳子，浅井光興，鈴木政利ら：不妊症に対するクロミフェンと温経湯の併用療法について．漢方医学，24(4)：176～177，2000

11) 安井敏之，青野俊博，苛原　稔ら：クロミフェン無効の正プロラクチン血性排卵障害症例に対するクロミフェン―温経湯併用療法の検討．日本不妊学会雑誌，35(1)：86～93，1990

12) 成松昭夫：女性泌尿器科疾患　女性の頻尿に対する牛車腎気丸エキス顆粒の有用性の検討．産婦人科漢方研究のあゆみ，24：17～23，2007

13) 八代　忍，花輪壽彦：頸椎後縦靱帯骨化症に対する漢方治療の経験．日本脊髄障害医学会雑誌，19(1)：198～199，2006

14) 前島貞裕，片山容一：脳神経外科と漢方　脊椎・脊髄疾患．漢方と最新治療，13(3)：232～236，2004

15) 佐藤祐造：糖尿病合併症と漢方　糖尿病性神経障害に対する漢方薬の臨床効果．日本東洋医学会雑誌，54(3)：500～503，2003

16) 荻野　敏，原田　保，坂口喜清ら：耳鳴に対する牛車腎気丸の効果．耳鼻咽喉科臨床，91(2)：199～204，1998

17) 五味淵秀人，濱井葉子，箕浦茂樹ら：男性不妊症例に対する薬物療法について．臨床婦人科産科，50(5)：737～740，1996

18) 井上裕介：私の処方　骨髄異形成症候群に対する人参養栄湯の効果．*WE*，7：7～8，2004

19) 林　天明：貧血経口を有する骨粗鬆症患者に対する人参養栄湯の有用性の検討．漢方と最新医療，12(4)：363～366，2003

20) 福田恭江，成田康美，三輪真奈美ら：ドライアイに対する人参養栄湯の効果．あたらしい眼

科，12(9)：1427～1430，1995

21) 宮崎　保，内野治人，木村郁郎ら：骨髄異形成症候群に対する人参養栄湯（EK-108）の臨床的有用性。臨床医薬，10(11)：2575～2590，1994

22) 宮崎　保，内野治人，木村郁郎ら：再生不良性貧血に対する人参養栄湯（EK-108）の臨床的有用性。臨床医薬，10(11)：2591～2603，1994

23) 岩間正文，入山恵津子：急性咽頭・扁桃炎に対する小柴胡湯加桔梗石膏の効果。日本小児東洋医学会誌，18：7～9，2002

24) 髙山直士，田島　徹，松本学知ら：舌痛症治療の有効性に関する臨床的検討。明海大学歯学雑誌，33(1)：127～131，2004

25) 神谷　浩：抜歯後疼痛に対する立効散の使用経験。日本東洋医学会雑誌，45(1)：147～150，1994

26) 我妻　恵，佐藤玄徳，本宮雅吉：清心蓮子飲の血糖への影響と肝機能。和漢医薬学雑誌，13(4)：322～323，1997

27) 島村正喜，中嶋孝夫，宮城徹三郎：慢性非細菌性前立腺炎及びProstatodyniaに対する清心蓮子飲の臨床効果。石川県中央病院医学誌，18(1)：77～80，1996

112 猪苓湯合四物湯（ちょれいとうごうしもつとう）

<組成>
君薬は猪苓・当帰，臣薬は茯苓・地黄，ほかに沢瀉，阿膠，滑石，芍薬，川芎

<方剤の意味>
　猪苓湯と四物湯の合方で猪苓湯を使用すべき状態で慢性の血尿を伴う場合，あるいは血虚の症状として血色が悪く皮膚がカサカサして乾燥枯燥している場合に用いる。
　猪苓湯は下焦（下腹部と陰部）の水と蓄熱を去り，利尿をはかる方剤で，五苓散の白朮・桂枝の代わりに阿膠と滑石が入っている。沢瀉・茯苓・猪苓は利尿薬の基本でそれに止血作用のある阿膠と消炎・利尿作用のある滑石が入っている。猪苓・沢瀉・滑石には軽度の抗菌・消炎作用がある。炎症や熱証を伴うものに適している。
　四物湯は血虚に対する基本方剤で，地黄と芍薬は補血の正薬で血虚の治療を主とするが，当帰と川芎は血中の気薬として行血，すなわち血の巡りをよくするとされる。芍薬・当帰・川芎は鎮静作用を持ち，自律神経失調を改善する。地黄と当帰は胃腸障害をおこすことがある。
　猪苓湯合四物湯は芍薬が入るので排尿痛にも効果があり，排尿困難・残尿感・排尿痛・頻尿・血尿などを指標に用いる。地黄が入っているので胃弱者には不向きである。
　排尿障害があり，臨床的に慢性前立腺炎又は膀胱神経症と診断された58例に対し，猪苓湯合四物湯，柴苓湯，清心蓮子飲のうちいずれかを処方し有用性を検討した。慢性前立腺炎では有用度は猪苓湯合四物湯66.7％，柴苓湯85.7％と高かった。膀胱神経症でも同様に有用度は清心蓮子飲100％，猪苓湯合四物湯83.3％，柴苓湯87.5％と極めて高かった[1]（泌尿器外科 11(10)：1307～1311, 1998）。体外衝撃波結石破砕術ESWLを施行した61例に対して猪苓湯合四物湯と芍薬甘草湯を併用投与し，排石促進効果，排石に伴う疼痛軽減効果，血尿の早期消失効果を検討した。61例72結石の最終治療後1ヶ月，3ヶ月目の完全排石率は漢方投与群では65.7％，82.9％であるのに対し，非投与群では47.2％，61.1％，平均残石期間は漢方投与群39.3日，非投与群では83.1日であり，漢方投与群の排石率が有意に良好であった。漢方投与群ではESWL後の肉眼的血尿が早期に消失する傾向がみられた[2]（西日本泌尿器科 55(1)：61～66, 1993）。

<適応>
　膀胱炎，尿道炎，排尿痛，血尿，残尿感，頻尿

113　三黄瀉心湯（さんおうしゃしんとう）

<組成>
　君薬は黄連，臣薬は黄芩，ほかに大黄

<方剤の意味>
　黄連解毒湯から黄柏・山梔子を除き大黄を加えた方剤で，黄連解毒湯よりもさらに実証で便秘を伴うものに用いる。瀉心湯類の中では最も実証向きの方剤である。便秘のない者には黄連解毒湯を用いる。
　瀉心湯類とは心窩部のつかえやモヤモヤである心下痞鞕を取り去る薬という意味で，黄連・黄芩の組み合わせが使われる。胸脇苦満や腹直筋の攣急はない。
　黄連・黄芩・大黄の3種の構成生薬はいずれも寒性・瀉性・降性で，身体上部の充血を去り，精神を鎮静させる作用が強い。大黄は瀉下剤である。いずれも強い抗炎症，解熱，抗化膿作用を持ち，清熱解毒に働く。いずれも鎮静，血圧降下作用を持ち，自律神経系の興奮や脳の充血を緩解する清熱瀉火の作用がある。黄連は血小板保護に，大黄は血液凝固促進に働き共同して炎症性出血を止める（涼血止血）。黄連・黄芩は白血球貪食能・網内系の機能を高め免疫機能を増強する。
　イライラ・怒りっぽい・目の充血・のぼせ・不眠・多夢・不安などの脳の興奮症状（心肝火旺）を改善する。炎症性の出血で，とくに鼻出血，歯肉出血，喀血，吐血に用いる。炎症が強く高熱がある時は大量を頻回に用いる。
　悪心嘔吐を伴う場合は半夏瀉心湯または小柴胡湯を合方する。神経症で便秘のある場合は抑肝散を合方する。
　救急性に応じられるのが振りだし薬の意味であり，傷寒論に振りだし薬として記載されているのは唯一大黄黄連瀉心湯である。大黄，黄連，黄芩の振りだし薬を高血圧患者32例に投薬し，服薬30分後の血圧を測定した。収縮期圧が10mmHg以上の降圧効果は68.8%に認められた。下痢をした人はいなかった。振りだし薬は瀉下作用よりも，鎮静作用が強調されていたと思われ緊急時に血圧上昇した場合の降圧薬として有意と考えられた[3]（日本東洋医学会雑誌 53 (1-2)：41〜46, 2002）。三黄瀉心湯の降圧効果はラットの動物実験でも報告がある。アカシジアに対して西洋薬の抗パーキンソン病薬が無効な統合失調症4症例に三黄瀉心湯を投薬した。いずれも女性実証で便秘があった。2例は桃核承気湯を併用した。「ムズムズする，いてもたってもいられない」という訴えは投薬数日で消失した[4]（日本東洋医学会雑誌 50 (4)：665〜672, 2000）。胃炎・胃潰瘍に対する三黄瀉心湯・黄連解毒湯の効果を209例で検討した。胃炎では三黄瀉心湯45例，黄連解毒湯49例で，内視鏡所見の中等度以上の改善と自他覚症状の中等度以上の改善が，三黄瀉心湯では67.7%，65.9%であった。黄連解毒湯では65.9%，62.5%であった。胃潰瘍では三黄瀉心湯56例，黄連解毒湯59例で，潰瘍の

中等度縮小以上の改善と全般改善度が，三黄瀉心湯では47.9%，50.0%であった。黄連解毒湯では61.1%，52.6%であった[5]（臨床と研究 71 (6)：1585〜1549，1994）。三黄瀉心湯と黄連解毒湯の胃粘膜保護作用はラットの実験でも報告がある。不安感・焦燥感を認め向精神薬で治療中の精神科疾患11例に三黄瀉心湯を追加投薬した。投薬4週後の全般改善度で，軽度改善4例，中等度改善5例，著明改善1例であった。不安感と焦燥感に対する鎮静作用は著しかったが，抑うつ気分や意欲低下には効果はみられなかった。軟便傾向は3例にあった[6]（診断と治療 79 (10)：2311〜2316，1991）。

<適応>
　体力があり顔面紅潮のぼせ気味で，精神不安があり便秘の者の脳出血，鼻出血，喀血，吐血，火傷後の興奮，高血圧の随伴症状（のぼせ，肩こり，耳鳴り，頭重，不眠，不安），更年期障害，発赤熱感の強い発疹，急性慢性胃炎

114　柴苓湯（さいれいとう）

<組成>
　君薬は柴胡，臣薬は黄芩，ほかに人参，茯苓，白朮，猪苓，沢瀉，甘草，大棗，生姜，半夏，桂枝

<方剤の意味>
　小柴胡湯と五苓散の合方で重複する生薬がないので2つの方剤をそのまま加える。
　小柴胡湯は柴胡剤の基本になる方剤で，柴胡・黄芩は消炎・解熱・抗菌作用を持ち炎症を鎮める（清熱）。半夏・生姜は悪心嘔吐を止める。柴胡・黄芩は胸脇苦満をとり，胸脇部の緊張と炎症をとる働きがある。また利胆作用をもち肝庇護に働き肝細胞損傷を軽減する。
　五苓散は代表的な利水薬で，口渇があるのに尿不利（尿の量が少ないこと）の場合に用いる。腹証で胃内滞水があり，浮腫，悪心嘔吐，頭痛，めまい，下痢，腹痛を伴う場合に用いる。
　腹証で胸脇苦満と胃内滞水があり，口渇・悪心嘔吐・尿量減少，浮腫傾向が認められる場合に用いる。小柴胡湯を用いたい場合で尿量減少やむくみがあれば用いてよい。
　反復性流産234例のうち妊娠に至り原因不明であった69例を対象に柴苓湯投与群53例と未投与群16例を比較した。全例にクロミフェンなどのCOS（controlled ovarian stimulation）を投与した。流産阻止率は柴苓湯群83.0%，未投与群75.0%で有意差はなかった。COS法と柴苓湯を併用することで，卵の質の向上と着床の場である子宮内膜の環境条件が良好となり，柴苓湯の免疫調節作用で流産阻止が図れると考えられた[7]（産婦人科漢方研究のあゆみ 24：59〜63，2007）。メトトレキセ

ートを主とする抗リウマチ薬ならびに非ステロイド性抗炎症薬を用いた治療によっても疼痛の改善しない関節リウマチ患者7例に柴苓湯を併用した。関節痛，関節腫脹，CRPは著明に改善した。関節痛は7例中6例，関節腫脹は5例中全例で4ヶ月以内に消失した。CRPは6例中4例で基準値以内に低下した。柴苓湯は標準的治療を補完し治療効率を高めることが示唆された[8]（*Progress in Medicine* 26 (4)：909〜914，2006）。自己免疫異常不育症に有効な柴苓湯を抗核抗体ANA，抗カルジオリピン抗体ACA陽性の原発性不育症441例に投薬した。生児獲得率は非同種免疫異常不育症群では64.2%，同種免疫異常不育症群では63.3〜77.8%，リンパ球移植無効同種免疫異常不育症群では66.7%であった。これはANA，ACA陰性同種免疫異常不育症に対するリンパ球移植による生児獲得率78.9%と有意差がなかった[9]（*J. Traditional Med.* 22 (1)：19〜23，2005）。不育症23例に柴苓湯を投与した。2回連続流産した17例では柴苓湯投与群は10例中8例が満期産で生児を得ることができ，非投与群では7例中1例と有意差があった[10]（島根県立中央病院医学雑誌 28：3〜6，2004）。生体インピーダンスBIを用いて浮腫を伴う妊娠中毒症28例に柴苓湯を投与した。軽症群ではBI値の上昇，浮腫軽快が認められ，有効性が確認された。重症群19例ではBI値の低下速度の減少と47.1%に浮腫の軽快傾向が認められた[11]（産婦人科漢方研究のあゆみ 18：143〜145，2001）。

　原因不明反復性流産26例に柴苓湯を投与し18例に生児を得た。自己抗体陽性例では抗体価の低下，陰性化した例で妊娠予後が良好であった[12]（漢方と最新治療 6 (3)：279〜282，1997）。柴苓湯の慢性腎炎に対する作用を解明するため，endothelin-1産生および発現に対する効果を抗GBM腎炎ラットを用いて評価した。柴苓湯は抗GBM血清投与後20日目から経口投与した。蛋白尿と糸球体の形態病理的変化が抑えられた。腎炎ラットの培養糸球体由来endothelin-1産生および糸球体endothelin-1発現は柴苓湯によって容量依存的に抑制された[13]（日本腎臓学会誌 39 (2)：121〜128，1997）。慢性関節リウマチ33例に対する柴苓湯の効果を臨床活動指数CAIの推移で評価し10例で有効性を認めた。全例でのCAI平均値の経時的減少はなく，柴苓湯のDMARDとしての作用はメトトレキセートやブシラミンほど強力ではなく，ロベンザリットと同程度と推定された。蛋白尿合併例では投与後26週以内の消失は19例中9例に認められた[14]（漢方と最新治療 5(4)：369〜374，1996）。ステロイド投与中の潰瘍性大腸炎12例に柴苓湯を投薬し，自覚症状，内視鏡所見の明らかな改善およびステロイドの減量を認めた[15]（漢方医学 20 (8)：255〜260，1996）。他にも潰瘍性大腸炎に有効であった報告が複数ある。活動性炎症のあるサルコイドブドウ膜炎及び眼サルコイドーシスの患者35例に対して柴苓湯を投薬した。前眼部，眼底所見判定量スコアは投与1ヶ月，3ヶ月で改善がみられた。ACTH，コルチゾール値は投与1ヶ月で有意な上昇を示したが，3ヶ月で投与前と有意差はなかった。リンパ球サブセット値に有意な変化はなかった[16]（日本眼科紀要 46 (7)：732〜734，1995）。開放性緑内障と診断されβ遮断薬，エピネフリン，副交感神経刺激薬点眼で視野狭窄が進行していく92眼に対して柴苓湯を投与した。投与1年後全症例の平均眼圧下降度は3mmHgで，眼圧が高いほど降圧効果が高かった。副作用はなかった[17]（あたらしい眼科 12(6)：989〜991，1995）。

慢性糸球体腎炎，IgA腎症，ループス腎炎36例に対して柴苓湯を5年以上投与した。慢性腎炎非ネフローゼ群は14例中有効5例，不変3例，無効6例であった。慢性腎炎ネフローゼ群は11例中有効8例，不変1例，無効2例であった。IgA腎症群は7例中有効3例，不変3例，無効1例であった。ループス腎炎は4例とも有効で再燃防止に効果があった[18]（*Progress in Medecine* 14（6）：1748～1753，1994）。黄斑浮腫を合併した糖尿病網膜症32例52眼と網膜静脈閉塞症36例37眼に柴苓湯を投与した。黄斑浮腫は前増殖性糖尿病網膜症と網膜静脈閉塞症で有意に改善し，網膜浮腫は前増殖性糖尿病網膜症で改善がみられた[19]（眼科臨床医報 88（4）：570～573，1994）。メニエール病に柴苓湯を投与した。全般改善度は13例中著明改善5例，改善4例，不変3例，悪化1例で改善以上の有効率は69.2%であった。内リンパ水腫を推定する検査が13例中10例に陽性で，7例に改善以上の効果があった[20]（耳鼻咽喉科臨床 87（5）：719～726，1994）。

<適応>

水瀉性下痢，急性胃腸炎，暑気あたり，むくみ，蛋白尿，ネフローゼ，腹水を伴う肝硬変，滲出性中耳炎，メニエール病

115　胃苓湯（いれいとう）

<組成>
君薬は蒼朮・茯苓，臣薬は厚朴・猪苓，ほかに陳皮，白朮，甘草，生姜，大棗，桂枝，沢瀉

<方剤の意味>

平胃散と五苓散の合方で重複する生薬はない。平胃散は胃がもたれて消化不良の急性慢性胃炎に用いられる。心下痞鞕と胃内停水，胃もたれを目標に使用する。腹部膨満感・下痢・鼓腸が認められる者に用いる。

五苓散は代表的な利水薬で，口渇があるのに尿不利（尿の量が少ないこと）の場合に用いる。腹証で胃内滞水があり，浮腫，悪心嘔吐，頭痛，めまい，下痢，腹痛を伴う場合に用いる。

腹力中等度で心下痞鞕，胃内滞水，胃痛，水様性下痢，尿量減少，口渇嘔吐があれば適応である。平胃散が既に強い胃内滞水除去薬であり，これに利水薬の五苓散を加えるので胃内滞水や腸内の水分停滞を除く強い方剤ということになる。

<適応>

下痢性胃腸炎，食あたり，暑気あたり，冷え腹，腹痛

116 茯苓飲合半夏厚朴湯（ぶくりょういんごうはんげこうぼくとう）

<組成>

君薬は茯苓・蒼朮・半夏，臣薬は枳実・陳皮・厚朴，ほかに人参，生姜，紫蘇葉

<方剤の意味>

茯苓飲に半夏厚朴湯を合方したもので，茯苓飲に半夏・厚朴・紫蘇葉を加えたものである。

茯苓飲は脾胃虚（胃腸虚弱）があって，胃内停水を来たして，悪心嘔吐を起こしている状態に用いる。胸やけの第一選択薬で，胸やけを漢方では，溜飲，呑酸（すっぱい水が上がってくること）という。胸やけは逆流性食道炎に見られる症状である。

半夏厚朴湯は代表的な理気剤で，気のうっ滞を散じて気分を明るくする。のどがふさがる感じ（痞塞感），球状のものがのどにひっかかっている感じ（咽中炙臠）を改善する。半夏・生姜・紫蘇葉には鎮嘔・制吐作用があり，厚朴は平滑筋のけいれんを緩解し，呼吸困難・喘鳴を止め腹部膨満を改善する。厚朴・紫蘇葉は憂うつ感・抑うつ感を緩解し，理気解鬱の作用がある。茯苓には安神作用と利水除湿の作用がある。

茯苓飲証で，さらに気分がふさいだり，咽喉に物の詰まった感じのする咽中炙臠のある者には茯苓飲合半夏厚朴湯を用いる。

半夏厚朴湯坐薬または茯苓飲合半夏厚朴湯坐薬を妊娠悪阻の外来7例に用い，未使用の2例を除き有効であった。入院13例に用い著効1例，有効12例であった。入院期間を短縮させ妊娠悪阻症状改善に有用と考えられた[21]（産婦人科漢方研究のあゆみ 15：115〜118，1998）。対象は消化管吻合後につかえ感を訴えた14例で，消化管透視で吻合部狭窄を示した9例をA群，吻合部狭窄は認めないが狭窄様の愁訴を訴えた5例をB群とした。茯苓飲合半夏厚朴湯投与2週間以内にA群は消化管透視所見が改善し，愁訴も消失した症例を有効，B群では愁訴が消失した症例を有効とした。A群では有効6例，無効3例，B群では有効4例，無効1例であった[22]（漢方診療 16(2)：14〜17，1997）。

<適応>

気分がふさいで胸やけのする者，つわり，神経性胃炎

117 茵蔯五苓散（いんちんごれいさん）

<組成>

君薬は茯苓，臣薬は猪苓，ほかに白朮，茵蔯蒿，沢瀉，桂枝

<方剤の意味>
　五苓散に茵蔯蒿を加えたもの。茵蔯蒿には利胆作用があり、黄疸の治療に用いられる。また利尿作用もある。五苓散は代表的な利水薬で、口渇があるのに尿不利（尿の量が少ないこと）の場合に用いる。水逆があり水を飲むとすぐ吐く場合に用いる。茯苓・猪苓・白朮・沢瀉はいずれも湿証用の利水薬で、これに桂枝が加わっている。桂枝は頭痛・めまいを伴う表証用の生薬である。
　胆石症や腹水を伴う肝硬変、ネフローゼ、蕁麻疹に有効である。胸脇苦満を伴えば小柴胡湯を合方してもよい。
　慢性関節リウマチで関節症状の他に浮腫や薬剤性肝障害を伴う11例に茵蔯五苓散を平均38週投薬した。血沈、CRPなどの炎症マーカーは低下し、関節点数や肝機能に有意な改善がみられ、全体の55%に関節症状の改善がみられた[23]（市立秋田総合病院医誌 10 (1)：15〜18、2000）。長年にわたる喫煙と飲酒の習慣を有し、脾胃湿熱証と診断された歯周炎患者に茵蔯五苓散と六君子湯を投与しながら歯周初期治療を行った。その結果歯周組織の症候の改善と共に、食欲が出て食物の味がよく分かるようになった、疲れにくくなったなど、初診時に訴えた全身的な症状の改善がみられた[24]（日本歯科東洋医学会誌 17 (2)：135〜144、1998）。

<適応>
　蕁麻疹、二日酔い、黄疸、胆石症、腹水を伴う肝硬変、ネフローゼ、浮腫

118　苓姜朮甘湯（りょうきょうじゅつかんとう）

<組成>
　君薬は乾姜、臣薬は茯苓、ほかに白朮、甘草

<方剤の意味>
　苓桂朮甘湯の桂枝が乾姜に代わった方剤。桂枝と乾姜はともに温性燥性薬であるが、乾姜の方が作用が強い。苓桂朮甘湯は水毒の上衝と気の上逆のため心悸亢進、呼吸促迫および起立性眩暈を来たした場合に用いられる。桂枝はのぼせを引き下げる。苓姜朮甘湯は水毒が下半身に集中下降した場合に用いられる。のぼせを下げる作用はない。
　腰から下肢が冷えて重く痛む者に用いる。水中に坐せるが如き状態に用いる。腰痛や頻尿も適応になるがあくまで腰の冷えが目標となる。腰部の重だるさ、下肢の冷え、口渇を伴わない頻尿が三徴である。当帰四逆加呉茱萸生姜湯は使用目標が類似し、四肢末端の冷感や頭痛を伴う者に用いられるが、腰痛症や坐骨神経痛に対して両者を合方して用いてもよい。

苓姜朮甘湯で治療した腰痛29例のうち著効した11例を対象に検討した。MRIでは全例に椎間板変性と脊柱管狭窄所見を確認した。腰痛は改善したが下肢痛，下肢のしびれには効果がなく，腰以下の冷えや頻尿と有効度に明らかな関連性は認めなかった。椎間板障害が主に関与する慢性腰痛症に最も効果があると思われた[25]（漢方医学 30 (3)：120～123, 2006）。

<適応>
腰痛，腰の冷え，夜尿症

119 苓甘姜味辛夏仁湯（りょうかんきょうみしんげにんとう）

<組成>
君薬は茯苓，臣薬は乾姜・細辛，ほかに五味子，杏仁，甘草，半夏

<方剤の意味>
　小青竜湯から麻黄・桂枝・芍薬を除き，茯苓・杏仁を加えた虚証用の方剤で悪寒・発熱に対する作用はない。小青竜湯は，泡沫状の喀痰，水様性鼻漏，鼻閉，くしゃみ，発熱などを目標に，気管支喘息，アレルギー性鼻炎，アレルギー性結膜炎などに用いる。麻黄・桂枝が発汗薬，芍薬が感冒薬である。茯苓は燥性薬，杏仁は鎮咳去痰薬である。

　体力が低下し冷え症，血色の悪い者で，喘鳴，咳嗽，喀痰，水様鼻汁のある場合に用いる。また胃腸虚弱で麻黄が使用できない場合には苓甘姜味辛夏仁湯を用いる。鼻アレルギーの体質改善薬として長期使用されることもある。慢性気管支炎に長期投薬してもよい。補中益気湯や小柴胡湯と合方してもよい。

　苓甘姜味辛夏仁湯の抗インフルエンザウイルス活性についてマウスを用いて検討した。ウイルス感染7日前から4日後まで経口投与した。水投与群に比べ苓甘姜味辛夏仁湯群では，ウイルス感染5日後の肺洗浄液のウイルス価を有意に低下させ，インフルエンザウイルス特異的IgG抗体価を有意に上昇させた[26]（和漢医薬学雑誌 15 (4)：216～224, 1999）。鼻アレルギーの患者22例に苓甘姜味辛夏仁湯を投与した。改善率は77％で中等度改善以上は27％であった。小青竜湯を用いると中等度改善以上は38％であった。下鼻甲介粘膜の色調では薄赤にのみ著明改善を認めた[27]（耳鼻咽喉科臨床，補冊92：43～46, 1997）。

<適応>
寒虚証あるいは胃腸虚弱の気管支炎，気管支喘息，動悸息切れ，慢性腎炎

120　黄連湯（おうれんとう）

<組成>
君薬は黄連，臣薬は乾姜・桂枝・半夏，ほかに人参，大棗，甘草

<方剤の意味>
　半夏瀉心湯から黄芩を取り去って桂枝に代えた方剤。半夏瀉心湯は瀉心湯類の代表的方剤で，黄連と黄芩の組合せにより心下痞鞕をとる。心窩部がつまった感じで苦しく，押さえると軟らかく痛みはない。悪心嘔吐があり腹が鳴って下痢傾向の者に適する。黄連湯に類似しいずれも心下痞鞕，胃内滞水，悪心嘔吐に用いる。
　黄芩は寒性の消炎性苦味健胃薬で桂枝は温性の芳香性健胃薬である。黄連湯は胃を温める作用があるので，心窩部痛が顕著であれば黄連湯の方がよい。
　急性アフタ性口内炎39例について検討した。自然経過観察した6例では潰瘍治癒まで平均16.8日で疼痛は潰瘍消失まで持続した。口腔用ステロイド軟膏投与の6例では疼痛消失まで平均7.5日，治癒まで12.3日であった。黄連湯投与27例では疼痛消失が2.6日，治癒が6.3日であった[28]（*Pharma Medica* 25 (10)：35〜38，2007）。口内炎に有効との報告はほかにもある。

<適応>
胃の停滞感や重圧感，食欲不振，心窩部痛，二日酔い，口内炎，急性慢性胃炎

121　三物黄芩湯（さんもつおうごんとう）

<組成>
君薬は黄芩，臣薬は苦参，ほかに乾地黄

<方剤の意味>
　四肢の煩熱を目標に用いる。煩熱とは心煩あるいは煩躁と熱感や発熱が同時にみられること。患者は手足に気持ちの悪い熱感を訴え，蒲団から手足を出して冷たいものに触れるのを好む。このような状態を血熱という。血熱は夜間に著しく患者は安眠できない。
　黄芩・苦参・乾地黄のいずれも寒性薬で解熱消炎作用が強い。とくに乾地黄は血熱をさますとされ，四肢煩熱を滋陰清熱する。苦参は殺虫作用があり，水虫，頑癬（たむし），乾癬に有効である。
　ほてりには，温清飲，白虎加人参湯，六味丸，温経湯が用いられる。温清飲は手足に限らず全身

性に熱感があり，血熱血虚の症状がある。白虎加人参湯は激しい口渇や発汗があり，手足に限らず全身の発疹や皮膚瘙痒感を認める。六味丸は老人で足のほてりがあり，口渇，腰痛，排尿障害を伴う。温経湯は手足のほてりで共通するが，血虚があり上熱下寒の傾向がある。

陰虚火旺とは精血・津液が虚してイライラ・怒りっぽい・両頬の紅潮・口渇・咽頭痛・性欲亢進のみられるものをいう。熱感・舌および皮膚の乾燥を認め陰虚火旺と診断した19例に三物黄芩湯を処方し，投与7日後に自覚症状により判定した。著効6例，有効9例，不変2例，悪化2例であった。著効にはパニック障害やうつ病も含まれたが，熱感などが改善したのみで本来の疾患の症状は改善しなかった。悪化の2例は胃痛や胃部不快感のため投薬中止した。しかし，その後自律神経失調症の1例は桂枝茯苓丸が著効し，更年期障害の1例はハリ治療で症状が改善した[29]（産婦人科漢方研究のあゆみ 24：85〜87，2007）。

<適応>

手足のほてり，産褥熱や更年期障害で四肢煩熱のある場合

【参考文献】

1) 石川博通，早川邦弘，大橋正和ら：排尿障害に対する漢方療法。泌尿器外科, 11 (10)：1307〜1311, 1998

2) 木下博之，金谷春定，山本省一ら：上部尿路結石に対する体外衝撃波結石破砕術後の漢方製剤による排石促進効果の検討。西日本泌尿器科, 55 (1)：61〜66, 1993

3) 堀野雅子：高血圧における三黄瀉心湯振り出し薬の効果。日本東洋医学会雑誌, 53 (1-2)：41〜46, 2002

4) 春田道雄，井上文明，水嶋丈雄：アカシジア・精神症状に三黄瀉心湯が奏功した4症例。日本東洋医学会雑誌, 50 (4)：665〜672, 2000

5) 並木正義，谷内 昭，吉田 豊ら：胃炎および消化性潰瘍に対する三黄瀉心湯および黄連解毒湯の臨床的有用性の検討。臨床と研究, 71 (6)：1585〜1549, 1994

6) 尾崎 哲，下村泰樹：三黄瀉心湯の精神科疾患への応用　漢方方剤の抗不安・焦燥作用について。診断と治療, 79 (10)：2311〜2316, 1991

7) 澄井敬成：原因不明の反復流産に対する柴苓湯の有用性について。産婦人科漢方研究のあゆみ, 24：59〜63, 2007

8) 中島 修：メトトレキセートを主とする抗リウマチ薬とNSAIDsによる関節リウマチ治療に対する柴苓湯併用の有用性。*Progress in Medecine*, 26 (4)：909〜914, 2006

9) Kano T., Mori T., Furudono M. et al.：自己抗体及び同種免疫療法への抵抗性が合併した同種

免疫的再発性流産に対する柴苓湯（漢方薬）による代替治療。*J. Traditional Med.*, **22**(1)：19～23, 2005

10) 吉野直樹, 太田 均, 松岡さおりら：不育症症例に対する柴苓湯の治療経験について。島根県立中央病院医学雑誌, **28**：3～6, 2004

11) 船越 徹, 田中あゆみ, 松岡正造ら：浮腫を伴う妊娠中毒症例に対する柴苓湯の有効性, 生体インピーダンス法による経時的・定量的評価。産婦人科漢方研究のあゆみ, **18**：143～145, 2001

12) 内野直樹, 根本玲子, 石井尊雄：柴苓湯による反復流産患者の治療について。漢方と最新治療, **6**(3)：279～282, 1997

13) 服部智久, 藤塚直樹, 黒木亮子ら：柴苓湯は腎炎糸球体におけるエンドセリン-1の産生を阻害する。日本腎臓学会誌, **39**(2)：121～128, 1997

14) 松浦美喜雄：慢性関節リウマチの漢方薬治療　RA症例に対する柴苓湯の効果。漢方と最新治療, **5**(4)：369～374, 1996

15) 福沢嘉孝, 各務伸一：潰瘍性大腸炎における漢方療法の臨床経験　柴苓湯使用経験。漢方医学, **20**(8)：255～260, 1996

16) 加藤ゆい子, 原田和加子, 雑喉正泰ら：サルコイドーシスの柴苓湯による治療。日本眼科紀要, **46**(7)：732～734, 1995

17) 斉藤伸行, 朸久保哲男, 斉藤康子ら：開放隅角緑内障における柴苓湯の長期効果。あたらしい眼科, **12**(6)：989～991, 1995

18) 石井策史, 西山敬介：腎炎に対する柴苓湯の長期投与の検討。*Progress in Medecine*, **14**(6)：1748～1753, 1994

19) 広川博之, 太田勲男, 引地泰一ら：黄斑浮腫に対する柴苓湯の使用経験。眼科臨床医報, **88**(4)：570～573, 1994

20) 水田啓介, 伊藤八次, 近藤由香ら：メニエール病に対する柴苓湯の使用経験。耳鼻咽喉科臨床, **87**(5)：719～726, 1994

21) 河上祥一, 本田賀裕, 東矢俊光ら：妊娠悪阻に対する漢方エキス剤（半夏厚朴湯, 茯苓飲合半夏厚朴湯）坐薬療法の有用性について。産婦人科漢方研究のあゆみ, **15**：115～118, 1998

22) 酒向 猛, 武内有城, 滝本 一ら：術後吻合部狭窄に対する茯苓飲合半夏厚朴湯の使用経験。漢方診療, **16**(2)：14～17, 1997

23) 高濱正人, 加賀谷なり斉, 黒田利樹ら：肝機能障害に膝関節水腫や浮腫を伴った慢性関節リウマチに対する茵蔯五苓散の使用経験。市立秋田総合病院医誌, **10**(1)：15～18, 2000

24) 戸田比佐志：歯周治療への漢方薬の応用（1）脾胃湿熱証の症例。日本歯科東洋医学会誌, **17**(2)：135～144, 1998

25) 穴吹弘毅：腰痛疾患に対する苓姜朮甘湯の有用性とその効果。漢方医学, 30 (3)：120〜123, 2006
26) Nagai T., Hanawa T. & Yamada H.：マウスアレルギー性肺炎モデルにおける漢方薬"苓甘姜味辛夏仁湯"の *in vivo* での抗インフレンザウイルス活性。和漢医薬学雑誌, 15 (4)：216〜224, 1999
27) 前田稔彦, 松永 喬：鼻アレルギーに対する苓甘姜味辛夏仁湯の臨床効果。耳鼻咽喉科臨床, 補冊92：43〜46, 1997
28) 岡 進：【エビデンスに基づいた漢方治療；各種疾患に対しての処方（2）】口内炎に対する黄連湯の効果。*Pharma Medica*, 25 (10)：35〜38, 2007
29) 佐野敬夫：三物黄芩湯エキス剤の使用経験。産婦人科漢方研究のあゆみ, 24：85〜87, 2007

122　排膿散及湯（はいのうさんきゅうとう）

<組成>

君薬は桔梗，臣薬は枳実，ほかに芍薬，甘草，大棗，生姜

<方剤の意味>

　疼痛を伴う化膿性炎症性の皮膚疾患，口腔・咽喉の腫物，癰・疔・癤・療疽に対して排膿を目的に使用される。主薬は桔梗で排膿・去痰・化膿防止作用がある。枳実は硬結を治し炎症性浸潤を去る働きがある。また心窩部や季肋下の張りを取り去る。芍薬は炎症を緩和し鎮痛・鎮痙作用がある。甘草・大棗には消炎作用がある。全体として清熱・解毒・去痰排膿作用がある。

　化膿性で発赤し炎症があり，著しい寒虚証者には適さない。慢性副鼻腔炎には葛根湯，葛根湯加川芎辛夷を合方する。慢性中耳炎には小柴胡湯を合方する。

　内麦粒腫患者26例を漢方群（排膿散及湯＋オフロキサシン点眼＋フルオロメトロン点眼）16例と点眼群（点眼薬のみ）10例に分けた。治療開始から自覚症状の改善までの平均期間が，点眼群5.5日，漢方群2.2日と有意差を認めた。自覚症状の強い内麦粒腫には通常の点眼薬に排膿散及湯の併用が有効である[1]（眼科臨床医報 100（1）：9～11，2006）。MRSAを含む小児伝染性膿痂疹70例に排膿散及湯と桂枝加黄耆湯エキスの内服とイソジン消毒，自家製バクタ軟膏で治療した。70例中37例で治癒できた。軽症例，中等症例，やや重症例で漢方薬の投与必要日数は抗生剤内服と変わらないが，MRSA起因の伝染性膿痂疹はやや長期の漢方薬投与が必要と思われた[2]（漢方の臨床 51（9）：1193～1200，2004）。歯肉の痛みや腫れを訴えた41例に抗菌剤と排膿散及湯との併用群21例，抗菌剤のみの抗菌群20例に分けた。投薬前の臨床症状評価では併用群6.3，抗菌群5.7で有意差はなかった。投薬後の変化は併用群4.19，抗菌群3.0で有意差が認められた。歯周病の急発時において排膿散及湯の併用は抗菌剤のみの投薬より明らかに症状改善に効果があると示唆された[3]（日本歯科東洋医学会誌 22（1-2）：7～10，2003）。

<適応>

　化膿性疼痛性皮膚疾患，麦粒腫，歯槽膿漏，乳腺炎，肛門周囲膿瘍

123　当帰建中湯（とうきけんちゅうとう）

<組成>

君薬は当帰，臣薬は甘草，ほかに桂枝，芍薬，生姜，大棗

<方剤の意味>

　小建中湯に芍薬を減らして当帰を加えたもの。小建中湯は桂枝加芍薬湯に膠飴（麦芽飴）を加えた方剤。桂枝加芍薬湯は，腹部を温め芍薬による鎮痙作用で腹痛をとる方剤で，虚弱体質で腹部膨満と冷え症，腹痛，しぶり腹に用いられる。膠飴は米麦などの澱粉に麦芽を加えて糖化させた飴で，体力・気力を回復させ，咳・痰を止める。強壮作用と共に鎮痛・鎮痙作用を目的に処方される。

　当帰には補血・月経調節作用があるので，小建中湯を用いたいような場合で，虚弱な婦人の出血による貧血，月経痛のある場合に好適である。産後や月経困難症による下腹部痛，貧血や栄養不良を呈する者に適する。体力の低下した人で疲労しやすく，血色が悪く，手足が冷え，下腹部や腰の痛み，性器出血，痔出血のある者に用いる。腹部は全体に軟弱で両側の腹直筋が緊張し，ときに下腹部に軽度の圧痛・抵抗を認める。

　機能性月経困難症63例に，芍薬甘草湯，当帰建中湯，当帰芍薬散，温清飲，加味逍遙散，桂枝茯苓丸などを投薬し2回の月経周期後に有効性を評価した。63例中著効40例，有効15例，無効8例であった[4]（*Evolving Kampo* 1（1）：10〜11，2005）。

<適応>

　月経痛，月経困難症，下腹部痛，痔疾，脱肛の痛み，産後の衰弱

124　川芎茶調散（せんきゅうちゃちょうさん）

<組成>

　君薬は薄荷，臣薬は川芎・荊芥，ほかに羌活，防風，白芷，香附子，甘草，茶葉

<方剤の意味>

　風邪や寒邪による頭痛やめまいに用いる。発熱・寒風を認める。寒風とは風に当たると寒気がしたり，風に当たるのを嫌うこと。風邪を外に散ずる生薬から構成されており，川芎は活血・鎮痛作用があり，白芷・羌活・香附子・防風にも鎮痛作用がある。香附子には川芎と共に月経調整作用がある。荊芥・防風・薄荷をはじめほとんどが発散性で，痛みを発散させて治す方剤で，月経調整作用もある。

　気虚・血虚による頭痛には用いない。茶で服するのがよいとされる。ほとんどが温性薬からなり，急性の表寒証用の方剤で明らかな熱証には適さない。特別な腹証はない。

　偏頭痛13例に川芎茶調散を投薬した。著効6例，有効3例，やや有効4例で，無効例はなく，全例で頭痛の軽減を認めた。副作用がなく即効性で安全な漢方方剤と思われた[5]（漢方医学 26（5）：

(241)

224〜226, 2002)。

<適応>
感冒による頭痛，女性の月経周期に関連して起こる頭痛・常習頭痛

125 桂枝茯苓丸加薏苡仁（けいしぶくりょうがんかよくいにん）

<組成>
君薬は桃仁・牡丹皮，臣薬は桂枝，ほかに茯苓，薏苡仁，芍薬

<方剤の意味>
桂枝茯苓丸に薏苡仁を加えた方剤。薏苡仁には消炎・鎮痛・排膿作用があり，桂枝茯苓丸の適応で肌のあれ，肝斑，にきび，疣贅などの皮膚症状を伴う場合に用いる。安中散を合方して，消化器症状を伴う月経困難症・子宮内膜症に用いる。

桂枝茯苓丸は駆瘀血薬の標準的処方で，駆瘀血薬の代表ともいうべき桃仁・牡丹皮に利尿・鎮静効果のある茯苓が加えられている。

桃仁・牡丹皮・芍薬はうっ血を改善し，血腫を分解吸収して血液循環を改善する（活血化瘀）。桂枝は血管拡張により主に動脈側の血行を促進し，活血化瘀の効果を補助する。桂枝は頭部の血管を拡張してのぼせを発来することがあるので，芍薬を配合してのぼせを抑制する。

体力は中等度で，のぼせ・肩こりがあり，下腹部に抵抗・圧痛（瘀血圧痛点）のある者に適する。子宮と付属器の炎症，子宮内膜炎，月経不順，更年期障害，四肢の疼痛，打撲症に用いる。

<適応>
月経不順，血の道症，にきび，しみ，手足の荒れ

126 麻子仁丸（ましにんがん）

<組成>
君薬は麻子仁，臣薬は杏仁，ほかに枳実，厚朴，大黄，芍薬

<方剤の意味>

　老人や病後の虚証にみられる便秘で，燥証により体液不足で硬く塊状を呈する兎糞に用いられる。麻子仁には最も緩和な瀉下作用があり，潤腸通便の薬能により老人・虚弱者・産婦などの腸燥便秘に用いる。杏仁には燥を潤し大腸の気秘を通じる。気秘とは気滞あるいは気虚によって起こる便秘をいう。枳実と厚朴は気滞による食物の滞りと腹満を治す。芍薬は腸の働きをよくする。大黄は瀉下通便作用があり，腸燥便秘では麻子仁・杏仁などの潤燥薬の補助となる。全体としては瀉下剤と潤腸剤により緩和な下剤となる。

　血糖降下作用のある生薬として，地黄，人参，山薬，知母，麦門冬，麻子仁などが知られている。インスリン治療中の患者に麻子仁丸，八味地黄丸を投薬しインスリンの減量中止ができた。症例1は84歳女性，ペンフィル30Rを朝16単位で治療中，便秘の改善のため麻子仁丸を投薬し血糖値が低下し最終的にインスリンが中止となった。症例2は77歳男性，ペンフィルNを朝16単位で治療中，麻子仁丸，八味地黄丸を投薬，最終的にインスリンモノタード4単位で血糖値の安定化を得た[6]（日本東洋医学会雑誌 51（4）：733〜739, 2001）。

<適応>

　便秘

127　麻黄附子細辛湯（まおうぶしさいしんとう）

<組成>

　君薬は附子，臣薬は細辛，ほかに麻黄

<方剤の意味>

　主に虚弱者の感冒，鼻炎，気管支炎などの外感病に用いる。外感病とは病邪が体表からあるいは口や鼻から侵入した病気。麻黄が主薬で辛温発表薬であり，これに熱性薬の附子と強い温性薬の細辛が入っているので，著しい寒証向きの方剤ということになる。全身倦怠感，無気力で，表証であるにも拘わらず脈は沈細で力ないのが特徴である。

　発熱はあっても軽度でむしろ悪寒の著しい場合に用いる。麻黄に鎮咳作用，細辛に鎮痛・麻酔・平喘作用，附子に鎮痛作用があるので，咳や咽頭痛に効果があり，3生薬ともに燥性薬であるので小青竜湯と同様に鼻水を治すのに適する。

　感冒でも葛根湯や香蘇散で却って不快症状を呈する場合に適する。風寒による神経痛や関節痛，アレルギー性鼻炎，寒冷蕁麻疹にも有効である。麻黄附子細辛湯に桂枝湯を合方して遷延した感冒

やヘルペス神経痛に用いる。また芍薬甘草湯を合方して腰痛，坐骨神経痛に用いる。防已黄耆湯を合方して変形性関節症，変形性脊椎症に用いる。

　麻黄附子細辛湯はインフルエンザワクチンにアジュバント効果があるという報告がある。23例は麻黄附子細辛湯投与群，24例はプラセボ群で2週間の投薬後，3種類のインフルエンザワクチンを投与し，0，1，2，4，12週後にウイルス抗体価を測定した。3種類のインフルエンザウイルスに対して麻黄附子細辛湯群とプラセボ群の間に抗体価の有意差はなかった[7]（*J. Traditional Med.* 24 (2)：59～66, 2007）。花粉症患者245例に麻黄附子細辛湯を投与しアンケート調査を行った。くしゃみ，鼻水，鼻づまりの鼻症状および全体の印象で約80％，目のかゆみについて約60％で「効果があった」以上の回答を得た。年齢が高くなるほど有効で，1時間以内に効果があったと回答した患者が約50％を占めた[8]（*WE* 6：9～10, 2004）。インフルエンザワクチンに対する麻黄附子細辛湯のアジュバント効果の有無を112例の対象で検討した。ワクチンの1回接種，2回接種，麻黄附子細辛湯の接種前服薬と1回接種法との間で抗体産生に有意差を認めず，34歳以下，35～54歳，55歳以上の年代間での抗体産生も有意差を認めなかった。即ち，麻黄附子細辛湯によるアジュバント効果は認められなかった[9]（漢方研究 369：12～15, 2002）。喉頭アレルギー11例に麻黄附子細辛湯を4週間投薬し有用性を検討した。咽喉頭症状は有意に抑制され咽喉頭異常感に対しても有意な症状の改善がみられた。副作用はなかった[10]（アレルギーの臨床 21 (8)：640～644, 2001）。喉頭アレルギーへの有用性はほかにも報告がある。38℃以上の有熱性の風邪症候群に罹患した虚証の高齢者に麻黄附子細辛湯を投与し，著効は77％と高率であった。著効例では全身倦怠感80％，悪寒50％，顔面蒼白50％，脈沈細弱40％で，浮脈は30％であった。投与開始3時間以内に解熱傾向のあった者は30％，8時間以内では全例であった。虚証の高齢者の風邪症候群では悪寒や沈細脈を伴わなくとも麻黄附子細辛湯を第一選択薬として用いると考えられる[11]（*Therapeutic Res.* 18 (19)：271～275, 1997）。通年性鼻アレルギー患者21例に麻黄附子細辛湯を4週間投与した。全般有効度は2週，4週目で有効以上が35.0％，57.9％，やや有効以上が60.0％，68.4％であった。自他覚所見はくしゃみ発作，鼻汁，鼻誘発試験および鼻汁好中球数検査で投与後4週目に有意な改善を認めた。有用度は有用以上52.4％，やや有用以上66.7％であった。副作用は2例で皮疹を認めた[12]（耳鼻咽喉科臨床 83 (1)：155～165, 1990）。

＜適応＞
　　虚弱者の感冒，鼻炎，気管支炎

第3章　漢方薬の方剤解説と最新知見

128　啓脾湯（けいひとう）

<組成>
　君薬は人参，臣薬は白朮・茯苓，ほかに陳皮，山楂子，山薬，蓮肉，甘草，沢瀉

<方剤の意味>
　脾（消化器）を啓く（力をつける）という意味で，脾胃の気虚に対する方剤である。人参・白朮・茯苓・甘草からなる四君子湯に止瀉作用のある山楂子・蓮肉・山薬，燥湿作用のある沢瀉，去痰と湿を除く陳皮が含まれ四君子湯よりも一層止瀉作用が強くなっている。陳皮・山楂子の消化作用，蓮肉・山薬の滋養強壮作用もある。

　真武湯は本方よりもさらに体力の低下した下痢で，四肢の冷え・浮腫・尿量減少など寒と水滞の症状がある。人参湯は気虚を伴う下痢，軟便で共通するが，人参湯では心下痞鞕がみられる。

　一般に啓脾湯は虚弱児の下痢に用いられることが多い。膵臓癌手術後の下痢（61歳男性），胃癌手術後の下痢（67歳男性），胃癌手術後のダンピング症候群（71歳女性）における慢性の下痢や消化機能低下に有効であった[13]（漢方の臨床 51（9）：1222〜1226，2004）。過敏性腸症候群の下痢型に対してマレイン酸トリメブチン（セレキノン）と啓脾湯の効果を比較検討したところ，両者に有意差は認めなかった。概括安全度，有用度に有意差はなく副作用もなかった。啓脾湯は下痢型の過敏性腸症候群の治療薬としての可能性が示唆された[14]（*Therapeutic Res.* 20（7）：2179〜2185，1999）。

<適応>
　小児の消化不良，寒虚証の慢性水瀉性下痢，胃腸虚弱

133　大承気湯（だいじょうきとう）

<組成>
　君薬は枳実，臣薬は厚朴，ほかに芒硝，大黄

<方剤の意味>
　調胃承気湯は胃腸を整え（調胃），腹が張ってガスのたまるのを除く（承気）方剤の意味。調胃承気湯は承気湯類の中では最も作用が穏やかな緩下剤である。大承気湯は調胃承気湯から甘草を去って枳実と厚朴を加えたもので，大満・大実を治す承気湯類の中では最も作用の強力な方剤である。

枳実は心窩部・季肋部の張っているのをくだす作用，厚朴は胸腹部の膨満を下に押し下げる作用がある瀉性降性薬である。緩和薬である甘草が除かれているので調胃承気湯よりもはるかに強力である。腹部が充満して硬く張り，膨満感も強く，便秘する場合に適する。三黄瀉心湯はのぼせ・精神症状・便秘で共通するが，心下痞鞭があり腹満感は著しくない。

古典では躁うつ病，統合失調症に用いられる。あるいは便秘して不安・不眠・興奮などの精神症状を呈するものに用いるとある。

症例1は32歳女性，結婚後ストレスで無月経となり胃痛，腹満感，体熱感，耳下腺の腫れ，便秘があり大承気湯加味方にて軽快した。症例2は42歳女性，月経前緊張症，月経困難症，腹満，左下腹部痛，便秘，耳鳴り，頭痛などあり，大承気湯加味方にて順調に経過している[15]（漢方の臨床 53 (5)：821〜831，2006）。

<適応>
肥満体質の便秘，腹部が硬くつかえて便秘するもの，常習便秘

134 桂枝加芍薬大黄湯（けいしかしゃくやくだいおうとう）

<組成>
君薬は桂枝，臣薬は芍薬，ほかに甘草，生姜，大棗，大黄

<方剤の意味>

桂枝加芍薬湯に瀉下剤の大黄を加えたもの。桂枝加芍薬湯は腹部は平坦で軟弱であるが，腹直筋の緊張が強い（腹皮拘急），冷え症で腹部膨満感と腹痛のある者，裏急後重があり，便意はあるが快く排便しないしぶり腹，過敏性腸症候群などに使われる。したがって顔色のあまりよくない虚弱者（寒虚証者）の便秘に用いる。腹力が弱く腹部膨満感や腹痛があって便秘する場合，腹直筋の緊張が強い場合に用いる。

大建中湯と合方して開腹術後の腸管通過障害に用いることもある。桂枝加芍薬大黄湯はけいれん性便秘に，大黄甘草湯は麻痺性便秘に用いる。

過敏性腸症候群で下痢型には人参湯，半夏瀉心湯，桂枝加芍薬湯が良好な成績であった。便秘型では桂枝加芍薬湯は有効であったが，桂枝加芍薬大黄湯は必ずしもよい成績ではなかった。桂枝加芍薬大黄湯は中間証に用いる方剤で，速効性があり副作用が少なく，単独投与で非常によい成績を得た[16]（*Pharma Medica* 4（新春増刊）：177〜180，1986）。

<適応>

虚弱者の常習便秘，宿便，しぶり腹

135　茵蔯蒿湯（いんちんこうとう）

<組成>

君薬は茵蔯蒿，臣薬は山梔子，ほかに大黄

<方剤の意味>

　茵蔯蒿，山梔子，大黄のいずれもが胆汁の分泌と排泄を促進する。また，いずれもが消炎・解熱・抗菌に働く。茵蔯蒿，山梔子は利尿作用があり，大黄は瀉下作用により糞便を除き毒素の吸収を防ぐ。

　著明な心下痞鞕があり，上腹部から胸部にかけて膨満感や不快感が著明であることを目標に投薬する。悪心，口渇，尿不利，便秘を伴うが必発ではない。古来黄疸の要薬とされるが，黄疸がなくとも肝疾患，蕁麻疹，皮膚瘙痒症，食中毒などに用いられる。黄疸は熱証で，顔色が悪く手足の冷たい明らかな寒証には適さない。

　慢性肝炎や蕁麻疹に小柴胡湯を合方する。胆石症や脂肪肝に大柴胡湯を合方する。下痢や濃縮尿が強ければ五苓散や猪苓湯を合方する。悪心嘔吐が強ければ小半夏加茯苓湯や半夏瀉心湯を合方する。

　茵蔯蒿湯は胆汁の分泌と排泄を促進し，肝細胞アポトーシスを阻害する。ラットの大量肝切除後の肝機能と肝再生に及ぼす茵蔯蒿湯の効果を検討した。ラットに術前3日間茵蔯蒿湯を投与し，90%の肝切除を行った。投与群では生存期間が有意に延長し，残存肝/体重比は手術後有意に上昇した。トランスアミナーゼ，総胆汁酸，総ビリルビンの各値は茵蔯蒿湯群で有意に改善した。茵蔯蒿湯の術前投与は肝再生促進と術後肝不全予防に有益な効果を与えることが示唆された[17]（*Hepatology Res.* 38（8）：818～824, 2008）。肝疾患術直後から大建中湯と茵蔯蒿湯を頻用している。大建中湯は肝切除後の高アンモニア血症の改善や門脈血流の増加，bacterial translocationの抑制が見込まれ，茵蔯蒿湯は減黄効果と肝切除後の炎症反応の抑制や肝細胞保護効果，肝再生増強効果が期待される[18]（外科治療 97（5）：461～471, 2007）。53歳女性，身長161cm体重81kg，高脂血症，高血圧，肥満，耐糖能低下，脂肪肝を認めた。食事運動療法と茵蔯蒿湯で各種データは改善したが体重は減らなかった。防風通聖散を併用したら体重が74kgに減少した[19]（漢方医学 27（5）：221～224, 2003）。72歳女性，慢性の蕁麻疹で全身の瘙痒を伴う膨疹にプレドニゾロンを投薬したが効果なく，抗ヒスタミン薬，抗アレルギー薬も効果はなかった。便秘であるが容易に下痢をするので茵蔯蒿湯

と茵蔯五苓散を併用した。症状は改善し膨疹の再燃はない[20]（漢方研究 372：22〜23，2002）。胆道閉鎖症術後における茵蔯蒿湯投与の有用性について検討した。総ビリルビン値の正常化は術後早期の茵蔯蒿湯投与15例中10例，非投与27例中14例で得られたが両群間で有意差はなかった。術後総ビリルビン値は茵蔯蒿湯群で非投与群よりも早期に正常化する傾向があり，肝門部閉鎖のⅢ型では有意に早く正常化がみられた[21]（*Progress in Med.* 19 (4)：1048〜1050，1999）。胆道閉鎖症術後34例に茵蔯蒿湯を投与し有意な減黄効果を得た。茵蔯蒿湯が他の利胆剤に比べて減黄効果が高い傾向を得た。ウルソとの併用で血清総ビリルビン値高値の症例でも減黄効果を認めた[22]（*Progress in Med.* 17 (9)：2541〜2542，1997）。茵蔯蒿湯の抗高脂血症作用は，コレステロールの肝臓から腸への利胆作用と腸からの瀉下作用によると示唆された。構成生薬の山梔子のgeniposideはアグリコンであるgenipinに肝トリグリセライド合成阻害によるVLDLの低下作用があり，肝臓でのトリグリセライド合成を抑制することにより茵蔯蒿湯の抗高脂血症作用の一部に寄与していると考えられた[23]（和漢医薬学雑誌 12 (4)：288〜291，1996）。臨床例で茵蔯蒿湯が脂肪肝に有効との報告がある。

＜適応＞

尿量減少がありやや便秘がちで比較的体力のある黄疸，肝硬変症，ネフローゼ，蕁麻疹，口内炎

【参考文献】

1）髙間直彦，藤原隆明：内麦粒腫に対する排膿散及湯の有効性。眼科臨床医報，100 (1)：9〜11, 2006

2）阿部勝利：MRSAに起因する小児伝染性膿痂疹の漢方治療 この2年間の治療成績。漢方の臨床，51 (9)：1193〜1200, 2004

3）原野啓二：P急発時における排膿散及湯の効果。日本歯科東洋医学会雑誌，22 (1-2)：7〜10, 2003

4）Kawaguchi K.：月経痛に対する漢方治療。*Evolving Kampo*, 1 (1)：10〜11, 2005

5）水野修一：偏頭痛に対する川芎茶調散の治療効果。漢方医学，26 (5)：224〜226, 2002

6）松井龍吉，下手公一，河野直人ら：高齢者糖尿病に対して麻子仁丸ならびに八味地黄丸が有効であった2症例。日本東洋医学会雑誌，51 (4)：733〜739, 2001

7）Terashima Y., Hamazaki K., Itomura M. et al.：伝統的な漢方薬麻黄附子細辛湯の，ワクチン接種後の抗体価への影響 プラセボ投与を対照実験とした二重盲検試験。*J. Traditional Med.*, 24 (2)：59〜66, 2007

8）大橋 隆：私の一処方 スギ花粉症に対する麻黄附子細辛湯の有用性。*WE*, 6：9〜10, 2004

9）森　壽生：インフルエンザワクチンの接種回数による効果の検討　漢方方剤によるアジュバント効果を求めて。漢方研究，369：12～15，2002
10）馬場　錬，宮田　昌，山川　聡ら：喉頭アレルギー症例に対する麻黄附子細辛湯の有用性について。アレルギーの臨床，21（8）：640～644，2001
11）古川和美：高齢者のかぜ症候群に対する麻黄附子細辛湯の効果について。*Therapeutic Res.*，18（19）：271～275，1997
12）鵜飼幸太郎，田矢理子，坂倉康夫ら：通年性鼻アレルギーに対する漢方製剤の検討　麻黄附子細辛湯エキス製剤の臨床応用。耳鼻咽喉科臨床，83（1）：155～165，1990
13）鈴木邦彦，村主明彦，花輪壽彦：北里東医研診療録から　啓脾湯が有効であった3症例。漢方の臨床，51（9）：1222～1226，2004
14）森　壽生，岩本正彦：過敏性腸症候群に対する啓脾湯の効果　マレイン酸トリメブチンとの比較試験。*Therapeutic Res.*，20（7）：2179～2185，1999
15）頼建守，及川哲郎，早崎知幸ら：北里東医研診療録から　大承気湯の長期投与が奏功した慢性疾患の2例。漢方の臨床，53（5）：821～831，2006
16）藤田　潔，加藤展康，河野　裕ら：過敏性腸症候群に対する漢方方剤の使用成績　無効例の検討。*Pharma Medica*，4（新春増刊）：177～180，1986
17）Ogasawara T., Morie Y., Ikemoto T. et al.：ラット肝切除術後の肝機能と肝再生における漢方薬 茵蔯蒿湯の有益な効果。*Hepatology Res.*，38（8）：818～824，2008
18）森根裕二，島田光生，居村　暁ら：【外科と漢方　漢方診療をどのように外科に応用するか】肝疾患に対する漢方診療。外科治療，97（5）：461～471，2007
19）福沢嘉孝，堀田直樹，佐藤顕ら：生活習慣病を合併した著明な脂肪肝に対して 茵蔯蒿湯・防風通聖散併用療法が奏功した1例。漢方医学，27（5）：221～224，2003
20）手塚匡哉：茵蔯蒿湯と茵陳五苓散の併用が著効した慢性蕁麻疹の1例。漢方研究，372：22～23，2002
21）福重隆彦，高松英夫，野口啓幸ら：胆道閉塞症術後における茵蔯蒿湯の使用経験。*Progress in Med.*，19（4）：1048～1050，1999
22）松尾洋一，橋本　俊，鈴木達也ら：胆道閉塞症術後における茵蔯蒿湯の使用経験。*Progress in Med.*，17（9）：2541～2542，1997
23）八田　明，前村俊一，油田正樹：茵蔯蒿湯の血清脂質への影響　構成生薬山梔子の成分genipinの関与。和漢医薬学雑誌，12（4）：288～291，1996

136 清暑益気湯（せいしょえっきとう）

<組成>
君薬は黄耆，臣薬は人参・陳皮・当帰・甘草，ほかに五味子，麦門冬，白朮，黄柏

<方剤の意味>
補中益気湯から升麻・柴胡・乾姜・大棗を除いて，津液を補う麦門冬・五味子・黄柏を加えたもの。

補中益気湯は中（胃）を補い，気（元気）を益す薬で，全てに元気なく倦怠感の著しい者に用いる。黄耆・人参は脳の興奮性を高め筋の緊張を高める。黄耆・白朮は皮膚の血行を改善して汗腺の機能を高めて止汗する。柴胡・升麻は，末梢性に平滑筋・横紋筋・支持組織の緊張を高め，黄耆・人参の作用を強める。清暑益気湯は補中益気湯を基本に，暑熱により気虚と津液の不足を来した病態に用いられる。

升麻・柴胡が升性であるのに反して，麦門冬・五味子・黄柏はいずれも降性で，麦門冬・五味子が潤性で，五味子・黄柏が収斂性であるので，汗の出過ぎや興奮を鎮めるのに適する。麦門冬の清熱作用，五味子の止汗作用，黄柏の消炎作用が期待できる。夏やせ，夏負けに用いられ，胃腸の作用が衰えて軟便・下痢を来したものに用いる。

夏の暑熱環境下で業務に従事するゴルフ場のキャディおよび工事現場作業員など各5例を対象に，清暑益気湯の熱中症予防効果を検討した。服薬前と比べて「調子はよくなりましたか」および「本剤が熱中症の予防に役立つと思いますか」との質問には10例中全例が「はい」と答え，熱中症予防に優れた効果を有することが証明された。服用30分後には男性5例において0.5〜0.8℃（平均0.56℃）の体温の低下を認めた[1]（漢方医学 32 (4)：246〜248, 2008）。気管支喘息3例に対して咽喉不快感，動悸，自汗を目標にして清暑益気湯を投与した。日本アレルギー学会気管支喘息重症度判定委員会基準によると清暑益気湯投与前はいずれも重症に属したが，投与1年後には，いずれも中等症にまで改善した。清暑益気湯は咽喉不快感，動悸，自汗を呈する中年の喘息患者の治療においては，夏に限らず使用可能であり，気管支喘息の長期管理薬ともなりうる可能性が示唆された[2]（日本東洋医学会雑誌 55 (6)：811〜815, 2004）。

<適応>
暑気あたり，暑さによる食欲不振・下痢・全身倦怠，夏やせ

137　加味帰脾湯（かみきひとう）

＜組成＞
　君薬は竜眼肉・黄耆・人参，臣薬は酸棗仁・当帰・白朮・茯苓，ほかに遠志，木香，柴胡，山梔子，甘草，生姜，大棗

＜方剤の意味＞
　帰脾湯に柴胡と山梔子を加えたもの。帰脾湯は心と脾の虚を治す方剤。心は覚醒睡眠のリズムを保ち血液を循環させ，汗を分泌し熱を産生して体温を調節する。脾は食物を消化吸収して水穀の気を生成し，血流をなめらかにして筋肉の形成と維持を行う。心虚と脾虚により焦燥感，集中力低下，不眠，動悸，食欲の低下，消化不良，脱力感，抑うつが起こる。帰脾湯は補気健脾と養心安神の方剤で，元来胃腸虚弱な人が精神不安・神経過敏・健忘症・不眠・抑うつ・心悸亢進を起こした時の方剤である。

　帰脾湯には神経興奮状態を治す作用はなく，柴胡と山梔子は身体上部の熱を冷ます薬物で，山梔子はのぼせを去り上部出血を止血する作用があり，帰脾湯を使うべき状態で，のぼせ・イライラの強い場合には，加味帰脾湯の方がよい。

　中高年の，初診時HRS30点以下の軽うつ病の患者に対して加味帰脾湯，抑肝散加陳皮半夏をそれぞれ中心とした治療を行ったところ，各製剤について50％以上の効果を経験した。両製剤の使い分けについては，加味帰脾湯は抑制症状が優位な例に，抑肝散加陳皮半夏は不安，焦燥感が優位な例に適しているとの結果を得た[3]（精神科 13（1）：83～88，2008）。74歳男，虚証，8年来の骨髄異形成症候群で，プレドニゾロン，メテノロンを内服していた。赤血球輸血が必要でヘモクロマトーシスを併発し，食欲不振を呈していた。加味帰脾湯を投与し，約2ヶ月後白血球数と血小板数が増加した。赤血球数は改善しなかった。骨髄所見は殆ど不変であった[4]（日本東洋医学会雑誌 54（2）：377～381，2003）。不安や抑鬱症状などを訴え，胃腸が弱く，のぼせる患者73例に加味帰脾湯を投与した。効果の有無を評価できた64例中19例に有効であった。多くは短期間で劇的に効果が現れたので，効果判定は1～2週間で十分と考えた[5]（漢方と最新治療 12（1）：29～32，2003）。65，30，61歳の婦人科悪性腫瘍3例に抗癌剤投与による骨髄抑制に対して加味帰脾湯を投与した。白血球数と血小板数の底上げと回復期間の短縮がみられ，G-CSF投与量を減らすことができた。ヘモグロビン濃度の改善効果は明らかでなかった[6]（漢方医学 22（8）：257～260，1998）。

　中高年齢層のハミルトンのうつ状態評価尺度で30点以下の軽症うつ病30例に対して加味帰脾湯の投与を試み，改善率50％以上のやや有効以上23例という結果を得た[7]（日本東洋医学会雑誌 48（2）：205～210，1997）。精神神経症状をもつ脳血管障害患者28例に加味帰脾湯を投与した。漢方医学的症状の改善率は68％であった。神経学的症状の改善率は20％であった。ADLの改善率は19％，

全般改善度の改善率は82%，全般有用度の有用率は86%であった。加味帰脾湯は神経学的症状には有効性は高くないが，漢方医学的にみた自覚的な精神神経症状には有効性が高いことが示唆された[8](和漢医薬学雑誌 11（4）：372～373，1995)。40歳以上の神経症および単極性うつ病患者112例に加味帰脾湯を8週間投与した。睡眠障害では熟眠感，中途覚醒および入眠が，精神症状では不安・苦悶・焦燥および緊張が高い改善率を示した。最終全般改善度は改善以上が40.4%，やや改善以上が82.0%であった[9]（*Progress in Med.* 13（7）：1456～1464，1993)。9歳女児，再生不良性貧血，化学療法にあまり反応せず，症状が安定したので一時退院した。再入院時化学療法に反応せず加味帰脾湯を開始。次第に輸血の回数が減り，3ヶ月後には血清鉄が減り，白血球，赤血球，血小板が増加し内服を継続している[10]（小児科診療 56（6）：1266～1270，1993)。精神科受診した不眠症患者59例に加味帰脾湯を投与した。全般改善度は著明改善13例，改善19例，やや改善16例，不変9例，悪化2例であった。比較的改善度の高かったのは，寝つき・熟眠感・中途覚醒で，改善度の低かったのは，日中の身体症状・夢・睡眠時間であった[11]（臨床と研究 69（10）：3285～3300，1992)。

<適応>
貧血，血小板減少症，不眠，精神不安，神経症

138 桔梗湯（ききょうとう）

<組成>
君薬は桔梗，臣薬は甘草

<方剤の意味>
咽頭喉頭の腫脹・疼痛と発赤を目標に，湯に溶かしてうがいをするようにして飲む。桔梗には去痰・排膿作用があり，甘草には疼痛の緩和作用と消炎・解毒作用がある。また桔梗の刺激性を緩和する。無熱に用いるのが基本で，発熱があれば甘草を石膏に変える。

急性咽頭炎や扁桃炎に葛根湯，升麻葛根湯，小柴胡湯を合方してもよい。

小柴胡湯加桔梗石膏は小柴胡湯に桔梗と石膏を加えた方剤。小柴胡湯は柴胡剤の基本になる方剤で，発熱性疾患を緩解させる。小柴胡湯の適応で，のどが腫れて痛む場合，とくに熱がある場合に用いる。

咽頭炎，扁桃炎でのどが腫れて痛む患者68例に漢方トローチ桔梗湯を投薬した。自覚症状改善度は著明改善5例（7.2%），改善14例（20.3%），他覚所見改善度は著明改善8例（11.8%），改善37例（54.4%）であった[12]（漢方と最新治療 6（4）：371～383，1997)。桔梗湯を健常人16例に投与し

第3章　漢方薬の方剤解説と最新知見

コレシストキニン，セクレチンの上昇を認めた。慢性膵炎28歳男に投与し腹痛，圧痛，下痢，軟便の改善を認めた[13]（日本東洋医学会雑誌 48（1）：31〜36，1997）。抜歯を受けた40例に桔梗湯を抜歯創に接触させるようにゆっくり3日間内服させ，疼痛の改善度を検討した。有効が37例，やや有効が1例，無効が2例であった。桔梗湯は抜歯後疼痛に応用する価値の高い方剤と思われる[14]（日本歯科東洋医学会雑誌 12（1-2）：21〜24，1993）。

<適応>

扁桃炎，扁桃周囲炎

311　九味檳榔湯（くみびんろうとう）

<組成>
君薬は檳榔子，ほかに厚朴，桂枝，紫蘇葉，陳皮，橘皮，生姜，甘草，木香，大黄，呉茱萸，茯苓

<方剤の意味>
　心下痞鞭が著明で，軽い胸内苦悶感を伴う。動悸，息切れ，肩こりを神経症的に訴える者や眼瞼・顔面・下腿の浮腫など脚気様症状を訴える者に用いる。
　檳榔子は心窩部の重苦しさを発散させるが，降性薬の厚朴・大黄はその働きを助ける。紫蘇葉・陳皮・生姜・甘草は香蘇散から香附子を除いたもので代わりに桂枝が入っている。香蘇散は胃弱者の発散薬で，桂枝は香附子よりも発散作用や健胃作用が強いが理気作用がなく，理気作用の強い木香が入っている。
　九味檳榔湯は浅田宗伯の創製で脚気様症状を呈する水毒体質者に用いられる。慢性痒疹，皮膚瘙痒症，慢性蕁麻疹などの皮膚疾患，さらに冷え症で水滞の症候と腹部右側の鼓音を目標にして九味檳榔湯を投与して著効を得た[15]（日本東洋医学会雑誌 57（3）：333〜338，2006）。高齢透析患者の慢性便秘に対して二重盲検法で九味檳榔湯投与群とマグネシウム投与群を比較した。排便行為，随伴症状，付随症状は九味檳榔湯群で有意に改善した。副作用はマグネシウム群で有意に多く，軟便，下痢，腹痛がみられた。検査異常でマグネシウム群では高マグネシウム血症，低血圧，頻脈などを認めた。全般改善度は改善以上で九味檳榔湯群56.3%，マグネシウム群6.3%で有意差を認めた[16]（漢方研究 388：8〜14，2004）。水滞の症候と腹部の鼓音を同時に有する30例を対象として九味檳榔湯を4週間投与して，その有効性を検討した。腹部の右腸骨窩，右側腹部，右季肋部の3区画にまでガスが存在する際には25例中20例で九味檳榔湯が有効であった。一方心窩部，左季肋部，

(253)

第3章　漢方薬の方剤解説と最新知見

左側腹部，左腸骨窩にのみ鼓音が限局している場合には5例共に無効であった。よって腹部右側の鼓音の存在は九味檳榔湯を使用する際の一つの目標になりうるものと考えられた[17]（日本東洋医学会雑誌 54 (3)：651～655, 2003）。他の漢方製剤で有効性の乏しい慢性頭痛20例に九味檳榔湯を投与した。著効5例，有効11例，無効4例であった。有効以上の16例では水毒13例，気滞14例で腓腹筋の圧痛1例であった。慢性頭痛には水毒と気滞を伴う例に九味檳榔湯が有効と思われた[18]（日本東洋医学会雑誌 53 (6)：657～662, 2002）。

＜適応＞
　比較的顔色が悪く浮腫・便秘・動悸を訴える脚気，心臓神経症，高血圧，動脈硬化，頭痛

314　梔子柏皮湯（ししはくひとう）

＜組成＞
　君薬は山梔子（さんしし），ほかに黄柏（おうばく），甘草，

＜方剤の意味＞
　黄連解毒湯（おうれんげどくとう）や茵蔯蒿湯（いんちんこうとう）に類似するが，虚証用で作用は緩和である。軽い心下痞鞕（しんかひこう）は認めるが，腹満や胸脇苦満はなく，寒証には不適である。
　黄連解毒湯から黄芩（おうごん）・黄連（おうれん）を除き甘草を加えたもので，黄連解毒湯と同様に消炎・鎮静・止血作用があるが，その作用は穏やかである。山梔子は黄疸を治す利胆作用があり，茵蔯蒿湯に似るが，大黄が入らず甘草が含まれ，より虚証向きで下痢傾向でも使用できる。
　アトピー性皮膚炎5例，4～32歳，いずれも眼周囲の発赤と瘙痒性皮膚炎を認める。梔子柏皮湯で発赤と痒みは軽減した[19]（漢方研究 386：48～50, 2004）。他にもアトピー性皮膚炎に有効との報告が多数ある。透析瘙痒症5例に梔子柏皮湯を投与した。1ヶ月後の判定で，5例中4例で明らかな症状の改善があった。1例は症状が変わらなかった[20]（漢方研究 383：4～7, 2003）。

＜適応＞
　虚弱者の黄疸，蕁麻疹，皮膚瘙痒症

第3章　漢方薬の方剤解説と最新知見

320　腸癰湯（ちょうようとう）

<組成>

薏苡仁，牡丹皮，桃仁，冬瓜子

<方剤の意味>

　大黄牡丹皮湯の大黄・芒硝を除き，薏苡仁を加えたもの。薏苡仁には滋養・緩和作用と排膿を助け，皮膚・粘膜を修復する作用がある。腹証で回盲部に抵抗圧痛がある。

　大黄牡丹皮湯は腸癰といわれた急性虫垂炎に対して作られた方剤。牡丹皮・桃仁は駆瘀血薬というよりは抗炎症薬として作用する。冬瓜子は消炎・排膿薬である。大黄は下剤であるが牡丹皮を助け抗炎症抗菌作用がある。芒硝は腸管内面を潤し糞塊を軟化する瀉下剤である。腸癰湯は大黄・芒硝による瀉下作用はなく，緩和な駆瘀血・消炎・排膿薬とみることができる。

　手湿疹73例に腸癰湯を投与した。有効な7例は肌が色白で病変は手に限局していた。無効の6例は睡眠障害や喫煙習慣があった[21]（日本東洋医学雑誌 57（5）：639〜643，2006）。ほかに手湿疹，眼瞼皮膚炎，慢性湿疹に腸癰湯が有効との報告がある。

<適応>

　便秘傾向のない急性虫垂炎，急性慢性の回盲部痛

501　紫雲膏（しうんこう）

<組成>

紫根，当帰，胡麻油，密蠟，豚脂

<方剤の意味>

　紫根には抗菌・抗炎症・創傷治癒促進作用があり，当帰には補血作用がある。ともに潤性薬で胡麻も潤性なので乾燥した皮膚疾患に適する。湿潤性の湿疹には適せず，また痒みを止める作用はない。

　紫雲膏は花岡青洲により1819年に考案され，紫根の紫色と胡麻油の匂いが馴染みにくい。疣贅10例，角化症9例，掌蹠膿疱症3例，熱傷4例，褥瘡4例，帯状疱疹4例，その他5例に7〜425日単純塗布または包帯密封法で使用した。極めて有用1例（3%），有用24例（61%），やや有用13例（33%），悪化1例（3%）であった。有用以上は25例（64%）であった[22]（新薬と臨床 41（10）：2325〜2334，

1992)。

<適応>

火傷，凍傷，褥瘡，下腿潰瘍，痔疾，肛門裂傷

【参考文献】

1) 横田廣夫，新村光司，本山博信ら：熱中症予防における清暑益気湯の臨床効果。漢方医学，**32**（4）：246〜248，2008

2) 関矢信康，引網宏彰，古田一史ら：清暑益気湯が奏功した気管支喘息の3症例。日本東洋医学会雑誌，**55**（6）：811〜815，2004

3) 中田輝夫：漢方製剤による軽うつ病の代替治療の可能性。精神科，**13**（1）：83〜88，2008

4) 関　義信：加味帰脾湯により血液所見と全身状態の改善を認めた，輸血後ヘモクロマトーシスを併発した骨髄異形成症候群の一例。日本東洋医学会雑誌，**54**（2）：377〜381，2003

5) 佐野敬夫：【更年期と漢方】抑うつに対する加味帰脾湯エキス剤の使用経験。漢方と最新治療，**12**（1）：29〜32，2003

6) 井上滋夫，桑原仁美，加藤淑子ら：抗癌剤による骨髄抑制に加味帰脾湯が有効であった3例。漢方医学，**22**（8）：257〜260，1998

7) 中田輝夫：軽うつ病30例に対する加味帰脾湯投与の効果。日本東洋医学会雑誌，**48**（2）：205〜210，1997

8) 泉　從道，丸山哲弘，大木弘行：脳血管障害に伴う精神・神経症状に対する加味帰脾湯の臨床効果。和漢医薬学雑誌，**11**（4）：372〜373，1995

9) 斉藤文男，石山　哲，小田桐正孝ら：神経症およびうつ病に対する加味帰脾湯の効果。*Progress in Med.*，**13**（7）：1456〜1464，1993

10) 畑江芳郎，武田武夫，飯塚　進ら：加味帰脾湯が有効と思われた小児再生不良性貧血例。小児科診療，**56**（6）：1266〜1270，1993

11) 大原健士郎，鈴木典子，大原浩一ら：不眠症に対する加味帰脾湯（TJ-137）の効果。臨床と研究，**69**（10）：3285〜3300，1992

12) 原　桃介，辻久　茂，CyongJong-Cholら：咽頭炎，扁桃炎に伴う症状に対するツムラ漢方トローチ桔梗湯（TJO-023KT）の使用経験。漢方と最新治療，**6**（4）：371〜383，1997

13) 新井一郎，小松靖弘，山浦　常ら：桔梗湯の慢性膵炎症例に伴う腹部症状に対する治療効果の基礎的および臨床的検討。日本東洋医学会雑誌，**48**（1）：31〜36，1997

14) 神谷　浩：抜歯後疼痛に対する桔梗湯の効果。日本歯科東洋医学会雑誌，**12**（1-2）：21〜24，

1993
15) 関矢信康，地野充時，後藤博三ら：九味檳榔湯の使用目標と適応症。日本東洋医学会雑誌，**57**（3）：333〜338，2006
16) 西澤芳男，西澤恭子，後藤グレーシー広恵ら：九味檳榔湯の高齢透析者慢性便秘に対する前向き多施設無作為比較試験。漢方研究，**388**：8〜14，2004
17) 関矢信康，柴原直利，嶋田　豊ら：九味檳榔湯治験。日本東洋医学会雑誌，**54**（3）：651〜655，2003
18) 木村裕明，堀口　勇，大竹　哲ら：慢性頭痛に対する九味檳榔湯エキス製剤（コタロー）の効果。日本東洋医学会雑誌，**53**（6）：657〜662，2002
19) 奥田晃朗：【梔子柏皮湯の臨床応用】眼周囲の発赤・瘙痒と梔子柏皮湯。漢方研究，**386**：48〜50，2004
20) 水谷大裕：透析瘙痒症に対する梔子柏皮湯の効果。漢方研究，**383**：4〜7，2003
21) 田原英一，新谷卓弘，森山健三ら：手湿疹における腸癰湯の有効性の検討。日本東洋医学会雑誌，**57**（5）：639〜643，2006
22) 関口直男：皮膚科領域における紫雲膏使用症例の検討。新薬と臨床，**41**（10）：2325〜2334，1992

第4章　漢方薬の生薬解説と最新知見

【1】阿膠（あきょう）……………262
【2】威霊仙（いれいせん）………263
【3】茵蔯蒿（いんちんこう）……263
【4】茴香（ういきょう）…………263
【5】烏頭（うず）…………………263
【6】烏薬（うやく）………………264
【7】延胡索（えんごさく）………264
【8】黄耆（おうぎ）………………264
【9】黄芩（おうごん）……………265
【10】黄柏（おうばく）……………265
【11】黄連（おうれん）……………266
【12】遠志（おんじ）………………266
【13】艾葉（がいよう）……………266
【14】何首烏（かしゅう）…………267
【15】葛根（かっこん）……………267
【16】滑石（かっせき）……………267
【17】瓜呂根（かろこん），
　　栝楼根（かろこん）…………267
【18】瓜呂仁（かろにん）…………268
【19】乾姜（かんきょう）…………268
【20】甘草（かんぞう）……………268
【21】桔梗（ききょう）……………269

【22】菊花（きくか）………………269
【23】枳実（きじつ）………………269
【24】羌活（きょうかつ）…………270
【25】杏仁（きょうにん）…………270
【26】苦参（くじん）………………270
【27】荊芥（けいがい）……………270
【28】桂枝（けいし），桂皮（けいひ）……271
【29】膠飴（こうい）………………271
【30】紅花（こうか）………………271
【31】香附子（こうぶし）…………272
【32】糠米（こうべい）……………272
【33】厚朴（こうぼく）……………272
【34】牛膝（ごしつ）………………272
【35】呉茱萸（ごしゅゆ）…………273
【36】牛蒡子（ごぼうし）…………273
【37】胡麻（ごま）…………………273
【38】五味子（ごみし）……………273
【39】柴胡（さいこ）………………274
【40】細辛（さいしん）……………274
【41】山楂子（さんざし）…………275
【42】山梔子（さんしし）…………275
【43】山茱萸（さんしゅゆ）………275

【44】山椒（さんしょう），
　　 蜀椒（しょくしょう）・・・・・・・・・・・・・276
【45】酸棗仁（さんそうにん）・・・・・・・・・・276
【46】山薬（さんやく）・・・・・・・・・・・・・・・276
【47】地黄（じおう）・・・・・・・・・・・・・・・・・276
【48】地骨皮（じこっぴ）・・・・・・・・・・・・・277
【49】紫根（しこん）・・・・・・・・・・・・・・・・・277
【50】疾梨子（しつりし），
　　 疾藜子（しつりし）・・・・・・・・・・・・・277
【51】炙甘草（しゃかんぞう）・・・・・・・・・277
【52】芍薬（しゃくやく）・・・・・・・・・・・・・278
【53】車前子（しゃぜんし）・・・・・・・・・・・278
【54】縮砂（しゅくしゃ）・・・・・・・・・・・・・278
【55】生姜（しょうきょう）・・・・・・・・・・・279
【56】小麦（しょうばく）・・・・・・・・・・・・・279
【57】升麻（しょうま）・・・・・・・・・・・・・・・279
【58】辛夷（しんい）・・・・・・・・・・・・・・・・・279
【59】石膏（せっこう）・・・・・・・・・・・・・・・280
【60】川芎（せんきゅう）・・・・・・・・・・・・・280
【61】前胡（ぜんこ）・・・・・・・・・・・・・・・・・280
【62】川骨（せんこつ）・・・・・・・・・・・・・・・281
【63】蝉退（せんたい）・・・・・・・・・・・・・・・281
【64】蒼朮（そうじゅつ）・・・・・・・・・・・・・281
【65】桑白皮（そうはくひ）・・・・・・・・・・281
【66】蘇木（そぼく）・・・・・・・・・・・・・・・・・282
【67】蘇葉（そよう），
　　 紫蘇葉（しそよう）・・・・・・・・・・・・・282
【68】大黄（だいおう）・・・・・・・・・・・・・・・282
【69】大棗（たいそう）・・・・・・・・・・・・・・・283
【70】沢瀉（たくしゃ）・・・・・・・・・・・・・・・283
【71】竹筎（ちくじょ）・・・・・・・・・・・・・・・283
【72】知母（ちも）・・・・・・・・・・・・・・・・・・・283
【73】丁香（ちょうこう），
　　 丁子(字)（ちょうじ）・・・・・・・・・・284
【74】釣藤鈎（ちょうとうこう）・・・・・・284
【75】猪苓（ちょれい）・・・・・・・・・・・・・・・284
【76】陳皮（ちんぴ）・・・・・・・・・・・・・・・・・285
【77】天南星（てんなんしょう）・・・・・・285

【78】天麻（てんま）・・・・・・・・・・・・・・・・・285
【79】天門冬（てんもんどう）・・・・・・・・285
【80】冬瓜子（とうがし）・・・・・・・・・・・・286
【81】当帰（とうき）・・・・・・・・・・・・・・・・・286
【82】桃仁（とうにん）・・・・・・・・・・・・・・・286
【83】独活（どくかつ）・・・・・・・・・・・・・・・287
【84】杜仲（とちゅう）・・・・・・・・・・・・・・・287
【85】人参（にんじん）・・・・・・・・・・・・・・・287
【86】忍冬（にんどう）・・・・・・・・・・・・・・・288
【87】貝母（ばいも）・・・・・・・・・・・・・・・・・288
【88】麦芽（ばくが）・・・・・・・・・・・・・・・・・288
【89】麦門冬（ばくもんどう）・・・・・・・・288
【90】薄荷（はっか）・・・・・・・・・・・・・・・・・289
【91】半夏（はんげ）・・・・・・・・・・・・・・・・・289
【92】百合（びゃくごう）・・・・・・・・・・・・289
【93】百芷（びゃくし）・・・・・・・・・・・・・・・290
【94】白朮（びゃくじゅつ）・・・・・・・・・・290
【95】枇杷葉（びわよう）・・・・・・・・・・・・290
【96】檳榔子（びんろうじ）・・・・・・・・・・291
【97】茯苓（ぶくりょう）・・・・・・・・・・・・291
【98】附子（ぶし）・・・・・・・・・・・・・・・・・・・291
【99】防已（ぼうい）・・・・・・・・・・・・・・・・・292
【100】芒硝（ぼうしょう）・・・・・・・・・・・・292
【101】防風（ぼうふう）・・・・・・・・・・・・・・・292
【102】牡丹皮（ぼたんぴ）・・・・・・・・・・・・293
【103】牡蠣（ぼれい）・・・・・・・・・・・・・・・・・293
【104】麻黄（まおう）・・・・・・・・・・・・・・・・・293
【105】麻子仁（ましにん）・・・・・・・・・・・・294
【106】木通（もくつう）・・・・・・・・・・・・・・・294
【107】木香（もっこう）・・・・・・・・・・・・・・・294
【108】益母草（やくもそう）・・・・・・・・・・294
【109】薏苡仁（よくいにん）・・・・・・・・・・294
【110】竜眼肉（りゅうがんにく）・・・・・・295
【111】竜骨（りゅうこつ）・・・・・・・・・・・・295
【112】竜胆（りゅうたん）・・・・・・・・・・・・295
【113】良姜（りょうきょう）・・・・・・・・・・296
【114】連翹（れんぎょう）・・・・・・・・・・・・296
【115】蓮肉（れんにく）・・・・・・・・・・・・・・・296

第4章　漢方薬の生薬解説と最新知見

はじめに

　生薬の性味とは薬物の基本的属性のことで，**四性**（寒・熱・温・涼）と**五味**（辛・甘・酸・苦・鹹）で表される。四性のうち，温熱薬は寒を散らす，体内を温める，陽を助けるなどの効能があり，寒証に適し，熱は温よりも性質が強い。寒涼薬は清熱する，解毒する，火を瀉ぎだす，などの効能があり，熱証に適し，寒は涼よりも性質が強い。平性薬は作用が特に穏和な薬物で，熱証・寒証いずれにも用いられる。

　五味の基本は辛・甘・酸・苦・鹹であるが，更に渋，麻，淡などが補われることがある。同じ味の薬物は同じ性質を持っているとされる。

　辛味は散らす，行らす，などの効能があり，生姜・木香など精油を含む薬物が多い。**甘味**は補う，暖める，などの効能があり，人参・阿膠などの糖類を含む薬物が多い。**酸味**は収める，渋らせる，などの効能があり，烏梅・営実などの有機酸を含む薬物が多い。**苦味**は，瀉ぎだす，燥かす，などの効能があり，黄柏・黄連・杏仁などのアルカロイド，苦味質を含む薬物に多い。**鹹味**は下す，軟らげる，などの効能があり，昆布・芒硝などの鉱物質を含む薬物に多い。**甘淡**は味がないか，あっても明確でなく利す働きがあり，茯苓・木通などで，小便不利などに用いる。

　食物と五味との関連について，黄帝内経には肝病にはごま・犬肉・にら・すももなどの酸味がよく，辛味がよくないとされる。腎病には大豆・栗・豚肉・豆の葉などの鹹味がよく，甘味がよくないとされる。脾病には牛肉・なつめ・青菜・米などの甘味がよく，酸味がよくないとされる。肺病には粟・桃・鶏肉・ねぎなどの辛味がよく，苦味がよくないとされる。心病にはらっきょう・羊肉・あんず・麦などの苦味がよく，鹹味がよくないとされる。

　温性薬とは寒証の治療薬で附子が代表で熱性薬として用いられる。寒証とは新陳代謝が低下した状態で病邪に対する防御反応が低下し，自覚症状として冷えを感じる。温性薬としてほかに良姜・当帰・呉茱萸・熟地黄がある。麻黄・桂枝・紫蘇葉・荊芥・防風は温性発散薬である。寒性薬とは熱証の治療薬で，石膏が代表で石膏が入ればすべて寒性薬である。熱証とは自覚的に熱感を感じる状態で，感染症による発熱や炎症に対する生体の防御機構が十分に備わっている。寒性薬としてほかに山梔子・大黄・黄芩・黄連・黄柏・柴胡・茵蔯蒿・菊花・薄荷・連翹・知母・麦門冬・生地黄がある。

　補性薬とは虚証の治療薬で，虚証とは精気が衰え，病邪に対する生体の防御反応が衰えた状態。人参・黄耆をはじめとして膠飴・山茱萸・山薬・当帰・地黄・大棗などがある。**瀉性薬**とは実証の治療薬で，発汗・瀉下・利尿・去痰・解熱などの方法がある。発汗薬として麻黄，瀉下薬として大黄・芒硝，利尿薬として沢瀉・木通，去痰薬として杏仁，解熱薬として山梔子・柴胡・黄芩などがある。

　燥性薬とは湿証の治療薬で，沢瀉・猪苓・白朮・木通・防已・車前子など利尿薬として用いられ

第4章　漢方薬の生薬解説と最新知見

るものはすべて燥性薬である。大黄は瀉下剤であるが燥性薬に属する。**潤性薬**は燥証の治療に用いられる。人参・地黄・知母・麦門冬・天門冬・瓜呂根（栝楼根）などが代表である。緩下剤の芒硝・麻子仁，去痰薬の杏仁は潤性薬である。

升性薬は降証の治療薬である。升性・降性は，本来薬物の作用する方向性を示すもので，正常では身体中心部から末梢へ，上半身から下半身に下るべきものである。興奮・喀血・吐血・咳嗽・発汗過多・のぼせ・便秘・無月経は升証である。血便・無汗・多尿・下痢・月経過多・脱力は降証である。升性薬には人参・附子のような興奮・賦活薬，麻黄・桂枝のような発汗薬が含まれる。**降性薬**は升証の治療薬で，竜骨・牡蠣・酸棗仁・竜眼肉のような鎮静薬，半夏のような鎮吐薬，大黄・芒硝のような瀉下剤，沢瀉・車前子のような利尿薬が含まれる。

散性薬は表証用の発散薬が中心で，麻黄・桂枝・葛根・紫蘇葉・薄荷・菊花・荊芥・防風などが含まれる。**収性薬**は発散薬とは反対の方向性に作用する薬物で，収斂性に，縮まる，引き締まる，一つにまとまる方向性に作用する。五味子・阿膠・竜骨・牡蠣などが挙げられる。

配合禁忌として，「大黄は黄芩を**使**とする」とは黄芩の力で大黄の効能をさらに強めること。「半夏は生姜を**畏れる**」とは半夏の毒性が生姜によって低減させられること。「厚朴は沢瀉を**悪む**」とは厚朴が沢瀉の効力を弱めてしまうこと。「半夏は烏頭に**反く**」とは半夏と烏頭を配合すると毒性が生じること。激しい副作用を生じる場合もある。「防已は雄黄を**殺す**」とは雄黄の毒性を防已が消してしまうこと。「知母は黄柏を得て**良し**」とはともに清熱の効のある両者が配合されると陰虚火旺に有効となること。

帰経とはその薬物がどの臓腑・経絡に主に作用するかを示す。

日本薬局方収載生薬は局方，日本薬局方外生薬は局外と記載してある。

1　阿膠（あきょう）

甘，平，補潤降収，上薬，局方。ロバ，ウシの除毛した皮，靱帯を水で煮て作ったゼラチン。日本では阿膠の代わりに局方ゼラチンが用いられることがある。大部分はcollagenと称される硬タンパク質の一種であり，また，タンパク質glutin，chondrinなどが知られている。失血性貧血の犬に投与すると赤血球とヘモグロビンの増加作用があり，ゼラチンを静注すると血液凝固を促進し，内部出血の止血に効果がある。血液凝固促進作用，抗腫瘍作用があり，主として出血・吐血・月経不順・瘀血証など血液に関する病症を治す。山薬を使とする，大黄を畏れる。温経湯，芎帰膠艾湯，炙甘草湯，猪苓湯。

2　威霊仙（いれいせん）

　辛鹹，温，瀉燥降散，有毒，局外。キンポウゲ科のサキシマボタンヅルの根や根茎。利尿・鎮痛・整腸作用があり，四肢の関節痛やしびれ，関節リウマチに用いる。茎や葉の汁が皮膚に触れると皮膚に発疱・潰瘍ができる。疎経活血湯，二朮湯。

3　茵蔯蒿（いんちんこう）

　苦辛，涼，瀉燥降散，上薬，局方。キク科のカワラヨモギの頭花。止渇・利尿・鎮吐・利胆作用があり黄疸の治療に用いられる。Scoparone, capillarisin, capillinには胆汁分泌促進作用がある。Capillarisinの利胆作用はscoparoneよりも強い。Scoparoneの利胆作用は胆管末端のOddi括約筋の弛緩作用による排胆作用である。茵蔯蒿に制癌作用が報告され，マウスに移植したMethA腫瘍の増殖を抑制する。腫瘍免疫活性も報告されている。茵蔯蒿湯，茵蔯五苓散。

4　茴香（ういきょう）

　辛，温，補燥中散。局方。セリ科のウイキョウの成熟果実を乾燥したもの。茴香油はウサギの経口投与で腸の蠕動を促進し緊張を増大させる。モルモットの腹腔内投与で鎮咳作用が認められる。健胃・鎮痛・駆風・去痰薬として用いる。安中散，丁香柿蔕湯。

5　烏頭（うず）

　辛甘，熱，補燥升散，下薬，有毒。トリカブトの塊根（母根）を乾燥させたもので，子根を用い，塩水に浸して石灰をまぶしたり蒸したりして修治したもの（解毒したもの）が附子。Jesaconitineが最も強い毒性を示し，唾液分泌・眼球突出・呼吸障害・けいれんを起こして死に至る。熱性薬の代表で体を温める作用に優れ，余分な水を除き，痛みを止め，衰えた新陳代謝を賦活する。附子は体を温める作用に優れ，烏頭は痛みを止める力が強い。身体を温め，四肢の関節痛，疼痛，知覚麻痺，下痢，腹痛を治し，利尿，強壮，強心作用を目的にして配合される。桂枝加朮附湯，牛車腎気丸，真武湯，大防風湯，八味地黄丸，麻黄附子細辛湯，烏頭湯，附子湯。

6　烏薬（うやく）

　辛，温，補燥升散，局外。クスノキ科のテンダイウヤクの根。Dicentrineによる血小板凝集抑制・腸蠕動運動促進作用があり，気の巡りをよくし，胃腸を丈夫にする健胃・鎮痛薬。とくに下腹部の腹満に用いる。芎帰調血飲。

7　延胡索（えんごさく）

　辛苦，温，中燥中散，局方。ケシ科植物の塊茎。古来鎮痛薬として常用され，成分のtetrahydropalmatineにはかなり強い鎮痛作用があり，効力はモルヒネよりも弱いが耐性を生じることはない。マウスにおいてhexobarbitalの睡眠時間を延長し，自発運動を抑制し，amphetamineによる運動興奮に拮抗する。Bulbocaonineはネコにcataplexyを生ずる。このcataplexyはアポモルヒネやL-DOPAで拮抗されるので，dopamine受容体遮断作用に起因すると考えられる。Tetrahydrocoptisineは摘出腸管に対してpapaverineよりも強力な鎮痙作用を示す。Dehydrocorydalineは胃液分泌抑制作用があり，ラットのストレス潰瘍・アスピリン潰瘍・幽門結紮潰瘍などの実験潰瘍の発生を抑制する。Tetrahydropalmatineによる鎮痛・鎮静・鎮痙作用，駆瘀血・月経調節作用があり，婦人薬に用いられる。安中散，折衝飲，牛膝散。

8　黄耆（おうぎ）

　甘，温，補中升中，上薬，局方。マメ科のキバナオウギの根。動物実験では心臓抑制作用があり収縮力，拍動数ともに抑制する。末梢血管拡張作用がある。血圧降下作用があり，これはγ-aminobutyric acid（GABA）による。抗アレルギー作用がある。腸管収縮作用があり，これはアトロピンで拮抗されず抗ヒスタミン薬で拮抗される。利尿作用，インターフェロン誘起作用がある。免疫賦活作用があり，マクロファージの貪食作用増強効果があり，抗腫瘍薬としての可能性がある。気虚を改善し五臓の働きを高め，とくに体表の防衛力を高め，体表に滞った水を除く力がある。滋養強壮，補気昇陽の作用があり，元気がない，疲れやすいなどの症状に用いる。皮膚の栄養を高める作用があり，化膿や排膿の遅延あるいは反復に使用する。主として体表の水のうっ滞で制汗作用があり盗汗・自汗を抑える。気虚による水湿停滞で浮腫・尿量減少を呈する時，利尿剤として用いる。体力の疲弊した状態・浮腫・関節水腫・発汗異常などを改善することを目標とした方剤に配合される。皮膚の水毒に用いられ，皮膚粘膜疾患に用いられる方剤として黄耆建中湯，桂枝加黄耆湯，

(264)

第4章　漢方薬の生薬解説と最新知見

防已黄耆湯，当帰飲子がある。人参と組み合わせた参耆剤（じんぎざい）として胃腸虚弱者に用いられ，加味帰脾湯，帰脾湯，十全大補湯，清暑益気湯，清心蓮子飲，半夏白朮天麻湯，補中益気湯，当帰湯がある。他に七物降下湯など。

9　黄芩（おうごん）

　苦，平，瀉燥降収，中薬，局方。シソ科のコガネバナの根。消化管とその付近の熱を冷まし水の滞りを除くことにより，心窩部のつかえや膨満感・嘔吐・下痢を治す。消炎・解熱を目標に充血性疾患，胸脇苦満，下痢に用いる。エキスおよびバイカリンbaicalinにおけるウサギ胆汁分泌促進作用，抗炎症作用，解毒作用，抗菌作用，ウサギ摘出腸管運動亢進作用の報告がある。Baicalinは肝障害によるトランスアミラーゼの上昇を抑制する。ラット肝cyclic AMP依存性プロテインキナーゼ抑制作用，四塩化炭素による肝障害抑制保護作用の報告がある。小柴胡湯と組んで柴胡剤の基本骨格をつくり胸脇苦満に用いられる。黄連と組んで心下痞（しんかひ）（みぞおちのつかえ）に用いられる。山茱萸・竜骨を使とする，丹砂・牡丹を畏れる，葱実（そうじつ）を悪む。黄連解毒湯，柴胡桂枝湯，三黄瀉心湯，小柴胡湯，辛夷清肺湯，清上防風湯，大柴胡湯，半夏瀉心湯，防風通聖散，温清飲，清心蓮子飲。

10　黄柏（おうばく）

　苦，寒，瀉燥降収，中薬，局方。ミカン科のキハダのコルク層を除いた樹皮。ベルベリンberberineは抗潰瘍作用・抗菌作用がある。家兎に静注すると胆汁分泌亢進作用・膵分泌亢進作用がある。ラットの皮下注で胃酸分泌抑制作用がある。健胃，整腸，消炎，収斂薬として胃腸病，腰痛，下痢，黄疸に処方される。止瀉作用はberberineで検討され，コレラトキシンによる回腸水分，塩類分泌による下痢を抑制する。さらにラット，ウサギの摘出腸管，子宮を弛緩させる。Phellodendrineは抗アレルギー作用がありT細胞の産生を抑制し接触性皮膚炎を抑制する。但し欠点としてberberineとphellodendrineは経口投与により吸収されない。お百草といい粉末に酢を混ぜて打撲や捻挫に外用する。火傷，湯ただれに軟膏として用いる。Berberineなどのアルカロイド成分には外用殺菌作用と創傷治癒促進作用がある。乾漆を悪む。温清飲，黄連解毒湯，柴胡清肝湯，滋陰降下湯，七物降下湯，半夏白朮天麻湯，中黄膏。

(265)

11　黄連（おうれん）

　苦，寒，瀉燥降収，上薬，局方。キンポウゲ科のセリバオウレン，キクバオウレンの根茎。Berberine, coptisineを含む。腸管からの吸収は困難で，胃腸管の管腔側から作用する。コレラ菌・腸チフス菌・赤痢菌や腸内細菌群に強い殺菌作用があり，また腸粘膜からの水分分泌を著明に抑制し，整腸止瀉作用を示す。消化管出血を止める。抗炎症作用として，berberineを含む黄連・黄柏には肉芽形成抑制作用がある。Berberineにはcholinesterase阻害作用があり，このアセチルコリン増強作用により胸部の熱を冷まし動悸を取り，水の滞りを除き心窩部のつかえや膨満感・下痢・嘔吐を治す。黄芩に類似するが，さらに神経過敏を鎮静し胸苦しさ・動悸を緩和する。健胃，消炎，収斂を目的に胸腹部の炎症に用いる。高コレステロール食で飼育したウサギの総コレステロールを正常化する。黄芩・竜骨・理石を使とする，牛膝を畏れる。黄連は黄芩と組んで使われ瀉心湯類といわれ，半夏瀉心湯，黄連解毒湯，三黄瀉心湯，甘草瀉心湯などがあり，のぼせ・興奮・心下痞鞕に用いられる。温清飲，柴陥湯，柴胡清肝湯，清上防風湯，半夏白朮天麻湯。

12　遠志（おんじ）

　苦辛，温，補燥降散，局方，上薬。ヒメハギ科のイトヒメハギの根。Onjisaponin A, B, キサンチン誘導体を含む。ストレス潰瘍を抑制する。Cyclic AMP phosphodiesterase阻害作用，hexobarbital睡眠延長作用，利尿作用，充血性浮腫改善作用がある。Choline-acetyltranferase活性を上昇させる。精神衰弱，健忘症状，理解力や判断力の低下の改善に用いられる。とくに同効生薬の酸棗仁と配合し，心身を安んじ心悸亢進や不眠に用いる。強壮・去痰・鎮静薬として処方される。茯苓・竜骨を得てよしとする，真珠を畏れる，天雄・附子の毒を殺す。帰脾湯，加味帰脾湯，加味温胆湯，人参養栄湯。

13　艾葉（がいよう）

　苦辛，温，瀉燥平中，局外。キク科のヨモギ，ヤマヨモギの葉および枝先。止血作用と月経調節作用があり，収斂・止血・吐血・下痢・不正性器出血・帯下・腹痛に処方される。苦酒・香附子を使とする。柏葉湯，芎帰膠艾湯。

14　何首烏（かしゅう）

苦甘渋，温，補平升収，局外。タデ科のドクダミの塊根。滋養強壮作用があり皮膚の栄養を高める。アントラキノン，タンニンを含む。クリソファノールは腸の蠕動運動を促進する。高脂血症ウズラや高バター食マウスでコレステロール・トリグリセライドを減少させ動脈硬化の形成を抑制する。強壮・補血・解毒・緩下剤に処方される。茯苓を使とする。当帰飲子，何首烏丸。

15　葛根（かっこん）

甘辛，平，補潤升散，無毒，中薬，局方。マメ科クズの周皮を除いた根。吉野葛として市販されているクズ粉と同じで澱粉が主成分でイソフラボン誘導体が含まれる。葛根には発熱作用と体温降下作用の相反する作用がある。葛根の水浸液は解熱作用を示し，この作用は異常に興奮している温熱中枢を抑制し，皮膚血管を拡張し，体表よりの熱放出を増加し，呼吸増大を来たして呼気による水分の排泄量を増加させる。発汗・解熱・鎮痛・緩解の作用があり，首すじから背中の筋肉の緊張を緩め，項背部のこりをとる。腸の運動を調節して下痢を止める。葛根湯，葛根湯加川芎辛夷，桂枝加葛根湯，升麻葛根湯，参蘇飲。

16　滑石（かっせき）

甘淡，寒，中燥降散，上薬，局外。天然の粘土鉱物で含水珪酸アルミニウムからなる。利尿・消炎・清熱作用があり，湿熱性の膀胱炎・尿道炎の要薬。*In vitro*でチフス菌，髄膜炎菌，ブドウ球菌の発育を抑制する。滑石は収斂作用があり，水に不溶性で，皮膚や粘膜の湿潤した損傷面に散布すると被膜を形成し，損傷面を保護し分泌物を吸収して痂皮を形成する。皮膚炎や湿疹に外用される。五淋散，猪苓湯，猪苓湯合四物湯，防風通聖散。

17　瓜呂根（かろこん），栝楼根（かろこん）

甘，寒，瀉潤降収，中薬，局方。ウリ科キカラスウリの皮層を除いた根。水が不足した状態の組織を潤す作用があり，のどの乾き・口唇の乾き・荒れを治す。止渇・解熱・催乳・鎮咳を目的に処方される。キカラスウリの根を粉にしたものが「天花粉」で皮膚病の外用薬として用いられた。成

分のkarasurin Aは妊娠中期のマウスに対する堕胎作用を有する。TrichosanthinはHIVに感染したT細胞とマクロファージにおいて，HIVの複製を阻害する。Trichosanthinは，妊娠3〜6ヶ月に1.2mgを唯一回筋注するだけで4〜7日目に97%の薬効率で流産を引き起こし，副作用として頭痛・発熱を伴う。瓜呂根（栝楼根））には堕胎作用があるため，中国では数百年間に渡って妊娠中絶薬として用いられていた。柴胡桂枝乾姜湯，柴胡清肝湯，麦門冬飲子。

18　瓜呂仁（かろにん）

甘，寒，中潤降散，中薬，局外。ウリ科キカラスウリの種子。潤性で鎮咳・去痰作用がある。柴陥湯，小陥湯。

19　乾姜（かんきょう）

辛，熱，補燥升散，中薬。ショウガ科ショウガの根茎の皮を去り蒸して乾燥したもの。ショガオールshogaolなどを含み胃腸を温めて，冷え・下痢・嘔吐を止めることを目標に使用される。黄連湯，桂枝人参湯，柴胡桂枝乾姜湯，小青竜湯，大建中湯，大防風湯，当帰湯，人参湯，半夏瀉心湯，半夏白朮天麻湯，苓甘姜味辛夏仁湯，苓姜朮甘湯。

20　甘草（かんぞう）

甘，平，平潤平収，上薬，局方。マメ科カンゾウの根およびストロン。日本には自生しない。グリチルリチン酸などを含み醤油の甘味として利用される。グリチルリチンglycyrrhizinは蔗糖の約150倍の甘味があり，腸内細菌によって活性化されグリチルレチン酸となって抗炎症作用を発揮する。最も使用頻度の高い生薬で，方剤の7割に含まれ，諸種の生薬の働きを1つにまとめ作用や副作用を緩和する作用がある。Deoxycorticosterone様作用・estrogen様作用・抗潰瘍作用・鎮痙作用・鎮咳作用・抗炎症作用・抗アレルギー作用・中枢抑制作用・解毒作用・肝障害改善作用・ウイルス増殖抑制作用・interferon誘導作用がある。ヨーロッパでも古くから胃潰瘍の治療や鎮咳薬として用いられている。緩和・止渇作用があり急性の痛みやけいれんを治す作用がある。副作用防止の目的で多くの方剤中に含まれる。ステロイド様作用があるため大量を用いると偽性アルドステロン症（低カリウム血症・ナトリウムや体液の貯留・浮腫・ミオパチー・低レニン血症）を生じる。

第4章　漢方薬の生薬解説と最新知見

1日量2.5g以上を含有する方剤は半夏瀉心湯，小青竜湯，人参湯，五淋散，炙甘草湯，芍薬甘草湯，甘麦大棗湯，芎帰膠艾湯，桂枝人参湯，黄連湯，排膿散及湯，桔梗湯。

21　桔梗（ききょう）

苦辛，平，瀉平升散，下薬，局方。キキョウ科キキョウの根。桔梗特有の有効成分はサポニンのプラチコデインplatycodin。経口投与で舌咽神経末梢を刺激し唾液分泌が亢進する。口腔内に少量づつ何度も投与すると気道粘液の分泌が高まり痰の排泄が容易になる。咳中枢に抑制効果があり鎮咳作用がある。枳実芍薬散に桔梗を加えた排膿散は化膿性炎症に用いられるが，platycodinに末梢血管拡張作用・局所刺激作用・抗炎症作用がある。排膿・鎮咳・去痰・化膿性疾患に処方される。桔梗湯，荊芥連翹湯，五積散，柴胡清肝湯，小柴胡湯加桔梗石膏，十味敗毒湯，清上防風湯，排膿散及湯，防風通聖散。

22　菊花（きくか）

甘苦，涼，瀉燥降散，上薬，局外。キク科キクの頭花。清熱・解毒作用があり，とくに眼疾によい。釣藤散。

23　枳実（きじつ）

苦，寒，瀉燥降散，中薬，局方。ミカン科ダイダイの未熟果実。フラボノイドのhesperidin, naringinが含まれ，抗浮腫作用・軽度の骨格筋平滑筋弛緩作用・抗アレルギー作用がある。漢方的薬能は堅く充実したうっ滞，うっ血による腫脹の改善で，多くは芍薬と併用され，抗炎症作用・骨格筋弛緩作用が芍薬との相乗作用で期待される。味は苦く芳香性で瀉下・健胃作用があり心下・季肋下の張っているのを下す作用がある。鎮静・中枢抑制作用がある。五積散，四逆散，大柴胡湯，茯苓飲，潤腸湯，麻子仁丸など。

24　羌活（きょうかつ）

　辛苦，温，瀉燥升散，上薬，局外。セリ科ウドの根。マウスの実験で鎮痛活性本体としてノトプテロールnotopterolが単離され血管透過性亢進抑制作用により抗炎症活性も示された。Pentobarbital睡眠延長作用は代謝酵素の抑制による。Notopterolによる鎮痛・抗炎症作用があり，発汗・解熱・鎮痛・消炎・利尿を目的に風邪・頭痛・神経痛・痔疾に用いる。独活よりも去湿する薬能が強いとされる。川芎茶調散，疎経活血湯，大防風湯。

25　杏仁（きょうにん）

　苦，温，瀉潤降散，有毒，中薬，局方。バラ科アンズの種子（固い種の中の仁）。アミグダリンamygdalinが主成分で，脂肪油も35％含まれる。主として鎮咳去痰薬として用いられ，胸のあたりの水の滞りを補正し，咳漱・喘鳴・息切れを治すので主に呼吸器症状を目標に配合され，鎮咳・去痰・利尿に用いられる。麻杏甘石湯の鎮咳作用には麻黄のephedrineと杏仁のamygdalinの協力作用がある。杏仁は含まれるが麻黄は配合されない清肺湯，苓甘姜味辛夏仁湯は胃腸虚弱者や慢性例に用いられる。潤腸作用・消化管機能亢進作用もあり潤腸湯・麻子仁丸に用いられる。麻杏薏甘湯は鎮痛・消炎作用を示す。麻黄湯，五虎湯，潤腸湯，神秘湯，麻黄湯，麻杏甘石湯，麻子仁丸など。

26　苦参（くじん）

　苦，寒，瀉燥降平，中薬，局方。マメ科クララの根。解熱・消炎・解毒・殺虫作用がある。内用のほか，陰部のただれ・潰瘍・皮膚瘙痒症・水虫・タムシに外用する。主成分はアルカロイドで，マトリンmatrine，oxymatrine，sophocarpineなどで，いずれにも抗癌作用がある。Matrineはアメーバ原虫，皮膚白癬症，その他真菌に抗菌作用がある。三物黄芩湯，消風散。

27　荊芥（けいがい）

　辛，温，瀉燥升散，中薬，局方。シソ科ケイガイの花穂および茎葉。発汗・発散・排膿を目的に皮膚疾患に処方される。皮膚の血行を促進し発汗解熱作用を示すので防風と合わせ風邪の諸症状に用いられる。咽頭痛には必ず荊芥が用いられ，扁桃腺炎や咽頭痛には桔梗や甘草でその消炎作用を

第4章　漢方薬の生薬解説と最新知見

強める。荊芥連翹湯，十味敗毒湯，消風散，清上防風湯，川芎茶調散，治頭瘡一方，当帰飲子，防風通聖散など。

28　桂枝（けいし），桂皮（けいひ）

　辛，温，補燥中散，上薬，局方。クスノキ科ケイの若枝または樹皮。香辛料のシナモンのこと。古典では桂皮のことを桂枝と呼ぶ。芳香性でタンニンなどを含み，主成分は精油中のシンナムアルデヒド。気の巡りを整え軽く発汗させて体の表面にある病邪を取り除く。太陽病期の方剤に頻用される。およそ発汗・解熱・鎮痛剤として，動悸・冷えのぼせ・頭痛などの症状や気の上衝に用いられる。発汗・発散作用と健胃作用があるが，また体の下から上に突き上げるような症状（のぼせなど）を治す作用がある。桂皮水エキスおよび精油成分のcinnamaldehydeは動物実験で抗アレルギー，抗炎症，中枢抑制（解熱，鎮痛）作用，抗血栓作用が報告されている。Cinnamaldehydeは内因性カテコールアミン遊離による強心作用があり，心拍数増加，収縮力増加，冠血流を増加させ，β遮断薬のpropranololで抑制される。Cinnamaldehydeには血小板凝集抑制作用があり，この作用は血小板凝集因子であるthromboxineA$_2$の産生を抑制することによる。生薬の組み合わせが1種類変わるだけで臨床的使用方法が変わり，作用機序の説明は難しい。皮膚疾患に投与すると悪化することがある。鎮痛作用を持つ附子や蒼朮を加えた桂枝加朮附湯，桂枝加苓朮附湯は関節痛・筋肉痛に使用される。黄耆を加えた桂枝加黄耆湯は湿疹やアトピー性皮膚炎に用いられる。安中散，茵蔯五苓散，温経湯，黄連湯，葛根湯，桂枝湯，十全大補湯，小建中湯，女神散，八味地黄丸，薏苡仁湯など。

29　膠飴（こうい）

　甘，微温，補潤升収，上薬。米麦などの澱粉に麦芽を加えて糖化させた飴。体力・気力を補い回復させ，咳・痰を止める。新陳代謝を盛んにし，強壮作用とともに鎮痛・鎮痙を目的として処方される。小建中湯，大建中湯。

30　紅花（こうか）

　辛，温，瀉潤降散，局方。キク科ベニバナの花弁。急性起炎物質による足浮腫を抑制し，酢酸による血管透過性亢進を抑制する。イヌの大腿動脈血流量を増加させ，ウサギの血小板ADP凝集を抑

(271)

制する。駆瘀血薬として血を巡らし血の滞りをよくする目的で，月経調整・活血・鎮痛・皮膚疾患薬に用いられる。桃仁と同様に子宮興奮作用と通経作用により月経痛・無月経を治す。妊婦・月経過多・出血傾向のある者には用いない。治頭瘡一方，通導散，折衝飲など。

31　香附子（こうぶし）

辛微苦甘，平，補燥降散，中薬，局方。カヤツリグサ科ハマスゲの根茎。芳香性で理気・鎮痛・月経調整作用があり，気のうっ滞やみぞおちのあたりのつかえ，膨満するものを治す。香蘇散，川芎茶調散，竹茹温胆湯，二朮湯，女神散など。

32　糠米（こうべい）

甘，平，補潤降散。イネ科イネの果実すなわち玄米。口渇を止め元気を持続する。麦門冬湯，白虎加人参湯，白虎加桂枝湯など。

33　厚朴（こうぼく）

苦辛，温，瀉燥降散，中薬，局方。モクレン科ホウノキの幹と枝の樹皮を乾燥させたもの。主成分はマグノロールmagnolol, honokiol, magnocurarine。漢方での用法は，胸腹部膨満感を中心とした消化器疾患と不安神経症などの精神神経疾患に使われる。健胃・鎮吐作用・鎮静作用・中枢性筋弛緩作用・抗ストレス潰瘍作用・抗菌作用，胸腹部の膨満を下に押し下げるような作用，抗けいれん作用がある。Magnocurarineにはクラーレ様筋弛緩作用がある。単味の厚朴を用いてパーキンソン病を治療した記録がある。中国では虚血性心疾患や頭痛に用いられ，Ca拮抗作用が報告されている。虚弱者では脱力倦怠・食欲低下・腹痛・下痢をおこすことがある。五積散，柴朴湯，潤腸湯，神秘湯，通導散，半夏厚朴湯，平胃散，麻子仁丸など。

34　牛膝（ごしつ）

甘苦酸，平，中燥降散，上薬，局方。ヒユ科イノコズチの根。懐牛膝の水抽出物はラット後肢の

動脈灌流における血流量増加とウサギへの静脈内投与による血圧下降，ラットの卵アルブミン誘発炎症に対する経口投与による抑制作用，マウスの熱板法における経口投与による抗侵害受容作用が報告されている。月経調整・活血・利尿・関節痛の改善を目的に処方される。牛車腎気丸，折衝飲，疎経活血湯，大防風湯など。

35　呉茱萸（ごしゅゆ）

辛苦，温，中燥降散，有毒，中薬，局方。ミカン科ゴシュユの熟成果実を乾燥したもの。主成分はエボジアミン evodiamine, rutaecarpine。芳香性で健胃・鎮痛・鎮吐作用がある。温める作用と体内水分を追い出す作用が強く足冷と生つばを伴う頭痛にはよく効くが，反面，炎症のある急性胃炎にはよくない。胃の熱邪に用いてはならない。温経湯，呉茱萸湯，当帰四逆加呉茱萸生姜湯など。

36　牛蒡子（ごぼうし）

辛苦，涼，瀉潤降散，中薬，局外。キク科ゴボウの果実。食用にするゴボウの果実である。去痰・排膿作用があり，咽喉頭の腫脹・疼痛にもよい。柴胡清肝湯，消風散など。

37　胡麻（ごま）

甘，平，補潤降散，上薬。ゴマ科ゴマの種子。食用のゴマのこと。肝腎を補い五臓を潤すという。滋養強壮作用，とくに髪を黒くするという。腸を潤し便通をよくする。消風散，紫雲膏（ゴマ油を使用）など。

38　五味子（ごみし）

酸，温，補潤降収，中薬，局方。モクレン科チョウセンゴミシの果実。辛・甘・酸・苦・鹹の五味があることから命名された。水の遍在を補正し，肺の機能を調節して咳を鎮め，気逆を鎮める。咳があり頭が帽子をかぶったように重いような症状に対して鎮咳・去痰・収斂性止瀉・鎮静・滋養強壮を目的に処方される。ゴミシンA (gomisin A), schizandrin, wuweizisu Cなどのリグナン成

分は肝障害改善作用があり，トランスアミナーゼを低下させ，肝臓の蛋白質合成能低下を改善する。肝切除による肝臓の再生能力を増加させる。四塩化炭素による慢性肝障害ラットの肝繊維化を軽減する。熱殺菌したプロピオノバクテリウムによる免疫学的肝障害に著しい肝機能改善効果を示す。マクロファージ活性化によるアラキドン酸遊離，ロイコトリエン増加による肝障害の誘発をアラキドン酸遊離を抑制して阻害する。小青竜湯，清暑益気湯，清肺湯，人参養栄湯，苓甘姜味辛夏仁湯など。

39 柴胡（さいこ）

苦，涼，瀉燥升散，中薬，局方。セリ科ミシマサイコの根。主要な生薬成分のサイコサポニン。Saikosaponin A, C, Dは腸内細菌によって分解され活性物質のsaikosapogeninとなって抗炎症作用を発揮する。消化管内でsaikosaponinAは9種類，saikosaponinDは6種類の代謝産物となって血中に取り込まれる。Saponinは脳下垂体からのACTH分泌を促進し，glucocorticoid receptorを増加させて抗炎症作用を発揮する。Glucocorticoidと併用するとglucocorticoidの作用を増強し投与量を減らすことができる。近年免疫調節作用が注目されており，macrophage活性化作用・B細胞活性化作用・suppressor T細胞活性化作用・補体系活性化作用・胸腺非依存性抗体産生増強作用（IL-1産生増強作用）・interferon誘起作用が報告されている。実験的肝障害・実験的ネフローゼ・original type抗GBM腎炎に対して改善効果を示す。抗潰瘍作用・中枢抑制作用も報告されている。横隔膜周辺の熱を取り除き，代謝異常・筋緊張・易怒性など肝の働きを正常に戻す。少陽病期の方剤として沢山の柴胡剤がある。慢性の炎症性疾患に広く用いられる。胸脇苦満を治す要薬で黄芩と一緒に用いられることが多い。寒熱往来を除き腹中の痛みを治す。疏肝解鬱・肝気鬱結の憂うつ・イライラ・ヒステリー反応に用いる。解熱・消炎作用があり，鎮静・鎮痛・鎮咳作用がある。柴胡剤の中で頻用されるのは小柴胡湯・大柴胡湯・柴胡加竜骨牡蠣湯・四逆散・柴胡桂枝湯・柴胡桂枝乾姜湯である。柴胡剤は慢性疾患一般に広く応用されている。気管支炎・肝炎・腎炎・アレルギー疾患などのほか，各種の精神症状を伴う疾患，心身症などにも頻用される。抑肝散，加味帰脾湯，加味逍遙散，荊芥連翹湯，十味敗毒湯，補中益気湯など。

40 細辛（さいしん）

辛，温，瀉燥降散，上薬，局方。ウマノスズク科のサウスバサイシンまたはケイリンサイシンの根および根茎。抗アレルギー作用として感作モルモット肺切片からのanaphylactic mediater遊離を

抑制し，ラットの受身皮膚アナフィラキシー反応を抑制する。抗菌作用として抗カビ活性がある。体表の胸のあたりに溜まった冷えや水の滞りを温めて発散・解消させるので，体の冷えやのどの痛み・咳・喀痰などの症状を目標に使用する。風寒表証の悪寒・発熱・頭痛に用いる。寒飲犯肺による咳・呼吸困難に用いる。解熱・鎮痛・鎮咳・去痰・発汗・鎮静・利尿作用がある。小青竜湯，当帰四逆加呉茱萸生姜湯，麻黄附子細辛湯，立効散・苓甘姜味辛夏仁湯など。

41 山楂子（さんざし）

酸甘，微温，瀉潤平中，局外。バラ科のサンザシまたはオオミサンザシの成熟果実。消食化積や破気化瘀の作用があり，健胃・消化・整腸作用を目的に消化不良・慢性下痢・腹痛に用いる。啓脾湯など。

42 山梔子（さんしし）

苦，寒，瀉燥降収，中薬，局方。アカネ科クチナシの成熟果実。配糖体の生薬成分ゲニポシドは生体内で活性物質のゲニピンとなって利胆作用を発揮する。GOT，GPTを低下させる。コレステロール，トリグリセリドを低下させる。熱をさまし精神を安定させる。のぼせ・胸内苦悶感・気鬱を改善させる。清熱瀉火作用により火熱による高熱・熱感に，清熱涼血作用による血熱の出血（吐血・鼻出血・血痢・血尿）に用いる。不眠・黄疸を治す。茵蔯蒿湯，黄連解毒湯，五淋散，清肺湯，竜胆瀉肝湯など。

43 山茱萸（さんしゅゆ）

酸，微温，補潤降収，中薬，局方。ミズキ科サンシュユの成熟果肉。没食子酸・リンゴ酸・酒石酸などを成分とする。山茱萸の煎液は著しい利尿作用があり，血圧を一時低下させる。Storeptozotocinによって発症させた糖尿病ラットに経口投与すると血糖を降下させる。山茱萸タンニンに脂肪過酸化抑制作用，脂肪分解阻害作用がある。肝腎を補う，精気を収斂させる，虚脱を固める作用がある。強壮・収斂・補腎（強精等）により頻尿・寝汗・腰膝疼痛・生理不順を治す。牛車腎気丸・八味地黄丸・六味丸など。

44　山椒（さんしょう），蜀椒（しょくしょう）

　辛，温，有毒，瀉燥降散，下薬，局方。ミカン科サンショウの成熟果皮で，日本では山椒の果実を蜀椒に代用している。腹の冷えや痛み，間歇熱を治す，腹痛を治し腸内のガスを去る。回虫を殺す。大建中湯・当帰湯など。

45　酸棗仁（さんそうにん）

　辛，平，補潤降収，上薬，局外。クロウメモドキ科のサネブトナツメの種子。大棗（ナツメ）に類似するが種子が大きい。脂肪油が多く，hexobarbital睡眠延長作用・酢酸writhing抑制作用・nicotine収縮増強作用がある。ビタミン類のsanjoinine Aには鎮静作用がある。古来より安眠，鎮静薬として用いられ，主として胸部・横隔膜のあたりが苦しくて落ちつかないもの，睡眠できないものを治す。加味帰脾湯・帰脾湯・酸棗仁湯など。

46　山薬（さんやく）

　甘，平，補潤升収，上薬，局方。ヤマノイモ科ヤマノイモまたはナガイモの根茎。食用にするものと同じ。成分のアラントインallantoinは抗炎症作用，抗潰瘍作用がある。Discoran A, B, C, D, E, F, discorea-mucilage Bは正常マウスの血糖を下降させ，discoran C, anemaran C, arborans A, Bはアロキサン糖尿病マウスの血糖を下降させる。糖尿病を治す。腰より下を温め腰痛を治し尿の調節を行う。啓脾湯・牛車腎気丸・八味地黄丸・六味丸など。

47　地黄（じおう）

　甘，微温（熟地黄），上薬，局方。生地黄は寒中潤升収，熟地黄は温補潤升収。ゴマノハグサ科アカヤジオウの根。成分はカタルポールcatalpol，rehmannioside Dなどで糖類を多く含み甘い。酒に漬けて蒸した後乾燥したものが熟地黄で補血作用（補血滋陰薬）があり，そのまま陰干して乾燥したものが生地黄で血熱を冷ます作用（清熱清血薬）がある。血糖降下作用・抗血管内凝固作用・線容系活性化作用・造血作用などが報告されている。血の不足を補うと同時に腎の働きを活性化し皮膚粘膜に潤いを与える滋潤作用があり，老人疾患・婦人疾患を中心とする方剤に使われる。補血

調経作用により血虚の顔色や皮膚につやがない・頭のふらつき・目のかすみ・生理不順などに用いる。補腎益精作用により腎精不足の腰や膝がだるく無力・遺精などに使用する。胃腸障害をおこすことがある。温清飲・芎帰膠艾湯・七物降下湯・四物湯・炙甘草湯・疎経活血湯・人参養栄湯・牛車腎気丸・八味地黄丸・六味丸など。

48 地骨皮（じこっぴ）

甘，寒，中潤中収，上薬，局外。ナス科のクコの根皮。枸杞は果実を指す。Pyrogen発熱ウサギで解熱作用を認める。清熱涼血作用があり，陰虚の虚熱や肺熱の咳・呼吸促進に用いる。滋陰至宝湯・清心蓮子飲など。

49 紫根（しこん）

苦，寒，瀉潤降散，中薬，局方。ムラサキ科ムラサキの根。成分のシコニンshikoninはヒスタミンにより誘発される血管透過性亢進を阻害する。涼血解毒作用があり，血熱毒盛で皮下出血が紫黒色を呈したり，麻疹が透発しない時に使用する。紫雲膏など。

50 疾梨子（しつりし），疾藜子（しつりし）

苦辛，温，中平中散，上薬，局外。ハマビシ科ハマビシの未成熟果実。瘀血・気鬱を去り，強壮薬として瘡瘍・眼疾に用いる。頭痛・乳汁不通・活血去瘀（狭心痛）に用いる。瘀血性皮膚疾患の瘙痒を治す。当帰飲子など。

51 炙甘草（しゃかんぞう）

甘，温，平潤平収，上薬。甘草を炙ったもの。補脾益気・清熱解毒・潤肺止咳作用がある。グリチルリチンglycyrrithinなどを主成分とし，用途・薬理作用は甘草に似る。炙甘草湯など。

52 芍薬（しゃくやく）

　苦酸，涼，補潤中収，中薬，局方。ボタン科シャクヤクの根。モノテルペン配糖体のペオニフロリンpaeoniflorinは鎮静・鎮痙・鎮痛作用があり末梢血管を拡張させる。Paeoniflorinはイヌの末梢血管を拡張し末梢血流量を増加させる。血の巡りをよくする生薬の代表格で，血の異常に使う方剤に配合される。しばしば気の巡りをよくする桂枝と組み合わせて使われる。Paeoniflorinとalbiflorinは腸内細菌によって活性物質のpaeonometaborinとpaeonilactonとなり鎮痙作用を発揮する。Paeoniflorigenoneは神経筋接合部遮断効果を示す。Paeoniflorin自体の神経筋接合部遮断効果は弱いが，甘草のglycyrrhizinとの併用で効果が強まる。主として筋肉が硬くなってひきつれるものを治す。平滑筋・横紋筋ともに弛緩させる。腸管運動調整作用もあり，便秘にも下痢にも効果的。また腹痛・頭痛・知覚障害・疼痛・腹部膨満・咳入み・下痢・化膿性のできものを治す。8方向放射状迷路を用いたラットの作業記憶で抗コリン薬のscopolamineで障害された記憶がpaeoniflorinで改善された。芍薬エキスを雌ラットに経口投与すると，卵巣組織中のプロゲステロンを増加させ，血中テストステロンを低下させる。芍薬甘草湯は高プロラクチン血症，高アンドロゲン血症による不妊症にも使用される。温経湯・黄耆建中湯・葛根湯・桂枝湯・五積散・四逆散・小青竜湯・真武湯・大柴胡湯・排膿湯・薏苡仁湯など。

53 車前子（しゃぜんし）

　甘，寒，瀉燥降散，上薬，局方。オオバコ科オオバコ，ムジナオオバコの成熟種子。清熱利水作用により湿熱による浮腫・尿量減少・排尿痛・下痢に用いる。利尿作用のほかに，尿素・NaCl・尿酸の排泄も増加させる。利胆作用，腸血流増加作用がある。成分の1つであるプランタジンplantaginは呼吸中枢に作用して呼吸運動を深く緩慢にする。鎮咳作用があり，迷走神経に作用して気管・気管支の分泌を増加させる。フスタギン散は車前草エキスのアルコール抽出成分である。清肝明目作用により肝熱の目の充血に用いる。化痰止咳作用により肺熱の咳・多痰に用いる。牛車腎気丸・五淋散・清心蓮子飲・竜胆瀉肝湯など。

54 縮砂（しゅくしゃ）

　辛，温，温補燥中散，局方。ショウガ科ウシュクシャの種子の塊。健胃・整腸・鎮嘔薬として消化不良・腹痛・嘔吐・下痢に処方される。安中散・胃苓湯・香砂平胃散・香砂六君子湯など。

55　生姜（しょうきょう）

　辛，温，補燥升散，中薬，局方。ショウガ科ショウガの新鮮な根茎。そのまま乾かわかしたものが生姜で，コルク皮を除き煮沸して乾かしたものが乾姜。生姜は主に消化機能を整える働きであるが，乾姜は体を温める力が強く水滞を是正するので消化器系・呼吸器系の冷えを伴う病態に頻用される。生姜のジンジェロールgingerolはシクロオキシゲナーゼ阻害によりプロスタグランジン生合成を阻害し，解熱・鎮痛・抗炎症作用を示す。主として吐き気がしてムカムカするものを治す。健胃・鎮吐・去痰を目的に用いる。半夏・南天星の解毒，魚蟹中毒の解毒に用いる。桂枝湯・小柴胡湯・補中益気湯・越婢加朮湯・加味逍遙散・四君子湯・十味敗毒湯・小建中湯・半夏厚朴湯・平胃散・防已黄耆湯・二朮湯など。

56　小麦（しょうばく）

　甘，涼，補潤降収，中薬。イネ科コムギの種子。糖・でんぷん・デキストリン・脂肪・蛋白質などを成分とする。のどの渇きを止め，小便の排出をよくし鎮静を目的に配合される。甘麦大棗湯など。

57　升麻（しょうま）

　甘辛微苦，涼，瀉燥升散，上薬，局方。キンポウゲ科サラシナショウマの根茎。活性化した炎症細胞によるgro/CINC（好中球走化性因子）産生を抑制し炎症部位への好中球の浸潤を減少させる。寒・熱・風による様々なできもの，のどの痛み・口内炎・口臭を治し癰などの皮膚の化膿性疾患を治す。麻疹の初期で発疹が遅い時，出させる。痔疾を治す。脱肛・子宮脱には補気剤を配合して用いる。乙字湯・升麻葛根湯・辛夷清肺湯・補中益気湯・立効散など。

58　辛夷（しんい）

　辛，温，瀉燥升散，上薬，局外。モクレン科タムシバ，コブシの蕾。上部の熱を散じ，芳香性で発散・排膿作用があり，頭痛・頭重を伴う鼻炎・慢性副鼻腔炎によい。成分のマグノシニンmagnoshininとマグノサリンmagnosalinは肉芽組織の形成を抑制し鼻閉や蓄膿症に有効である。葛根湯加川芎辛夷・辛夷清肺湯など。

59 石膏（せっこう）

辛甘，寒，瀉潤降散，中薬，局方。天然の含水硫酸カルシウムで組成は$CaSO_4・2H_2O$で無水硫酸カルシウム$CaSO_4$を少量含み，$SiO_2・MgO・Al_2O_3・Fe_2O_3$を微量含む。石膏は水に溶けにくいが石膏煎液は渇モデル動物で止渇作用がある。石膏はワクチン投与による発熱ウサギに対して体温調節中枢の亢進を抑制して解熱作用を示す。主として激しい口渇を治し，体全体に熱感のあるものを治す。寒証の者には用いない。吸収されたカルシウムの作用により神経筋の興奮性を抑制して鎮静鎮痙作用を示し，毛細血管透過性亢進を減少させて抗炎症作用を示す。解熱・止渇・鎮痛・消炎・鎮咳・去痰を目的に処方される。大青竜湯・越婢加朮湯・五虎湯・消風散・釣藤散・白虎加人参湯・防風通聖散・麻杏甘石湯・木防已湯など。

60 川芎（せんきゅう）

辛，温，補潤升散，中薬，局方。セリ科センキュウの根茎を湯通ししたもの。センキュノリドsenkyunolideなどのフラリド類を含む。心収縮抑制作用・末梢血管拡張作用がある。マウスの動脈平滑筋細胞増殖抑制作用があり，動脈硬化予防の可能性がある。ヒト血漿で活性化部分トロンボプラスチン時間を延長させ，凝血を抑制する。マウス・ラット・ウサギに投与すると抗炎症解熱作用がある。川芎と当帰は組み合わされて使用されることが多く成分も類似している。血と気の巡りをよくし，痛みやひきつれを治す。脈力や腹力の弱い人，血虚の人に用いられる方剤に頻用される。のぼせを下す。活血行気により気滞瘀血による疼痛・生理不順に使用する。去風止痛により頭痛に用いる。温経湯・五積散・柴胡清肝湯・酸棗仁湯・四物湯・当帰芍薬散・女神散・抑肝散など。

61 前胡（ぜんこ）

苦辛，寒，瀉潤降散，中薬，局外。セリ科ノダケの根。成分はクマリン，クマリン誘導体でpraeruptorin A，B，C，D，Eなどが単離されている。モルモット回腸などで細胞内へのCa^{2+}の流入を阻害しカルシウム拮抗作用を示す。鎮咳・去痰・解熱作用がある。参蘇飲など。

62　川骨（せんこつ）

　甘，寒，補‥収，局方。スイレン科センコツの根茎。微小循環改善薬で，血の巡りをよくして血液のうっ滞を治す。浮腫・打撲症に処方される。治打撲一方など。

63　蝉退（せんたい）

　鹹甘，寒，瀉平平散，中薬，局外。セミ科クマゼミの幼虫のぬけがら。成分はキチン質など。小児の夜啼症やひきつけに有効で，皮膚病の痒みや発疹の出ないのを出させるのによい。消風散など。

64　蒼朮（そうじゅつ）

　辛苦，温，瀉燥升散，上薬，局方。キク科ホソバオケラの根茎。β-eudesmolによる神経筋接合部遮断作用・抗潰瘍作用・histamine H_2受容体拮抗作用・腎臓に対するNa^+K^+-ATPase阻害作用がある。蒼朮は発汗作用が主体で水滞を除くが，白朮は止汗に作用して強壮・止瀉作用が主体で消化機能を調節して気の働きを助ける。体内の水分代謝異常を治す。去風除湿により風寒湿痺の関節痛・むくみに用いる。燥湿健脾により湿困脾胃の腹満・吐き気・嘔吐・下痢に用いる。胃苓湯・二朮湯・平胃散・補中益気湯・四君子湯・人参湯・十全大補湯・桂枝加朮附湯・加味逍遥散・当帰芍薬散・治頭瘡一方・消風散・疎経活血湯など。

65　桑白皮（そうはくひ）

　甘，寒，瀉燥降散，中薬，局方。クワ科クワの根皮。主として鎮咳去痰薬として用いられる。瀉肺平喘により肺熱の咳・呼吸困難・呼吸促進に使用される。中国では冠状動脈硬化性高血圧症・本態性高血圧症，急性腎炎の初期に常用される。陽亢疏散・五虎湯・清肺湯など。

66 蘇木（そぼく）

　甘鹹，平，瀉平降中，局外。熱帯産の高木であるマメ科スオウの木部。血を行らす，瘀を破る，腫れを消す，止痛するの効能があり，婦人用薬として使われる。妊婦には用いない。通導散など。

67 蘇葉（そよう），紫蘇葉（しそよう）

　辛，温，瀉燥降散，中薬，局方。シソ科シソの葉，枝先。蘇葉特有の芳香成分はペリルアルデヒドperillaldehydeで，喉頭反射抑制・hexobarbital睡眠時間延長・胃潰瘍抑制・抗白癬作用などが報告されている。鎮咳去痰薬・感冒薬などの処方に配合され，また芳香性健胃薬として配合される。散寒解表により風寒表証の悪寒・発熱・頭痛に用いる。流早産を治し魚蟹の中毒によい。香蘇散・参蘇飲・神秘湯・半夏厚朴湯・茯苓飲合半夏厚朴湯など。

68 大黄（だいおう）

　苦，寒，瀉燥降収，下薬，局方。タデ科ダイオウの根茎。主成分はセンノサイドsennoside Aで瀉下作用がある。大黄やセンナの成分である配糖体のセンノシドは腸内細菌によって分解されて活性物質のレインアンスロンreinanthroneになって瀉下作用を示す。大腸粘膜や筋層の神経叢を刺激して横行～下行結腸の運動を亢進させ，内容水分の吸収を妨げて瀉下効果を発揮する。Anthraquinone類には抗菌作用がある。気血の過剰状態を解消し熱を冷ます作用がある。陽病期で脈力・腹力の充実した者に適する。利胆・消炎・健胃作用があり実証の腹痛，下腹部のつっぱりとうっ血を治す。過量投与で腹痛・下痢を起こす。鎮静作用などの中枢性効果がある。中枢性抗ノルアドレナリン，抗ドパミン作用があり抗精神病作用がある。しかも線条体ドパミン受容体を遮断せず，大脳辺縁系ドパミン受容体のみを遮断し，副作用としての錐体外路症状が出現しない。主に瀉下作用を目的とする方剤には大黄甘草湯・麻子仁丸などがあり，主に瀉下以外の中枢作用・抗炎症作用・抗菌作用・駆瘀血作用などを目的とする方剤には桃核承気湯・大柴胡湯・三黄瀉心湯などがある。茵蔯蒿湯・乙字湯・柴胡加竜骨牡蠣湯・三黄瀉心湯・治打撲一方・防風通聖散・桃核承気湯など。

69　大棗（たいそう）

甘，温，補潤降収，上薬，局方。クロウメモドキ科ナツメの果実。メタノールエキスより得られるlysicanine（daechualkaloid C），nornuciferine（daechualkaloid E）には鎮静作用がある。IgE抗体産生を抑制する成分としてエタノールエキスよりα-D-fructofuranosideが単離されている。水性エキスがATP活性，adenylate cyclase活性を有し，また多量のcyclic AMPが存在しており，経口摂取したヒトの血漿中および末梢白血球内cyclic AMPを増加させるので，気管支喘息，アレルギー反応の治療機転を促進させると考えられる。消化機能を整え，精神を安定させ，痛みを和らげる作用があり多くの方剤に配合される。補脾和胃により脾胃虚弱に補助的に使う。安神により心神不安の不眠，婦人のヒステリーに使う。緩和薬性により他薬の強い性質を緩める。しばしば生姜と一緒に使われる。黄耆建中湯・葛根湯・甘麦大棗湯・帰脾湯・桂枝湯・桂枝加芍薬湯・小柴胡湯・柴胡加竜骨牡蠣湯・半夏瀉心湯・四君子湯・麦門冬湯・補中益気湯・防已黄耆湯など。

70　沢瀉（たくしゃ）

甘，寒，中燥降散，上薬，局方。オモダカ科サジオモダカの根茎。ラットで心拍出量の減少・冠血管拡張と冠血流量増加作用，noradrenalineによる血管収縮拮抗作用がある。ウサギでalisol A，Bによる利尿作用，choresterolの腸管吸収阻害作用・粥状硬化改善作用がある。利尿作用がありめまいや嘔吐を治す。小便が出にくく，頭が帽子をかぶったように重く感じ，めまいがあるものや口渇を治す。熱を冷ます働きもある。めまい・頻尿・口渇・胃内停水・水腫・胃炎・糖尿病に処方される。茵蔯五苓散・啓脾湯・当帰芍薬散・六味丸・半夏白朮天麻湯・竜胆瀉肝湯など。

71　竹筎（ちくじょ）

甘，涼，瀉平降平，中薬，局外。イネ科ハチクの稈の内層。竹筎エキスはcyclic AMP分解酵素阻害作用がある。嘔吐・嘔気・悪寒・熱感・呼吸器疾患に処方される。清肺湯・竹筎温胆湯など。

72　知母（ちも）

苦，寒，補潤降散，中薬，局方。ユリ科ハナスゲの根茎。血糖降下作用・血小板凝集阻害作用・

Na⁺K⁺-ATPase阻害による解熱作用がある。陰を滋い火を降ろす，燥を潤し腸を滑らかにするの効能がある。清涼・解熱・鎮静・鎮咳・利尿・消炎・止渇を目的に配合される。酸棗仁湯・滋陰降火湯・滋陰至宝湯・消風散・辛夷清肺湯・白虎加人参湯など。

73 丁香（ちょうこう），丁子（字）（ちょうじ）

辛，温，補燥升散，局方。フトモモ科チョウジノキの花蕾。丁子は香辛料として有名で日本には奈良時代に渡来した。芳香性で香料として用いられる。胃液分泌亢進・胃腸蠕動運動亢進・抗胃潰瘍作用を示す。健胃・整腸・駆風作用があり，しゃっくり・嘔吐を治す。治打撲一方・女神散など。

74 釣藤鈎（ちょうとうこう）

甘，涼，瀉平降中，下薬，局外。アカネ科カギカズラの茎枝のとげ（釣棘）。中国では鈎藤という。数多くのインドール系アルカロイドを含有する。ヒルスチンはメタンフェタミンの自発運動亢進に対して拮抗し，hexobarbital睡眠延長作用，体温低下作用，鎮静作用がある。ヒルステイン，リンコフィリン，イソリンコフィリンにも鎮静作用がある。数種の単離成分が脳セロトニン受容体に親和性を示しセロトニン受容体機能，特に5HT₂に関連した行動薬理学的作用が想定される。ヒルスチン，イソリンコフィリンはニコチン受容体の選択的遮断による自律神経節伝達を抑制する。平肝止痙の薬能がある。鎮痙・鎮静を目的に精神不安・興奮・けいれん・頭痛・めまい・のぼせ・心悸亢進などに用いる。七物降下湯・釣藤散・抑肝散など。

75 猪苓（ちょれい）

甘淡，平，平燥中散，中薬，局方。サルノコシカケ科チョレイマイタケの菌核で，ブナやカエデの枯れ木に生えるキノコ。利水滲湿の薬能があり，口渇や小便不利を目標に利尿・解熱・止渇を目的に処方される。猪苓多糖およびその抽出物に肺癌に対する治療効果があり，抗腫瘍作用の報告がある。胃苓湯・五苓散・猪苓湯など。

76　陳皮（ちんぴ）

辛苦，温，中燥中散，中薬，局方。ミカン科ウンシュウミカン，オオベニミカンの成熟果皮。理気健脾により脾胃気滞の腹満・つかえ・吐き気・嘔吐に用いる。燥湿化痰により痰湿の咳・多痰に用いる。胃苓湯・温胆湯・啓脾湯・香蘇散・五積散・滋陰降火湯・清肺湯・疎経活血湯・釣藤散・人参養栄湯・半夏白朮天麻湯・補中益気湯・抑肝散加陳皮半夏・六君子湯など。

77　天南星（てんなんしょう）

苦辛，温，有毒，瀉燥降散，下薬，局外。サトイモ科マイヅルテンナンショウのコルク層を除いた根茎。動物実験で去痰作用，鎮静作用，催眠時間延長作用，電撃けいれん抑制作用を認める。燥湿化痰により痰湿による咳・多痰・胸苦しさなどに用いる。去風解痙により風痰によるめまい・顔面麻痺・顔面神経痛・しびれに用いる。けいれんを止め痰を去る。破傷風による手足のけいれん・牙関緊急（がかんきんきゅう），小児の熱性けいれんに用いる。清湿化痰湯・二朮湯など。

78　天麻（てんま）

甘，平，補燥降散，上薬，局外。ラン科オニノヤガラの根茎を蒸したもの。Vanillyl alcohol, vanillin, vitamin Aなどが存在しモルモットのけいれん発作を抑制する。肝気の高まりによる頭痛・めまい・ふらつきに賞用される。鎮痙・鎮静・強壮作用があり，頭痛・めまい・筋肉のけいれんを治す。半夏白朮天麻湯など。

79　天門冬（てんもんどう）

甘苦，寒，補潤降散，上薬，局外。ユリ科クサスギカズラの根を蒸したもの。滋陰潤燥・清熱化痰の薬能がある。清熱・潤燥・止渇・鎮咳作用がある。滋陰降火湯・清肺湯など。

80　冬瓜子（とうがし）

甘，涼，瀉燥降散，上薬，局外。ウリ科トウガンの種子。消炎・利尿・瀉下・排膿作用があり，循環器障害による浮腫を治す。大黄牡丹皮湯など。

81　当帰（とうき）

甘辛，温，補潤升散，中薬，局方。セリ科トウキの根を湯通ししたもの。芳香性でセロリに似た特有の香りがある。全体として鎮痛鎮静・末梢血管拡張・抗炎症作用がある。成分中のアデノシンadenosineには血小板凝集抑制作用があり，これが微小血管の循環を改善する駆瘀血作用と考えられる。心拍数減少・血管拡張・血圧降下作用があり，これらは心臓への直接作用ではなく，中枢神経作用と思われる。ラットのアジュバント関節炎を抑制する。カエル・マウスで自発運動の抑制がみられ，中枢性の鎮静作用がある。ラットで抗コリン薬のscopolamineで障害された学習記憶力が当帰エキスで著明に改善される。補血・理血の両作用と月経調整作用があり，冷え症の女性を治す要薬。当帰は温性の補血活血薬であるので，吐血や性器出血過多には用いない。長期服用で咽喉痛・鼻孔の灼熱感を生じる。腸を潤す作用もある。婦人科疾患に使用される温経湯・芎帰膠艾湯・加味逍遥散。慢性関節リウマチに使用される大防風湯・薏苡仁湯。難治性皮膚疾患に使用される当帰飲子・消風散・温清飲。慢性気管支炎に使用される清肺湯・滋陰至宝湯。そのほか乙字湯・帰脾湯・柴胡清肝湯・紫雲膏・四物湯・女神散・抑肝散など。

82　桃仁（とうにん）

苦甘，平，瀉潤降散，下薬，局方。バラ科モモ，ノモモの成熟種子。アミグダリンamygdalinなどには鎮痛作用・肉芽腫形成抑制作用がある。Trioleinには抗血液凝固作用がある。婦人心身症患者に桃仁エキスが有効との報告もある。牡丹皮とともに代表的な駆瘀血薬で，血液凝固抑制作用も認められ，陽病期の駆瘀血薬に配合される。破血行瘀により瘀血による疼痛・月経異常・腫瘤や産後の悪露停滞に用いる。潤腸便通により腸燥便秘に用いる。妊婦は服用できない。桂枝茯苓丸・潤腸湯・折衝飲・疎経活血湯・大黄牡丹皮湯・桃核承気湯など。

83　独活（どくかつ）

辛苦，温，瀉燥升散，上薬，局外。セリ科シシウドの根茎。動物実験で鎮痛作用，pentobarbital睡眠延長作用，平滑筋弛緩作用，鎮静作用，血小板凝集抑制作用が認められている。去風湿・止痛の薬能があり風寒湿痺の関節痛に使う。筋肉や関節のこわばりや疼痛・眼疾・皮膚瘙痒・けいれんに用いる。十味敗毒湯など。

84　杜仲（とちゅう）

甘微辛，温，補中降散，上薬。トチュウ科トチュウの樹皮。降圧作用・利尿作用がある。長期投与で，副腎・精巣重量増加作用・肝グリコーゲン含量増加作用がある。学習行動（記憶）の低下や性行動の低下を抑制する。強壮・強精・鎮痛薬として用いられる。補肝腎・強筋骨の薬能があり，肝腎不足の腰や膝がだるく無気力・腰痛・インポテンツに用いる。安胎薬として，流産防止の目的で妊娠の下腹部痛に使う。降圧作用があり高血圧症に配合する。加味四物湯・大防風湯など。

85　人参（にんじん）

甘微苦，温，補潤升収，上薬，局方。ウコギ科オタネニンジンの根。朝鮮人参のことで野菜の人参とは異なる。傷寒論に収録されている113処方中21処方に含まれている。主要生薬成分のサポニン配糖体ギンセノシドginsenosides類は生体内で活性化されてプロトパナキサジオールになって代謝賦活作用を発揮する。含水エタノールエキスは大脳皮質を刺激し，コリン作動性に働きラットで学習記憶過程の改善，脳幹noradrenaline, dopamine量の増加, serotonine, cyclic AMP量の減少を認める。人参サポニンは視床下部・下垂体に作用し，ACTH, corticosterone分泌促進作用がある。Ginsenoside Rglには疲労回復促進作用が報告されている。補脾益気の代表的生薬で，衰弱した人に使う方剤に頻用され消化吸収機能賦活に効果がある。また清熱消炎作用の強い生薬に配合され体力が損なわれるのを防ぐ。補気作用があり，気虚の元気がない・疲れやすい・食欲不振・息切れなどに用いる。生津止渇作用により津液不足によるのどの渇きに用いる。安神益智の薬能により気血不足による不眠・動悸・物忘れなどに使用する。

　人参と紅参（こうじん）では含有成分が異なる。紅参とサポニンに血小板凝集抑制作用，赤血球変形能促進作用，末梢血管拡張作用が報告されている。抗動脈硬化作用としてginsenoside-Rc, Rdに血管壁平滑筋細胞の内膜への遊走・増殖抑制作用，紅参にPDGFによる平滑筋細胞の遊走抑制作用が認められ

る。血管壁アテローム形成抑制作用がある。

竹節人参(ちくせつにんじん)はサポニン約7%を含有しoleanolic acid系サポニンが高含量である点が人参のサポニンと異なる。Chikusetsusaponinn Ⅲ・Ⅳは解熱・鎮咳・去痰作用，ストレス潰瘍抑制作用があり，Ⅴには抗腫瘍作用，血糖下降作用がある。サポニン以外の分画にコリン作働性作用，histamine遊離作用，消化性潰瘍抑制作用がある。竹節人参は人参に比べて新陳代謝の賦活作用は劣るが，健胃・去痰作用は優り心下痞鞕に用いる。肥って血色のよい実証に用いると，興奮・不眠・のぼせ・顔面紅潮・湿疹・血圧上昇が見られる。

柴胡加竜骨牡蠣湯・柴胡桂枝湯・帰脾湯・呉茱萸湯・四君子湯・柴朴湯・小柴胡湯・大建中湯・釣藤散・麦門冬湯・女神散・木防已湯・半夏瀉心湯など。

86 忍冬（にんどう）

甘，寒，瀉燥降散，上薬，局外。スイカズラ科スイカズラの葉。清熱解毒の薬能があり熱毒の化膿症に用いる。諸種の腫れ物や化膿性疾患に用いる。治頭瘡一方など。

87 貝母（ばいも）

大苦，寒，瀉潤降散，中薬，局外。ユリ科アミガサユリの鱗茎。鎮咳去痰・排膿・催乳・止血・利尿・鎮痛の目的で使用される。胸部・横隔膜あたりに病邪があり，水分代謝障害のある諸症状を治す。内服量が多いと嘔吐を来す。滋陰至宝湯・清肺湯など。

88 麦芽（ばくが）

甘，微温，補平平散，中薬。イネ科オオムギの発芽中の種子。健胃・消化・滋養作用があり，各種消化酵素・ビタミンを含む。半夏白朮天麻湯・加味平胃散など。

89 麦門冬（ばくもんどう）

甘微苦，寒，補潤降散，上薬，局方。ユリ科ジャノヒゲの根の膨大部。主成分のオフィオポゴニ

ンophiopogoninについては，咳を末梢性に抑制する。また神経原性気道炎症の原因物質であるタキキニンに対する制御作用が推定されている。乾燥した組織を潤す働きがあり，清熱潤肺の薬能により，止咳・肺熱の傷陰や肺陰虚による乾いた咳・粘稠な痰・血痰などに使用する。気道が乾燥して粘った痰がからんだり，痰のない乾咳に頻用され気道を潤す。温経湯・滋陰降火湯・滋陰至宝湯・炙甘草湯・清心蓮子飲・清肺湯・竹筎温胆湯・釣藤散・麦門冬湯・清暑益気湯など。

90　薄荷（はっか）

辛，涼，瀉燥升散，局方。シソ科ハッカの地上部または葉。胃腸管運動を亢進し，中枢神経系を刺激し，末梢血管を弛緩し，発汗作用を示す。皮膚に塗布すると浸透し局所循環を改善する。疏散風熱の薬能があり，発汗・清熱・駆風作用がある。透疹止痒の薬能があり，麻疹や風熱の痒みに使う。芳香性健胃薬として用いる。加味逍遥散・荊芥連翹湯・柴胡清肝湯・川芎茶調散・防風通聖散・清上防風湯・滋陰至宝湯など。

91　半夏（はんげ）

辛，温，有毒，補燥降散，下薬，局方。サトイモ科カラスビシャクのコルク層を除いた根茎。みぞおち周辺の水滞を除き気の巡りを良くするので，嘔吐・胸から喉にかけての痛みやつかえ・咳などを目標に配合される。鎮吐・去痰・平喘作用がある。漢方の鎮吐薬の代表で，妊娠悪阻に対する鎮吐効果はよく知られている。刺激的な味を和らげるため生姜または乾姜と一緒に使う。但し半夏と乾姜の併用効果はとくに認められていない。鎮吐作用はネコやイヌの実験では弱い作用のあるという報告とないという報告がある。五積散・柴苓湯・柴胡加竜骨牡蠣湯・小柴胡湯・小青竜湯・麦門冬湯・二朮湯・六君子湯・半夏瀉心湯など。

92　百合（びゃくごう）

甘微苦，平，補潤降散，中薬，局外。ユリ科オニユリ，ハカタユリ，ササユリの鱗茎。潤肺止咳の薬能により肺陰虚の乾いた咳・少痰・痰に血が混じるなどに用いる。寧心安神の薬能があり，心火の焦躁・不眠・夢をよくみる・動悸などに用いる。辛夷清肺湯など。

93　白芷（びゃくし）

　辛，温，瀉燥升散，中薬，局方。セリ科ヨロイグサの根。Psoralen, imperatorin, phellopterinなどのフロクマリン誘導体やクマリン誘導体からなる。動物実験で鎮痛作用，抗炎症作用，解熱作用が認められる。散寒解表の薬能により，風寒表証の額部頭痛に使う。去風止痛の薬能により頭痛・歯痛に用いる。消腫排膿の薬能により化膿症に用いる。荊芥連翹湯・五積散・清上防風湯・川芎茶調散・疎経活血湯など。

94　白朮（びゃくじゅつ）

　苦甘，温，補燥平収，上薬，局方。キク科オケラ，オオバナオケラの根茎。水分代謝を調節する漢方処方薬としてとくに消化器系の水分異常の改善作用があり，食欲不振・浮腫・吐瀉・利尿異常の症状の改善に用いられる。白朮は利水作用の薬物とされ利尿作用の実験で多くが検討されたが，白朮の利水作用は利尿作用と強くは関連しないと結論されている。白朮成分のpolyacetyleneacetateは消化管吸収の過程で酢酸エステルが分解して水酸基を持つポリアセチル化合物として血中に検出される。この物質は虚血性胃潰瘍に対する抑制効果が認められ，防御因子の胃粘液の分泌を促進し，胃粘膜の保護作用を示すことが確認された。また塩酸エタノール潰瘍に対しても効果が認められる。

　蒼朮は発散作用が主体で水滞を除くが，白朮は強壮・止瀉作用が主体で消化機能を調節して気の働きを助けるとされてきた。健脾益気の薬能により，脾気虚の食欲不振・泥状便・腹満・倦怠無力に使用する。燥湿利水の薬能により脾虚生湿による浮腫・尿量減少・下痢などに用いる。防風通聖散・二朮湯・帰脾湯・桂枝人参湯・五苓散・苓桂朮甘湯・四君子湯・防已黄耆湯・当帰芍薬散・加味逍遥散・清暑益気湯・人参養栄湯・抑肝散・女神散など。

95　枇杷葉（びわよう）

　苦，涼，瀉潤降散，中薬，局外。バラ科ビワの葉。化痰止咳の薬能により肺熱の咳に用いる。和胃止嘔の薬能により胃熱の吐き気・嘔吐に用いる。辛夷清肺湯・枇杷葉湯など。

96 檳榔子（びんろうじ）

　苦辛，温，瀉燥降散，中薬，局方。ヤシ科ビンロウジュの成熟種子。アレコリンarecolineはpilocarpine類似の中枢興奮作用があり，また副交感神経興奮作用もある。アレカタンニンはイヌ回虫破裂作用があり，条虫駆除に用いられる。殺虫作用があり，寄生虫による腹内の硬結・マラリアを治す。瀉下・健胃作用があり，とくに心窩部の重苦しいのを発散させる。檳榔子は本態性高血圧ラットに経口投与すると収縮期血圧の持続的，用量依存的低下がみられる。大量投与によりコリン作動性薬物と同様に頭痛・悪心嘔吐・けいれん・振戦・四肢弛緩・下痢がみられる。女神散・九味檳榔湯など。

97 茯苓（ぶくりょう）

　甘淡，平，補燥降収，上薬，局方。サルノコシカケ科マツホドの菌核。主成分は経多糖体pachyman。弱い利尿効果があり，抗腫瘍活性とmitomycine Cの抗腫瘍作用の増強効果がある。著明な抗腎炎効果があり，ラットの抗GBM腎炎に対して著明な蛋白尿の抑制や糸球体の組織変化の改善があり，糸球体への補体成分C_3の沈着抑制が認められる。余分な水分を排泄させ，消化機能を高め，精神を安定させる。利水滲湿の薬能により水湿停滞による浮腫・尿量減少に用いる。健脾の薬能により脾虚の泥状便・水様便に用いる。安神の薬能により心神不安の不眠・動悸に用いる。寒性薬でも温性薬でもなく使いやすく，多くの方剤に配合されている。帰脾湯・桂枝茯苓丸・五積散・酸棗仁湯・四君子湯・真武湯・清肺湯・釣藤散・当帰芍薬散・八味地黄丸・半夏厚朴湯・抑肝散・茯苓飲・茯苓湯など。

98 附子（ぶし）

　辛甘，熱，補燥升散，下薬，局方。キンポウゲ科トリカブトの塊根（子根）。原基植物の母根を烏頭，子根を附子といい，トリカブトの塊根（子根）を修治する。猛毒性のアコニチンaconitineを含むが加熱その他の方法で減毒する。加工附子は加圧下で蒸し，aconitineを低毒性のaconineに加水分解させたもの。aconitineはNa^+チャンネルに作用しNa^+透過性を増大し，心筋内のNa^+濃度を増加させてdigitalisに類似し強心作用を持つが，digitalisと異なりK^+依存性を示さない。マウスでは抗炎症作用を示し血管透過性亢進を抑制した。中枢神経には鎮痛効果を示した。higenamineには強心作用がある。熱性薬の代表で体を温める作用に優れ陰病期の方剤には欠かせない。ヒトに加工附子を経口投与すると体温を1〜1.5℃上昇させるという。余分な水を除き，痛みを止め，衰えた新陳代

謝を賦活して体を温める。熱証には用いない。温陽の薬能により陽虚の寒がる・冷え・元気がない，などに用いる。散寒止痛の薬能により寒凝による疼痛・冷えに使う。ヒトに対してjasaconitineが最も強い毒性を示し，一過性に中枢性カテコールアミンを放出させ，その結果出血性肺水腫と心室性不整脈により死亡する。桂枝加朮附湯・八味地黄丸・真武湯・大防風湯・麻黄附子細辛湯など。

99 防已（ぼうい）

苦，寒，瀉燥降散，中薬，局方。ツヅラフジ科オオツヅラフジのつる性の茎および根茎（漢防已）。古来から風疾（神経痛，リウマチなどの疼痛）の要薬とされる。治療効果の大部分はアルカロイドsinomenineの作用による。シマハスノカズラ（粉防已）の主成分のtetrandrineはCa拮抗薬でadrenalineやchloroformにより惹起される心室細動やouabainやaconitineによる不整脈に対して抑制作用を示す。利水消腫の薬能により水湿停滞による浮腫・関節水腫・肺水腫・腹水などに用いる。去風止痛の薬能により風湿痺の関節痛・むくみ・運動障害などに用いる。疎経活血湯・防已黄耆湯・木防已湯など。

100 芒硝（ぼうしょう）

辛苦鹹，寒，瀉潤降散，上薬。天然の含水硫酸ナトリウム$Na_2SO_4 \cdot 10H_2O$または$Na_2SO_4 \cdot 2H_2O$。または含水硫酸マグネシウム。硫酸ナトリウムは腸壁から吸収されにくく，腸管内に大量の水分が保持され，腸内容物が薄められ塩類下剤と同様の瀉下作用を示す。芒硝の入った方剤はすべて大黄が配合されている。腹部の圧痛・宿便・腹部膨満など身体各所の堅くなったものを軟らかくする。大黄牡丹皮湯・大承気湯・調胃承気湯・通導散・桃核承気湯・防風通聖散など。

101 防風（ぼうふう）

辛甘，温，瀉燥升散，上薬，局方。セリ科ボウフウの根または根茎。ハマボウフウの根は代用にならない。発熱性物質投与による発熱ウサギに解熱作用を示し，正常ウサギでも体温を下降させる。ラットでアジュバント接種による関節炎の発現を軽度抑制する。散風解表の薬能により関節痛・片頭痛・目の充血に用いる。皮膚疾患に頻用される。荊芥連翹湯・治頭瘡一方・十味敗毒湯・消風散・川芎茶調散・疎経活血湯・釣藤散・当帰飲子・立効散など。

102 牡丹皮（ぼたんぴ）

　辛苦，涼，中平平散，中薬，局方。ボタン科ボタンの根皮。主成分のpaeonolはcyclooxygenase抑制により種々のprostaglandineとthromboxineの産生低下をもたらし，その結果，血小板凝集抑制作用・抗血栓作用・抗動脈硬化作用・抗炎症作用・月経困難症などの改善作用を持つ。消炎性駆瘀血薬の代表で，瘀血の疼痛・月経異常・排膿を目的に処方される。陽病期で脈力も腹力も充実した者の瘀血を治療する代表的生薬。胃腸虚弱者には胃の不快感・食欲低下を起こすことがある。加味帰脾湯・加味逍遥散・桂枝茯苓丸・八味地黄丸・折衝飲など。

103 牡蠣（ぼれい）

　鹹渋，涼，補燥降収，上薬，局方。食用カキの貝殻。炭酸カルシウム$CaCO_3$が主成分でリン酸塩，ケイ酸塩などの無機塩を含む。鎮驚安神の薬能により心神の驚きやすい・びくびくする・焦躁・不眠・夢をよくみる・動悸などに用いる。制酸薬として胃腸薬に配合される。安中散・桂枝加竜骨牡蠣湯・柴胡加竜骨牡蠣湯など。

104 麻黄（まおう）

　辛苦，温，瀉燥中散，中薬，局方。マオウ科マオウの木質化していない地上茎。根を乾燥させた麻黄根は地上茎と逆の作用があり止汗薬である。主成分はエフェドリンephedrine，次いでシュードエフェドリンpseudoephedrineである。Ephedrineは交感神経興奮・気管支拡張・気道分泌亢進・心拍数増加・血管収縮・血圧上昇・発汗・中枢神経興奮・覚醒パターン脳波・鎮咳・鎮痛作用がある。前立腺肥大に用いると尿閉を起こすことがある。Pseudoephedrineはephedrineと類似した作用を示すが作用は緩和で，非ステロイド系抗炎症薬類似の抗炎症作用や鎮痛作用を持つ。呼吸困難・喘咳・悪寒・身体疼痛・関節痛・頭痛・発熱に対して発汗薬・鎮咳薬・去痰薬として用いる。発汗させて体表にある病邪を取り除き水滞を解消する。発汗解表の薬能により風寒表証の悪寒・頭痛・発熱に用いる。交感神経興奮作用があるので高齢者では狭心症を誘発する恐れがある。発汗を目的に葛根湯・麻黄湯。鎮咳去痰を目的に小青竜湯・麻杏甘石湯。鎮痛抗炎症作用を目的に防風通聖散・越婢加朮湯・薏苡仁湯・麻黄附子細辛湯に用いられる。

105 麻子仁（ましにん）

　甘，平，平潤降平，局外。クワ科アサの果実。最も緩和な瀉下作用で老人や虚弱者に適する。潤腸通便の薬能により老人・虚弱者・産婦などの腸燥便秘に用いる。動悸・息切れを治す。血糖降下作用があり糖尿病にも用いられる。炙甘草湯・潤腸湯・麻子仁丸など。

106 木通（もくつう）

　苦，涼，瀉燥降散，中薬，局方。アケビ科アケビのつる性の茎。清心火の薬能により心火の焦躁・不眠・口内炎に用いる。消炎・利尿・鎮痛薬として用いる。五淋散・消風散・通導散・当帰四逆加呉茱萸生姜湯・竜胆瀉肝湯など。

107 木香（もっこう）

　辛苦，温，温補燥中散，上薬，局方。キク科モッコウの根。精油は連鎖球菌やブドウ球菌に殺菌作用がある。刺激味と苦味があり少量を服用すれば胃に温感を与え，大量を服用すると胃の刺激と不快感を生ずる。芳香性があり理気・健胃・整腸作用がある。嘔吐・下痢を止め去痰にも用いる。帰脾湯・参蘇飲・女神散など。

108 益母草（やくもそう）

　辛苦，涼，瀉燥平散，上薬，局外。シソ科メハジキの花期の地上茎と葉。駆瘀血作用と活血作用がある。活血去瘀の薬能により瘀血による月経異常・疼痛，難産・胎盤残留・悪露停滞に用いる。芎帰調血飲など。

109 薏苡仁（よくいにん）

　甘淡，涼，中燥降散，上薬，局方。イネ科ハトムギの成熟種子。抗炎症作用としてヒト好中球による活性酵素の産生を抑制し，好中球・リンパ球の細胞膜のmethyltransferase, phospholipase A_2 活

性，PGE$_2$遊離を抑制する。免疫活性として薏苡仁を経口投与すると末梢血natural killer細胞CD16$^+$CD57$^-$，細胞障害性T細胞CD3$^+$CD56$^+$の比率が増加し，抗ウイルス作用，抗癌作用を示す。イボを去り皮膚の荒れを治す。青年性扁平疣贅・尋常性疣贅・伝染性軟属腫の治療に用いられる。清利湿熱の薬能により湿熱による尿量減少・浮腫・下痢などに用いる。桂枝茯苓丸加薏苡仁・参苓白朮湯・麻杏薏甘湯・薏苡仁湯など。

110　竜眼肉（りゅうがんにく）

甘，温，補平降収，中薬，局外。ムクロジ科リュウガンの果肉。糖・酒石酸などの有機酸からなる。心脾両虚の動悸・不眠・食欲不振・疲れやすいなどに用いる。帰脾湯・加味帰脾湯など。

111　竜骨（りゅうこつ）

甘渋，平，補燥降収，上薬，局方。大型浦乳動物（象・犀・牛など）の化石化した骨で主として炭酸カルシウムからなる。鎮静作用があり，ことに臍下の動悸を静め不眠を治す薬とされる。鎮心安神の薬能により心神不安の動悸・不眠・夢をよくみる・驚きやすいに用いる。桂枝加竜骨牡蠣湯・柴胡加竜骨牡蠣湯など。

112　竜胆（りゅうたん）

苦，寒，瀉燥降収，上薬，局方。リンドウ科トウリンドウの根茎および根。主成分のゲンチオピクリンgentiopicrinは胃液分泌促進作用がある。中枢神経作用としてswertiamarinはモルヒネの鎮痛・鎮静作用の増強作用，gentianinは自発運動の抑制・鎮静作用を示す。Gentianinは抗炎症・抗アレルギー作用を持つ。清熱燥湿の薬能により湿熱による黄疸・排尿痛・陰嚢の腫脹・帯下などに用いる。加味解毒湯・疎経活血湯・立効散・竜胆瀉肝湯など。

113 良姜（りょうきょう）

　辛，温，補燥升散，中薬，局外。ショウガ科ショウガの根茎。散寒止痛の薬能により胃が冷えて腹痛のあるものを治す。安中散など。

114 連翹（れんぎょう）

　苦，涼，瀉燥降散，下薬，局方。モクセイ科レンギョウの果実。解毒・排膿作用があり，疥癬・できものなどの皮膚の化膿性疾患，炎症性皮膚疾患を治す。荊芥連翹湯・柴胡清肝湯・治頭瘡一方・十味敗毒湯・清上防風湯・防風通聖散など。

115 蓮肉（れんにく）

　甘渋，平，補燥降収，上薬，局外。スイレン科ハスの種子。種胚中の活性物質であるdemethyl-coclaurineには平滑筋弛緩作用がある。Oxoushinsunineは鼻咽頭腫瘍を抑制する。健脾止瀉の薬能により脾虚の泥状便に用いる。養心安神の薬能により心神不安の不眠・動悸に用いる。啓脾湯・清心蓮子飲・参苓白朮散など。

第5章　漢方医学の歴史

【 1 】神農本草経（しんのうほんぞうきょう）と黄帝内経（こうていだいけい）……299
【 2 】扁鵲（へんじゃく）と淳于意（じゅんうい）……………………………………299
【 3 】張仲景（ちょうちゅうけい）と傷寒論（しょうかんろん）……………………300
【 4 】華佗（かだ）と麻沸散（まふつさん）……………………………………………301
【 5 】奈良平安の日本医学と医心方（いしんぽう）……………………………………302
【 6 】鎌倉時代の医学と金元医学 ………………………………………………………302
【 7 】曲直瀬道三（まなせどうさん）と後世派（ごせいは）…………………………303
【 8 】古方派（こほうは）の勃興 ………………………………………………………303
【 9 】吉益東洞（よしますとうどう）と万病一毒説（まんびょういちどくせつ）……304
【10】折衷派と考証医学 …………………………………………………………………305
【11】明治維新から現代まで ……………………………………………………………306
【12】現代中医学と世界の動向 …………………………………………………………306

第5章　漢方医学の歴史

1　神農本草経と黄帝内経

　神農は中国古代の三皇五帝のひとりで，その姿は人身牛首で，農耕と医薬の神とされている。神農は農具を作り人々に農耕を教えた。また人々は神農から五穀の栽培を教わった。神農は百草（あらゆる草木）の毒味をした。百草の滋味を調べ水泉の甘苦を調べ，その為1日70種の毒に当たった。『神農本草経』は神農に仮託したもので，本草学とは薬物学の意味である。著者不詳，前漢末から後漢中期のものである。薬物は全部で365種類，動物薬67種，植物薬252種，鉱物薬46種が記載されている。また薬性により上品120種・中品120種・下品125種に分け，上品は長期に多量を服用しても差し支えのないもの，中品は無毒と有毒があり使用に注意すること，下品は多毒で治療が終わったら使用を中止することとした。この本は個々の薬物の記載が中心で，方剤についての記載がない。原書は散逸しているが，紀元500年頃，陶弘景によって『神農本草経集注』が編集されている。これは原著の薬物365種のほかに『名医別録』の365種の薬物を加え，合わせて730種類の薬物について記述してある。神農は8代530年続いた。

　黄帝は中国古代伝説上の人物で，仰韶文化の頃の人で，姓は公孫，名は軒轅といった。軒轅は生まれつき神のように神妙なものを持ち，幼時からものを言うことができた。軒轅の時，神農は衰えて諸侯は戦争を始めた。神農はこれを平定できなかった。軒轅は武器の使い方を学び諸侯は軒轅に服属した。戦乱は平定され，諸侯は軒轅を尊んで天子にして神農の子孫に代わらせた。『黄帝内経』は黄帝が著わしたものとの仮託であり，著者，成立年代は不明である。前漢時代の図書目録である『漢書芸文志』の記載に『黄帝内経18巻』『黄帝岐伯按摩十巻』があるので，前漢時代には存在していた。『素問』と『霊枢』の二つの書からなる。両書とも問答形式で大部分は黄帝が質問者になっている。素問では黄帝が岐伯に問うのが90％で，あとは雷公が黄帝に質問している。内容は解剖・生理・病理などの人体の内部環境や自然などの外部環境のことである。治療法として薬・鍼・灸・按摩が記載されているが記載は少ない。黄帝が問う「昔の人は，百歳を超えても衰えはしないと聞いたが，なぜ今どきの人は五十歳位で皆衰えてしまうのだろうか」。岐伯が言う「今時の人は酒を果汁のように飲み，体に過労を重ね，酔っては女を求め，情欲のままにその精力を尽くす・・・」。霊枢は治療についての記載が主体でその方法や技術が記載されている。手段として鍼が中心で灸や按摩も用いている。問答形式で雷公が黄帝に質問している以外はすべて黄帝が質問者で，岐伯・伯高・少師・少兪に尋ねている。霊枢は鍼治療の第一級の古典書である。

2　扁鵲と淳于意

　司馬遷の史記には春秋時代の扁鵲と秦から前漢の淳于意の記述がある。扁鵲は中国では名医の代

(299)

名詞とされる。紀元前500年の渤海郡の鄭の人である。長桑君から秘薬をもらい，また他人には漏らさないことを条件に禁方（医薬についての秘密の方法）の書をもらった。秘薬を飲むと土塀の向側の人を見ることができ，病人を診ると五臓を見ることができた。扁鵲は表向き脈を診て知ったことにした。虢の国に行った時，太子がちょうど死んだ時であった。国王は扁鵲に生き返らせることを乞う。扁鵲が三陽五会に鍼をすると太子は蘇った。あぶり薬を両脇に貼らせ，湯液を内服，20日で元に復した。斉の桓公に謁見した時，疾が腠理にあるので湯液を勧めるが，桓公は病気ではないと相手にしなかった。5日後の2度目の謁見で疾が血脈にあるので鍼石の治療を勧めるが，相手にされなかった。5日後の3度目の謁見で疾は腸胃にあるので酒醪の治療を勧めるが，相手にされなかった。5日後の4度目の謁見で直ちに退席した。臣下が尋ねると疾が骨髄にあるのでどうすることもできないといって逃げ去った。5日後桓公は病気になり死んだ。扁鵲の名は天下に聞こえたが，秦の太医令李醯は自分の技術が扁鵲に及ばないので刺客に暗殺させた。

　淳于意は生年紀元前203年，斉の臨菑の人である。公孫光から古来の医方を学び，陽慶から秘伝の医術と黄帝扁鵲の脈書を伝授された。病人のために治療しなかったので，恨まれ訴えられて肉刑（体の一部を切り取る刑）に処せられることになった。末娘の緹榮は文帝に上書し自分の身を官に捧げて婢（奴隷）となって父の刑罪を償い，父を更生させたいと申し出た。文帝は緹榮の意中を憐れみ肉刑を廃止し，淳于意を召して尋ねた。淳于意は効験のあった25例，20余種の疾患について病症・脈象・病因・治療方法・死生の予断を話し，これらが史記に列挙されている。

3　張仲景と傷寒論

　張仲景（紀元150-219）は後漢の霊帝の時，長沙の太守になった。三国志に出てくる劉璋の重臣，張松は魏の曹操に面会した時，「南陽に仲景あり」と自慢したという。三国志によれば魏の曹操に仕える21歳の王仲宣に張仲景が会見した時，「あなたに病気が宿っている。40歳になると眉が落ち半年後には死ぬ。五石湯を飲めば助かる。」といって渡すが，王仲宣は飲まなかった。20年後，予告通り眉が落ち187日後に死亡した。長沙は洞庭湖のほとりの亜熱帯にあり，風土病の腸チフスが流行していた。この悪性の熱性伝染病を傷寒と呼んだ。張仲景の一族200人余りのうち10年の間に傷寒で140人が死亡した。張仲景は心を痛め，素問・霊枢・難経などを参考にして『傷寒雑病論16巻』を完成した。『傷寒論10巻22編』は傷寒の病態を太陽・少陽・陽明・太陰・少陰・厥陰の6期に分け，各時期の病状とそれに応じた薬物療法が記され，診断は脈診が重視される。雑病部の6巻25編を節略したのが『金匱要略』で，種々の慢性病や雑病の治療法が書かれている。

　傷寒論はいくつかの生薬を巧みに組み合わせた薬物治療書であり，112の薬方，72種の薬物から構成され，4万字弱からなる。漢方の湯液療法における古典として最高の評価を受けている。「その

言，精にして奥，その法，簡にして詳」と賞される。一見簡単で無駄のない文章であるが，簡略であるために，かえって研究者によって解釈が大いに異なる。傷寒論では各症状に対して適応処方がそれぞれ決まっている。日本漢方では一般に，この適応処方を漢方の証といっている。例えば葛根湯の適応する症状を「葛根湯の証」という。証と適応処方の対応を「**方証相対**」といい，傷寒論の真骨頂とされる。しかし当時の名医は，治せるか治せないかをまず見極めるのが先決で，好転の見込みのない患者には手を出さないのが保身の前提であった。証はあくまで病気の証であって，適応処方の証ではなかった。

4　華佗と麻沸散

　華佗は後漢末，沛国譙の人で，徐州に遊学した。数種の方術に通じ不老長生の術にも精通していた。年齢は百に近いのに容貌は壮年のようだったので，時の人は仙人だと思っていた。薬の処方に精通するが，調合する薬は数種類にすぎない。鍼灸も行ったが，灸は1,2箇所で病気は治る。鍼は1,2箇所刺すだけである。もし病気が内にあり鍼や薬でも届かない時は，まず酒で**麻沸散**を飲ませる。酔って知覚がなくなると，腹や背を切開して病根を切り取った。もし腸胃にある時は，切断して洗浄し疾の部分を切除して後は縫合した。神膏を塗り4,5日で傷は治り1ヶ月で全快した。華佗の絶妙な治療については中国の正史，『後漢書』華佗伝に7例，『三国志』華佗伝に15例が記載されている。外科の元祖であり，中国の体操療法である引導の『五禽戯』の創作者である。

　魏の**曹操**が評判を聞き召し抱えた。曹操には頭風眩という持病があり，頭がしびれてめまいがした。華佗が鍼をすると即座に治った。華佗は本来，士人の出身だったので，身分の低い医業をすることを恥じていた。不自由な境涯や郷里から久しく遠く離れているので帰りたいと思い，曹操に願い出て許された。しかし家に帰ると妻が病気だと言って数年間戻らなかった。曹操は何度も手紙をやったが，華佗は自分の腕前に自信があるのを頼みに戻らなかった。曹操は怒り，使者をやり「もし華佗の妻が本当に病気であるならば小豆40斛を賜り，日を限って休暇を与える。もし詐りであったなら直ちに収容して送れ。」と命じた。妻の病気が仮病だと知れたので逮捕され訊問すると白状して罪に服した。臣下の荀彧が，命乞いをしたが，曹操は聞き入れなかった。華佗は死に臨んで1巻の医書を牢番に与えようとしたが，牢番は法を恐れて受け取ろうとしなかった。華佗は火をもらってこれを焼いた。現存する『華佗中蔵経』は六朝隋唐期の仮託である。

　華佗の死後，曹操の頭風眩は治らなかった。曹操の後継者である聡明な倉舒が病気になり苦しんでいた。曹操自身命乞いの行事まで行った。そして嘆いて言った。「私は華佗を殺したことを悔やむ，それによってこの子を死なせることになってしまった」。倉舒は死んだ。13歳，208年であった。

(301)

第5章　漢方医学の歴史

5　奈良平安の日本医学と医心方(いしんぼう)

　隋代には巣元方(そうげんぼう)が『諸病源候論(しょびょうげんこうろん)』。唐代には孫思邈(そんしばく)が『備急千金要方(びきゅうせんきんようほう)』『千金翼方(せんきんよくほう)』。王燾(おうとう)が『外台秘要(げだいひよう)』を著わしている。

　薬師の恵日(えにち)は，3回遣唐使として派遣され，655年帰国。子孫は難波薬師のち難波連として奈良時代に医界を中心に活躍した。天智天皇2年（663），日本軍は白村江(はくそんこう)の戦いに敗れ百済が滅亡し，多くの百済人が亡命した。その中の一人，鬼室集信(きしつしゅうしん)は薬物学の知識に長けていた。

　大宝律令が701年に制定され，医疾令(いしつりょう)が定められた。中務省に内薬司，宮内省に典薬寮が置かれた。医学教育は典薬寮における大学か，地方の国学で行われ，太宰府学では医師（正八位下）2人が置かれた。医学教科書として『小品方』などが用いられ，傷寒論は鎌倉時代に伝えられた。754年鑑真(がんじん)来航。鑑真は医薬に通じ，数々の薬物をもたらした。鑑真の医方はわずかではあるが，『医心方(いしんぼう)』に収録されている。

　正倉院の薬物は60種で，多くは中国からの輸入品である。和気清麻呂(わけのきよまろ)の子・広世(ひろよ)は，799年平安京の大学寮で，『新修本草』『太素』の講義を行い，以後その子孫は千年余に渡って宮廷医和気（半井(なからい)）氏として医家で最高の家格を保った。空海は804年唐に渡り，医学に通じていた。

　丹波康頼(たんばのやすより)は，994年『医心方(いしんぼう)30巻』を編纂し朝廷に献上した。現存する日本最古の医学書で，平安時代における隋唐医学の集大成であり，中国医学受容の精華である。以後九百年に渡り丹波氏は宮廷医として不動の地位を獲得した。医心方は以後長く秘されて，1860年幕命で印刻出版されるまで一般医家の目に触れることはなかった。医心方は1984年国宝に指定された。

6　鎌倉時代の医学と金元医学

　鎌倉時代に入ると宋医学が導入され，僧侶の梶原性全(かじわらしょうぜん)により医学全書の『頓医抄(とんいしょう)』『万安方(まんあんぽう)』が編纂された。中国ではその後，金元の四大家が出現した。治療方針により学派があり，劉完素(りゅうかんそ)は寒涼派と呼ばれ心火を降し，腎水を益することを治療の軸とした。『素問玄機原病式(そもんげんきげんびょうしき)』『宣明論方(せんめいろんぽう)』があり，防風通聖散(ぼうふうつうしょうさん)などを創製した。張子和(ちょうしか)は攻下派と呼ばれ，汗・吐・下の攻撃的療法を用い，『儒門事親(じゅもんじしん)』を著した。李東垣(りとうえん)は補土派と呼ばれ，五行の土，すなわち脾胃(ひい)を養うことを主眼とした。『脾胃論(ひいろん)』『内外傷弁惑論(ないがいしょうべんわくろん)』『蘭室秘蔵(らんしつひぞう)』があり，補中益気湯(ほちゅうえっきとう)などを創製した。朱丹渓(しゅたんけい)は養陰派と呼ばれ，陰の不足を補い，滋陰降火の方剤を創製した。『格致余論(かくちよろん)』『局方発揮(きょくほうはっき)』の著書がある。

　明代では李時珍(りじちん)の『本草綱目』，呉有性の『温疫論(うんえきろん)』がある。清代には勅命による医学全書の『医宋金鑑(いそうきんかん)』，葉天士(しょうてんし)の『温熱論(うんねつろん)』，呉鞠通(ぎきくつう)の『温病条弁(うんびょうじょうべん)』がある。

7　曲直瀬道三と後世派

　室町時代前期には多くの医師が明に留学して先端医学を持ち帰ることになる。竹田昌慶は太政大臣藤原公経の子で，僧籍に入り，1369年明に渡った。洪武帝（1368-1398）の皇后が難産で衆医が治療したが効果がなく，竹田昌慶が投薬したところ，皇子を安産した。この功績により竹田昌慶は安国公に封ぜられたと，竹田家に伝承されている。帰国後，足利義満に仕え，法印に昇進し，医の名家，竹田家の始祖となった。

　半井明親は古来，丹波氏と宮廷医の地位を二分した和気氏の子孫。明に渡り，武帝（在位1506-1521）の病気を治して驢馬を下賜されたと半井家に伝承されている。驢馬下賜に因んで，半井明親は驢庵と称し，歴代驢庵を世襲，官医として最高の家格を保った。

　堺の豪商で医師でもあった阿佐井宗瑞は，1528年に明の熊宗立の編著『医書大全』を印刷出版した。印刷術は従来の写本に比べ画期的な事業であった。田代三喜は明に渡り李朱医学を持ち帰った。この田代三喜に学んだのが，曲直瀬道三（1507-1594）である。道三は日本医学中興の祖で，1574年『啓迪集』を出版している。足利義輝，織田信長，豊臣秀吉，千利休などの信任が厚い。室町時代の前期から日本の医学に明医学が導入され末期になると学派というものも形成された。曲直瀬道三による後世派は，200年余に渡って医学の主流をなし，江戸時代初期に最盛期を迎えることになる。後世派は金元医学に基づき，陰陽五行説を取り入れ，気血津液・臓腑・脈絡の働きを見て察証論治を行った。察証論治は弁証論治と同じ意味である。道三の後継者が曲直瀬玄朔（1549-1631）で，そこから多くの弟子が輩出した。

8　古方派の勃興

　江戸時代中期になると，その後の日本医学の方向性を決定づける古方派が出現する。古方派とは張仲景が作った『傷寒論』を聖典視し，そこに医学の理想を求める学派である。傷寒論はそれまで日本ではほとんど未知のものであり，一般にはほとんど流布していなかった。1659年に『仲景全書』，1668年に『宋版傷寒論』が出版されると，この古典に対する関心がにわかに高まり，多くの人々がこれを研究するようになった。以後古方派は現在に至るまで日本漢方の大勢を占めるようになり，現在の日本漢方は傷寒論に基づく日本独自の古方派にルーツがある。

　最初の古方派の人物は名古屋玄医（1628-1696）で，黄帝内経，難経，傷寒論，金匱要略，本草などの古典籍を研究し，古典の重要性を説いた。背景には伊藤仁斎，荻生徂徠らが，朱子学を否定し儒学を重んじる復古運動をしていた時代的潮流がある。名古屋玄医は『扶陽抑陰説』を唱え，陽が有余し，陰がやや不足した状態が生理的に健康であると考え，陽を補う桂枝湯類を盛んに使用し

(303)

第5章　漢方医学の歴史

た。『医方問余』『金匱要略注解』などの著書がある。

後藤艮山（1659-1733）は，門人200人を超え，香川修庵や山脇東洋を輩出している。『一気留滞説』を提唱した。それまでの漢方医学の根幹をなす陰陽五行説を疑問視し，百病は一気の留滞から生じ，順気を持って治病の綱要とすべきと説いた。民間療法を多用し，灸・熊胆・温泉療法を推奨した。門人の筆録に「師説筆記」がある。

二人の先人のあと古方派は隆盛する。香川修庵（1683-1755）は，後藤艮山の弟子で，伊藤仁斎に古学を学んだ。熱心な孔子・孟子の崇拝者で，孔孟の教えを十分に学べば医学上の基本的な原理はことごとく得られると考え，「儒医一本論」を提唱した。著書に『一本堂薬選』『一本堂薬選続編』『一本堂行余医言』があり，実証的な眼をもって疾病を眺め詳細な症候論を著述した。

山脇東洋（1706-1762）は，養祖父が曲直瀬玄朔の門人で後世派であったが，後藤艮山に学び古代の聖人の医術を復活させた。傷寒論を重視し，外台秘要を翻刻して幕府に献上し清国にも送られた。東洋はオランダ語ができなかったが，ヨハン・フェスリングの人体解剖書を入手し，1754年京都で罪人の腑分けに立ち会い，その正確さに驚き，2年後『蔵志2巻』を出版した。

9　吉益東洞と万病一毒説

吉益東洞（1702-1773）は，荻生徂徠の影響を大きく受け，張仲景の医方の研究に傾注し，40歳を過ぎてから山脇東洋に認められて，大いに名声を得て古方派の雄として当時の医学界を煽った。著書に『類聚方』『薬徴』『方極』『古書医言』がある。

吉益東洞の医説には2つの大きな特徴がある。その第一は「万病一毒説」である。病気はすべて一つの毒に由来する，毒のある場所によって病態の発現が異なるに過ぎない。薬は全て毒で，毒をもって毒を制するのが治病で，勢い攻撃的な治療となった。医者は病邪を叩くのみで患者の生死は天命であるとした（天命説）。

もう一つは「方証相対」の考え方である。方証相対の考え方は傷寒論の真骨頂で，特定の症状や証に特定の処方を対応させるものである。黄帝内経や李朱医学など陰陽五行説に基づく医学理論は眼で見ることができず，客観的に証明することもできないのでこの理論を廃棄し，気血水・臓腑・経絡の働きも無視した。診断の根拠として腹診を重視し，補瀉の概念を一新した。薬は毒を外に出す瀉の働きしかなく，補うのは薬ではなく食物であるとした。

吉益東洞の考え方は多くの医師を魅了し，急速に日本中に浸透した。そのため曲直瀬流の医術は崩壊した。直接実証しうるもののみを治療に用いるという動きが主流となった。尾台榕堂は吉益東洞の後継者であり，今日の日本漢方界にも絶大な影響力を及ぼしている。東洞の『類聚方』に頭注を付けた『類聚方広義』は傷寒論の方剤の使用法を解説している。

10　折衷派と考証医学

　東洞の医学は一世を風靡したが，この方法では治らない病気もかなりあり新しい方法論が模索されるようになった。折衷派とは，古方派と後世派を折衷して臨床を行う流派を指す。古方派の方証相対の病因・病態を否定する理論と後世派の陰陽五行説に基づく病因・病態を必須とする医学とには決定的な違いがある。理論上の折衷はできないが，臨床的に折衷して一人ひとり折衷の形の異なる臨床第一義の人々が現れた。吉益東洞の息子吉益南涯（1750-1813）は，東洞の極端な医説を修正した。毒は一つであるが，気血水のどれかに乗じて病気を発生させるとした。
　和田東郭（1744-1803）は，折衷派の泰斗として知られ，「一切の治療は古方を主とし，その不足を後世方をもって補うべし」と唱えた。門人の筆録に『蕉窓雑話』『導水瑣言』『蕉窓方意解』『東郭医談』『傷寒論正文解』『東郭腹診録』がある。
　華岡青洲（1760-1835）は，吉益南涯に古方を学び，大和見立にオランダ流外科を学んだ。帰郷して内科も外科も一致して生体の理を極めるべきであるとする「内外合一活物窮理」を主張し，民間療法も採用して，和漢蘭折衷の医方を実践した。1795年接骨医の用いている麻酔薬を改良して経口麻酔薬の麻沸湯（通仙散）を創案した。麻沸湯を用いて乳癌摘出の手術を成功させ，さらに関節切断，尿路結石摘出術などを行った。紀州藩の藩医となり，家塾春林軒には全国から千人を超える門人が集まった。
　本間棗軒（1804-1872）は，長崎でシーボルトの教えを受け，華岡青洲から外科を習得した。江戸で開業し，初めて大腿切断手術に成功した。著書に『瘍科秘録』『内科秘録』がある。
　浅田宗伯（1815-1894）は，臨床医として世間の高い評価を得て，幕末にはコレラや麻疹の治療にあたり，幕府の御目見医師に抜擢，1865年幕命によりフランス公使レオン・ロッシュの治療に成功。翌年大坂城に将軍家茂を診療し，また和宮や天璋院の信任を受け法眼になった。明治維新後は東宮侍医を務めた。著書に『勿誤薬室方函』『勿誤薬室方函口訣』がある。
　考証学は中国清朝に起こり隆盛をみた学問で文献的にあらゆる分野の考証が行われたが，医学については十分な考証は行われなかった。中国では科挙に及第しなかった者が転じて医業を行った。日本では多くの医家は知識階級で幕府医官，藩医といった身分であり，世襲制で地位も高かった。中国では医学の古典資料の散逸が多かったが日本では資料収集にも恵まれていた。考証医学では主に医学古典の考証，テキストの復元，注釈，復刻が行われた。臨床的な記録はあまり残っていない。目黒道琢（1739-1798），多紀元簡（1755-18010），多紀元堅（1795-1857），森立之（1807-1885）などがいる。
　明治新政府と清朝と国交が結ばれると，駐日清国大使の随行員として楊守敬（1839-1915）が1880年来日した。楊守敬は中国では既に散逸した良質で多量の古医籍が日本に温存され，さらに幕末の考証医学により，より整理されていたことに驚いた。楊守敬はこれらの古典籍3万余巻を収

第5章　漢方医学の歴史

集し中国に持ち帰った。『黄帝内経太素』『難経』『宋版傷寒論』『新修本草』『千金方』『千金翼方』『外台秘要方』はいずれも日本からもたらされた。日本はかつて中国から医学を学び，明治になって中国の旧恩に報いることができた。

11　明治維新から現代まで

　1868年明治新政府が誕生し，明治3年新政府はドイツ医学の採用を決定し，以後第二次大戦まで日本の医学はドイツ流一色に染められることになる。漢方医たちは温知社を結成し存続運動を行ったが，明治28年（1895）帝国議会は漢医継続願の法案を否決し，漢方医はその代だけで資格を失い，漢方医の子弟も西洋医学の試験に合格しなければ医師になれなくなった。漢方は極端に衰退し学問的にはほとんど断絶の状態になった。その後ごく一部の人々によって民間レベルで漢方の復興を目指したのは3派ある。**和田啓十郎**は吉益東洞の流れを汲む古方派に属し，1910年**『医界之鉄椎』**を出版し，西洋医学の知識を背景に治療医学としての漢方医学の優秀性を説いた。**湯本求真**は1927年**『皇漢医学』**を出版した。折衷派に属する浅田宗伯の後継者には，**木村博昭**，**中野鴻章**，**新妻壮五郎**がいる。後世派に属する**森道伯**は体質を虚血証体質，臓毒証体質，解毒証体質の三大証に分け，それに対応する五処方（通導散，防風通聖散，柴胡清肝湯，荊芥連翹湯，竜胆瀉肝湯）の運用に長じた。この流派は**一貫堂**と呼ばれる。

　この3つの流派の後継者たちは昭和16年（1941）**『漢方診療の実際』**を出版した。浅田流の木村長久，古方派の**大塚敬節**（1900-1980），一貫堂派の矢数道明，薬学者の清水藤太郎である。この本は多忙な臨床家が何の予備知識もなく，短時日にしかも容易に漢方医学を習得できることを目指している。第1ページから疾病の治療各論で始まる。本書は1969年**『漢方診療医典』**と改名され横書きとなった。

　1950年日本東洋医学会が設立された。1976年に医療用漢方エキス製剤の保険適用が始まった。日本東洋医学会は1991年日本医学会の加盟学会となり，会員数1万名を超えている。

12　現代中医学と世界の動向

　中国では，1912年の辛亥革命により中華民国が建国され伝統医学は苦境に立たされた。1949年中華人民共和国が建国されると，毛沢東は祖国医学として伝統医学を保護し，正式に**中医学**という名称が定められた。1956年には北京，上海，広州，成都に中医学院が創設され大学での教育が始まった。1980年3月全中国中西医結合同会議では，中医学，西洋医学，中西医結合の3分野の発展

の必要性が説かれ，1991年には「中医学と西洋医学を同等に重視する」方針が憲法に記載された。1993年には北京，上海，南京，成都の各中医学院を**中医薬大学**に昇格した。2008年，中医薬大学は8校，中医学院は20校を数える。

　1990年と1997年にハーバード大学は全米調査を行った。**補完代替医療**を行っていた人は1990年では米国民の33.8%であったが，1997年では42.1%になった。補完代替医療に支払われた費用は1997年には122億ドルで，これは全米の入院費よりも多かった。この動きを受けてアメリカの国立衛生研究所NIHは1998年に**国立補完代替医療センターNational Center for Complementary and Alternative Medicine**を設立し，2003年に1億1330万ドルの予算を組んだ。ただしアメリカは国民皆保険の国ではない。

　武見太郎（1904-1983）は漢方推進派であった。漢方が生活の中に溶け込んだ医療であるからこそ健康保険の対象にすべきであると考えていた。また西洋医学との安易な融合を是認してはいなかった。漢方医学そのものが日本の優れた遺産であり，とりわけ人間の全体像をみる，柔軟性のある診療をする，という点において優れていると考えていた。病名診断すなわち治療学といった西洋医学の構図とは異なる診療に注目していた。診断名の判然としない多愁訴な患者に症候論的な疾病のとらえ方をしたり，同病異治・異病同治といった個人個人に適した治療法の選択など，日本文化に根差した柔軟性のある医療が漢方治療にはあると考えていた。この先見性は結実し，今日に至って日本の80校全ての医学部ならびに医科大学で漢方医学の講義が行われ，医師の70%までもが漢方薬を処方するようになってきている。

第6章　近代日本医学史

【1】はじめに …………………………………………………………………311
【2】ヨーロッパ医学の発達 …………………………………………………311
【3】ザビエルの来日と南蛮流外科 …………………………………………312
【4】紅毛流外科と山脇東洋 …………………………………………………313
【5】蛮書解禁令と杉田玄白 …………………………………………………314
【6】前野良沢と解体新書 ……………………………………………………314
【7】華岡青洲と通仙散（麻沸湯） …………………………………………315
【8】シーボルトと鳴滝塾 ……………………………………………………316
【9】シーボルト事件と日本博物誌 …………………………………………317
【10】松本良順とポンペの来日 ………………………………………………318
【11】長崎養生所とポンペの帰国 ……………………………………………319
【12】ドイツ医学の採用とお雇い外国人による医学教育 …………………320
【13】森鴎外と脚気論争 ………………………………………………………321
【14】北里柴三郎とコッホ ……………………………………………………321
【15】志賀潔とエールリッヒ …………………………………………………323
【16】秦佐八郎とサルバルサン ………………………………………………323
【17】英雄，野口英世の生涯 …………………………………………………323

第6章　近代日本医学史

1　はじめに

　10年ほど前，心臓移植を始めとする臓器移植に日本中の熱い視線が注がれた。今日，iPS細胞による再生医学に熱い眼差しが向けられ，心筋梗塞，脳卒中，脊髄損傷など，一度機能を失ったら蘇るはずのなかった組織の再生に熱い視線が注がれている。医学は人生哲学でもあり人間の生きざまがそこにある。今日，日本の医療は世界の最高水準に達しているが，ここには1543年日本人が始めてヨーロッパ人に接してから，熱い思いで時代を駆け抜けて来た医師達の歴史がある。近代日本医学史のハイライトを解説させて頂いた。

2　ヨーロッパ医学の発達

　ヨーロッパの医学の祖は古代ギリシア医療の医神**アスクレピオス**で「蛇の巻きついた杖」をシンボルとして，ギリシア各地にアスクレピオスを祭る神殿が幾つも建てられ，神官から魔術的儀式的治療を受けた。医聖と崇められる実在の人物は**ヒポクラテス**（BC460?-375?）で，紀元前460年頃に生まれている。ヒポクラテスは「**四体液説**」を医学の基本学説とし，今日に残る『**ヒポクラテス全集**』を残している。この四体液説は古代中国の五行説に類似している。「体内の自然が病勢に打ち勝てば，病気は回復する。病気を治すのは自然である。」と説いた。この四体液のバランスの考え方も古代中国の五行説の相生相剋の考え方に類似している。また今日に残る「ヒポクラテスの誓い」にみられる高い倫理性を医師に求め，致死的医療の禁止，堕胎の禁止，患者との情欲の禁止，守秘義務などの戒律を記した。**ガレノス**（129?-199）は紀元125年頃ギリシアのベルガモンに生まれた。アレクサンドリアで医学を学び，ローマで宮廷医となった。ガレノスは動物実験医学の開祖で，「動脈の中に血液が流れている」「脳が脊髄を通じて末梢神経を支配している」「尿は膀胱ではなく腎臓で作られる」といった発見は，東洋医学では結局果たされなかった。人間の霊魂は**プネウマ（精気）**を介して肉体を操っており，人体を統御するのは，脳・心臓・肝臓であり，それぞれ精神プネウマ，生命プネウマ，栄養プネウマを生成し，それぞれの臓器は神経・動脈・静脈によって全身につながっていると考えた。ガレノスの「**精気論**」はキリスト教の教義と矛盾することはなく，以後1500年間神聖なガレノス医学の前にヨーロッパでは医学の進歩はみられなかった。

　ギリシア，ローマの古典医学はビザンツ帝国を介して東方に伝えられ，まず翻訳医学としての「アラビア医学」が誕生した。アラビア医学は進歩し，**アビセンナ（イブン・シーナー）**（980-1026）は『**医学典範**』を著し，のちラテン語に翻訳されて15～16世紀までヨーロッパ各地の大学の基本的教科書として使われた。イスラム教寺院は病める者の避難所であり，9世紀から200年間に渡ってイスラム医学は最盛期を迎えた。

第6章　近代日本医学史

　中世ヨーロッパでは修道院の付属施設として病院が設立された。サレルノ医学校，モンペリエ医科大学が設立されたが，医学が神学や哲学に勝ることはなく，目の前の事実がガレノスの記述と異なっていれば，目で見たものが間違っているとされた。中世の時代，カトリック教会はガレノスの医学を絶対的権威とあがめ，神聖不可侵なものとしていた。1482年教皇シクストゥス4世は「聖職者の許可があれば死体解剖を行ってもよい」との勅令を出した。ルネサンスに入ってからは，**アンドレアス・ベザリウス（1514-1565）**らによって解剖学が大いに発展した。ガレノスは人体を解剖したことがなかった。イタリアのパドヴァ大学の解剖学教授であったベザリウスが1543年，『**ファブリカ（人体構造論）7巻**』を出版した。ガレノスの多くの誤りを正した。ベザリウスは異端とされ大学を追放された。同時代フランスの軍医**アンブロワーズ・パレ（1510-1590）**は4人のフランス王の主任外科医を務め「我包帯をし，神癒し給う」という言葉を残している。パレはラテン語が書けなかったが，パリ大学解剖学教授ヤコブス・シルビウスの庇護を受け，「銃創治療法」「血管結紮術」「四肢切断術」をフランス語で執筆出版した。ヨーロッパではキリスト教による博愛精神の実践として病院が建てられていた。ここでは急性の病人だけではなく，貧乏人や身体障害者，慢性の病人の世話も行われた。この様な背景を持った西欧医学が帆船に乗って日本にやって来た。

3　ザビエルの来日と南蛮流外科

　イエズス会の宣教師**フランシスコ・ザビエル（1506-1552）**は1549年来日した。島津侯の許可を得て布教に従事し，豊後・平戸・山口などを巡回して布教に当たるかたわら，病人の看護を行ったという記録が『**日本西教史**』に残されている。1557年，海賊討伐の報償として明からポルトガルにマカオが割譲され，ポルトガルはここに対日貿易の拠点を置くことになる。

　ザビエルは多少の医術の心得があった程度で，日本で本格的な医療活動を行ったのは**ルイス・デ・アルメイダ（1525?-1583）**である。アルメイダは1555年日本に来航し，キリスト教の布教に当たり地域庶民に医療サービスという恩恵を与えて入信させた，と言われている。アルメイダは屋外で診療と外科治療を行っていた。これは屋内では採光が不十分であったことと，南蛮人は人の生血を吸い人肉を食べるというあらぬ風評をさけるためであった。アルメイダの勧告に従って豊後の国主大友宗麟（1530-1587）は1557年，大分市内に救済施設を建設している。これらスペイン人，ポルトガル人を中心に行われた外科を「**南蛮流外科**」という。イエズス会の穏健な布教手段に比べフランシスコ会は，日本の政情を考慮しないで布教活動を行ったため，天正15年（1587年）豊臣秀吉（1537-1598）の忌避に触れてバテレン追放，さらに慶長元年（1596年）二十六聖人の処刑・殉教となった。

4 紅毛流外科と山脇東洋

　日本とオランダの正式国交は1608年になってからでアルメイダの西洋式病院開設から50年以上も経っていた。当時の日本の政策はキリスト教の布教は厳禁するが貿易は積極的に行うというものであった。スペイン人，ポルトガル人はキリシタン医療に事寄せて布教し，また日本占領の意図が漏れたことから長崎の出島から強制退去させられることになる。

　この様にして南蛮流外科は終焉を迎え，替わって4千坪の**長崎出島**で「**紅毛流外科**」が行われることになる。当時オランダ人は髪の色にちなんで紅毛人と呼ばれていた。その初期に活躍した代表的流派が，オランダ商館付医師カスパルによる「**カスパル流外科**」である。1639年の鎖国令によって医書の輸入が禁じられる。このような中にあっても向学心に燃える医師達はオランダ人の語るところを筆記し，外科の手術を見学してこれを模倣していった。江戸時代，オランダ商館に常駐した医師は250年間で約百人であった。**嵐山甫安**（1633-1693）は，28歳の時から長崎出島で6年間オランダ人から外科を教わり『**紅毛外科宗伝6巻**』を著作している。

　この様な趨勢の中で観念的な中国解剖学に疑問を抱いていた**山脇東洋**（1705-1762）は，オランダのヨハン・フェスリングの人体解剖学の医書を入手し，1754年京都で行われた罪人の腑分けに立ち合い，その正確さに驚いた。山脇東洋はオランダ語を理解できなかったが，1759年ついに『**蔵志2巻**』（図1）を出版した。

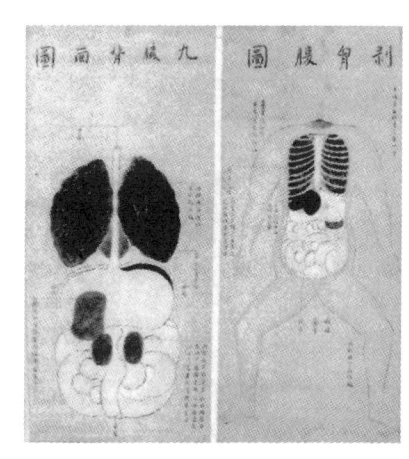

図1　山脇東洋著『蔵志』の原画。1759年

5 蛮書解禁令と杉田玄白

　1720年将軍徳川吉宗（1684-1751）は，時代の要望に答えて**蛮書解禁令**を出すことになる。蛮書解禁令が出されるや否や急速に蘭学が勃興し，やがて『**解体新書**』（図2）が出版されることになる。

　杉田玄白（1733-1817）（図3）は若狭小浜藩の藩医で，初めは蘭学一筋で行くつもりではなかった。若き杉田玄白は『瘍家大成』を著し，和・漢・蘭を集大成して日本一流の外科を目指していた。しかしドイツの解剖学者ヨハン・クルムスの解剖図説（1731年版）のオランダ語訳ターヘル・アナトミアを手に入れ，1771年刑場での腑分けに立ち合い，その正確さに驚き，前野良沢と共に4年の歳月をかけて『解体新書』を発刊することになる。

(313)

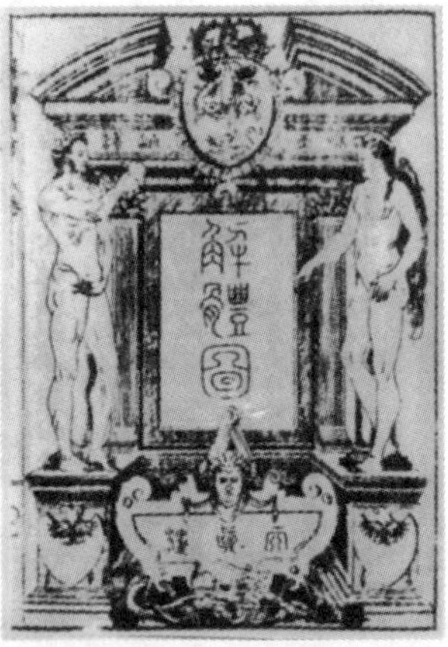

図2 『解体新書』の扉絵。1775年　　　　図3 杉田玄伯像。1812年80歳

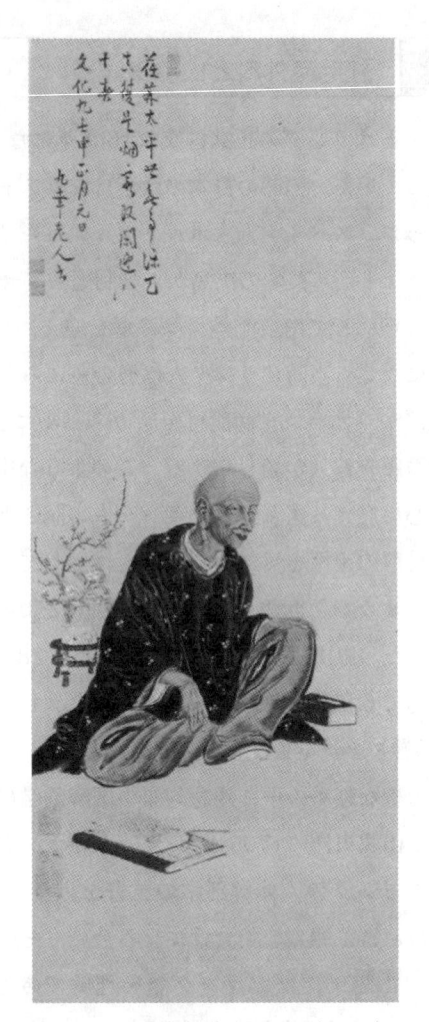

6　前野良沢と解体新書

　前野良沢（1723-1803）は幼くして両親を失い，伯父に当たる淀藩医の宮田全沢に養われ教育を受けた。その薫陶は，「(1) 世の人の為すことのみをなさば，一生涯空しく人の後に居るものなり」，「(2) いやしくも男子たるものは，必ず一事は人の為さぬことをはじめて，以って世の先導者たらんことを心にかくべし」というものであった。良沢は47歳の時，幕府の書物奉行青木昆陽（1698-1769）に弟子入りしてオランダ語を学んだ。前野良沢は『**解体新書**』の刊行で養父の訓を実践したのであった。ちなみに解体新書の巻頭には玄白以下4人の名が並ぶが，翻訳の最大の功労者である前野良沢の名は入っていない。

玄白らは翻訳に当たって，とくに中国語にない言葉の日本語訳に苦心し，軟骨・神経・門脈などは玄白らの新造語である。また膵臓などは結局訳語が造られず，後に宇田川玄真（1769-1834）により命名された。玄白は晩年になってから，これらの苦心談を回想録の形でまとめ**『蘭学事始』**として出版した。『蘭学事始』は明治23年日本医学会第1回総会の記念として再刊され，この時福沢諭吉（1834-1901）が前書きを寄せている。

7 華岡青洲(はなおかせいしゅう)と通仙散(つうせんさん)（麻沸湯）

　杉田玄白の時代，外科といえば膏薬を貼ったり，傷口を縫合したり，膿瘍を切開する程度のものであったが，この中にあって日本の外科学を大成したのが**華岡青洲（1760-1835）**（図4）であった。23歳の時京都に出て，吉益東洞（1702-1773）の子，南涯（1750-1813）について古医方の医術を学び，次いで大和見立（1749-1827）について外科，さらに伊良子道牛についてカスパル流外科を学んだ。青洲自身はオランダ語ができた訳ではなかったが，漢方も蘭方も理の通ずるものを引き出して取るという原理（内外合一，活物窮理）で古今漢蘭を折衷した新法を編み出し，のちに華岡流外科と呼ばれるようになった。鎖肛・鎖陰などは青洲の命名した病名で，乳癌・脱疽・痔瘻・口蓋裂の手術も行っている。青洲の著書として**『瘍科秘録』**が残っているが，これは青洲の直筆ではなく門弟らが口述筆記したものである。

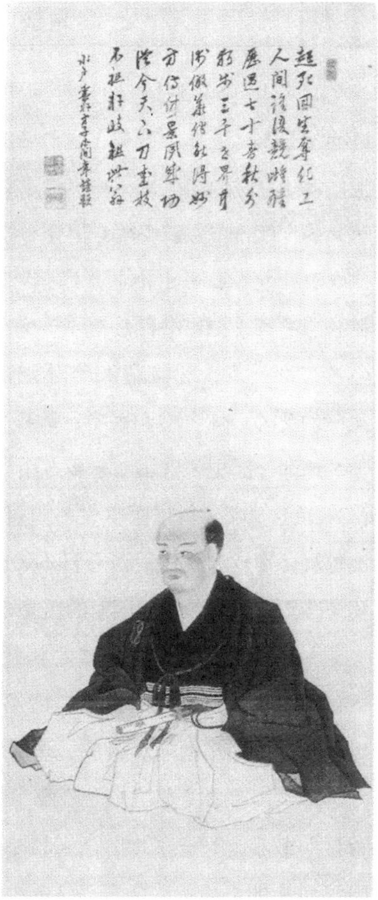

　青洲を遡ること1600年前，中国の名医華佗(かだ)（120?-220?）は麻沸散を用いて手術を行っていた。青洲は20年の研究の末，マンダラゲ（チョウセンアサガオ）とトリカブト（草ウズ）を主成分とする**通仙散(つうせんさん)（麻沸湯(まふつとう)）**を完成させる。この20年の研究には母於継(おつぎ)と妻加恵(かえ)の献身的な努力があり，有吉佐和子の『華岡青洲の妻』に描かれ映画にもなっている。嫁と姑は競うように自らの体を提供した。母は度重なる劇薬の服用により成功を知ることなく世を去り，妻も劇薬の服用により失明するという不幸に見舞われる。

図4　華岡青洲還暦寿像

乳癌の手術の第一例は勘という60歳の女性であった。姉妹が乳癌で悲惨な死に方をしたのを見ており，「治療をしてもらって死ぬのなら諦めがつく。それだけ苦しみの日が短くて済むのだから，ためらわずに手術をしてほしい。」と申し出るのであった。1804年10月13日手術が行われた。勘はその後4ヶ月間生存し，1805年2月26日没している。アメリカでは1846年マサチューセッツ総合病院でエーテル麻酔による頸部腫瘍の摘出手術が行われている。青洲はこれよりも42年前に麻酔薬を発明していたことになる。

青洲のもとには全国から1000人近い弟子が集まり華岡流外科を生んだ。青洲の診療所である春林軒は当時の先端医療の中心地となった。青洲は士分として帯刀を許され奥医師の位についた。鎖国後青洲の業績は世界に知られ，シカゴにある世界外科学会栄誉会館には華岡青洲と母於継，妻加恵の絵が飾られている。

8　シーボルトと鳴滝塾

ケンペル（1651-1716）は，19世紀の日本研究で知られるシーボルトよりも先に日本を紹介し，18世紀最高の日本研究書とされる『日本誌』を著したオランダ商館付医師である。この日本誌の図版には江戸城内でケンペルが将軍綱吉（1646-1709）の前で恋歌を歌っている光景も描かれている。ケンペルは日本の鍼灸術も紹介している。

フランツ・シーボルト（1796-1866）（図5）はドイツ人の眼科医で1823年から6年間日本に滞在し，それまでに来日したオランダ商館付医師の中では誰よりも大きな足跡を残し高い評価を得ている。シーボルトは1796年医家の名家に生まれ，祖父・父・伯父のいずれもが医学部教授であった。博物学・民族学・地理・歴史・言語など多方面に広い知識を持っていた。シーボルトは外科軍医少佐の肩書きを持って来日したが，実際にはオランダ政府から日本の総合的学術調査を行う任務を与えられており，国家的援護のもとにやって来た。

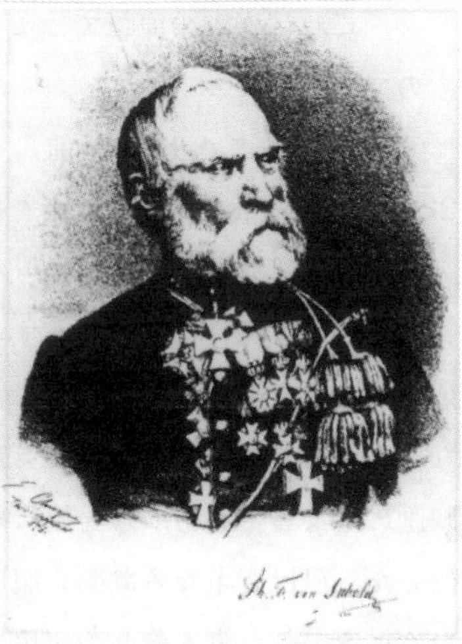

シーボルトが日本医学に大きな足跡を残したのは，1つにはシーボルトの日本探究の情熱であり，1つには解体新書の刊行以来半世紀が過ぎ，既にオランダ語の読み書きができ，学術書まで翻訳できる蘭学者が大勢いたという時代背景がある。シーボルトは来日して1年も経たないうちに鳴滝塾を開くことになる。鳴滝塾には多くの門人が出入りし教えを受けたり，診療するシーボルトから臨床的な施術

図5　晩年のシーボルト像

を学ぶことになる。

　シーボルトは種痘法，瀉血法，腹水穿刺，腫瘍切除術，白内障手術，光学的光彩切除などを行っている（図6）。しかし体系だった医学教育が行われていたかどうかは不明で，シーボルトにしてみれば，多くの門人の中から優秀な人物を選び課題を課してオランダ語の論文を提出させ，日本の調査のためにより多くのより幅広い情報収集をしていたのが実際のようである。**伊東玄朴**・高野長英・高良斎らの提出したこれらの論文の中には「日本疾病志」「灸法略説」「日本産科問答」などがある。シーボルトはドイツの大学制度を真似て修業証書を発行している。学位資格を授与する制度を真似たものであるが，全くの私的な修業証書にすぎなかった。しかしシーボルトの門人の大部分は箔付けのためこの免状を欲しがり，シーボルトから与えられたテーマについてオランダ語による論文の作製に取り組んだ。

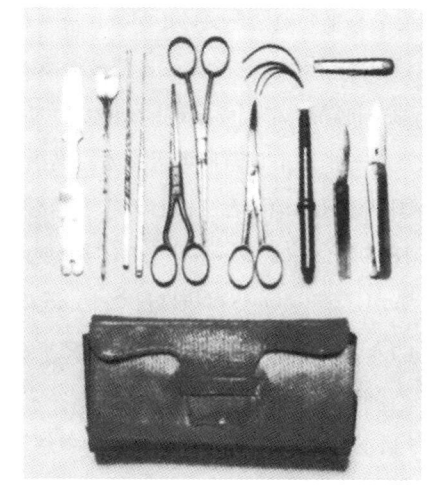

図6　シーボルトの使用していた医療器具

　シーボルトが遊女の**楠本瀧**（くすもとたき）と知り合ったのは**お瀧**が出島の診療所を訪れたのがきっかけであった。お滝はシーボルト屋敷に住み，やがて女児を出産した。シーボルトが追放されたのち，お瀧は再婚したが母娘は「オランダ娼婦」「異人の子」と差別された。シーボルトは1845年ドイツ人女性と結婚し，1858年長男を連れて再来日した。お瀧の娘いねはシーボルトの弟子の指導を受け産婦人科医として働いていた。辛酸をなめ尽くした「混血児」「シングルマザー」「日本初の女性蘭方医」。波乱に満ちた人生を歩み，後に「**オランダおいね**」として語り継がれる。シーボルトは再来日後，江戸で外交顧問として滞在し，1862年帰国した。終生親日家であったという。

9　シーボルト事件と日本博物誌

　長崎出島に居住するオランダ商館員たちにとって5年に1度の1826年の江戸参府で将軍に謁見することは大きな喜びであった。道中で多くの医師や素封家から会見の申し出があり，進物も莫大で，また見聞する内容も豊富であった。シーボルト事件はこの様な中で起きた。**土生玄碩**（はぶげんせき）（1768-1854）は幕府の眼科奥医師で，当時白内障の手術に欠くことのできなかった散瞳薬ベラドンナの秘密を教わろうとシーボルトに接近した。シーボルトはどうしても教えて貰いたいならば，葵の紋服と交換しようと話を持ちかけ，結局玄碩はこの申し出を受け，後に**シーボルト事件**として発覚する。改易

(317)

という重い処罰を受けるが後に許される。改易は江戸時代には切腹よりは軽く閉門蟄居よりは重い処分であった。ちなみにこの散瞳薬についてはシーボルトの門下生高良斎がその翻訳書『眼科便用』『眼科必読』に既に記述し公開されていたが，奥医師の玄碩はこれを知らなかったのである。

シーボルトは幕府の天文方，**高橋景保**（作左衛門）（1785-1829）に接近し，世界地図を見せ，国禁の日本地図と交換しようと話を持ちかけ，景保はこの申し出に応じるのであった。これらは1829年シーボルト事件として発覚し景保は獄死する。シーボルトは国外追放，禁制品は押収されるが，シーボルトは抜け目なく，既に地図類は転写しオランダに送ったあとであった。この事件後，門人達は四散し鳴滝塾は自然消滅する。

シーボルトは帰国後，ヨーロッパで最高の日本研究者として高く評価され，医学よりも『日本』『日本植物誌』『日本動物誌』の著作に専念することになる。これらのシーボルトの業績とされるものの中にシーボルトの門下生達が提出したオランダ語の論文が多く含まれていた。シーボルトは日本に開国を迫っていたロシア皇帝ニコライI世に協力し，日露通商条約の草案作製を行ったり，アメリカのペリーに働きかけ自分を日本遠征に同行させるよう迫っている。ペリーはシーボルトが日本追放中であったのでこの申し出を断っている。シーボルトは1858年追放令を解かれ再来日するが，この時長崎ではすでにポンペが活躍していた。

10　**松本良順**とポンペの来日

幕末の日本医学界では蘭方医と漢方医の間に主導権争いがあった。しかし官医養成機関である「**医学館**」は考証派の法印，多紀本堅らが要職を占め，1849年「**蘭方禁止令**」が出され，蘭方医学は眼科と外科以外は禁止された。しかしシーボルトが種痘を伝え，楢林宗建，伊東玄朴，緒方洪庵らによって広められ，1858年江戸に種痘所が設けられ，やがて種痘所で西洋医学教育が始められた。さらに伊東玄朴が医官の最高位である法印となり漢方医の勢力は排斥されていく。

蘭方外科医**佐藤泰然**（1804-1872）は，初めシーボルトの高弟でのちに蛮社の獄で渡辺華山（1793-1841）と共に投獄される**高野長英**（1804-1950）に入門しようとするが断られ，自ら3年間長崎に遊学する。故郷に戻った後，我国最初の私立病院である**佐倉順天堂**を開く。ここでは，種痘や卵巣嚢腫の手術なども行われている。佐藤泰然の次男良順は奥医師松本家に婿入りし，**松本良順**（1832-1907）と名を改める。泰然の後継ぎは山口舜海で，のち佐藤尚中と名を改め順天堂医院を創設した。

1855年オランダから幕府に軍艦スンピン号が送られる。6門の大砲を備えた最新艦で幕府は観光丸と命名し，勝海舟（麟太郎）（1823-1899）以下数十名の幕臣が第1回海軍伝習生として長崎に送られた。2年後の1857年幕府がオランダに注文した感臨丸が長崎に入港する。この軍艦には28歳の

二等軍医**ポンペ**（1829-1908）（図7）が乗船していた。この時第2回海軍伝習生が募集され，松本良順は海軍伝習生の名目で長崎に派遣された。

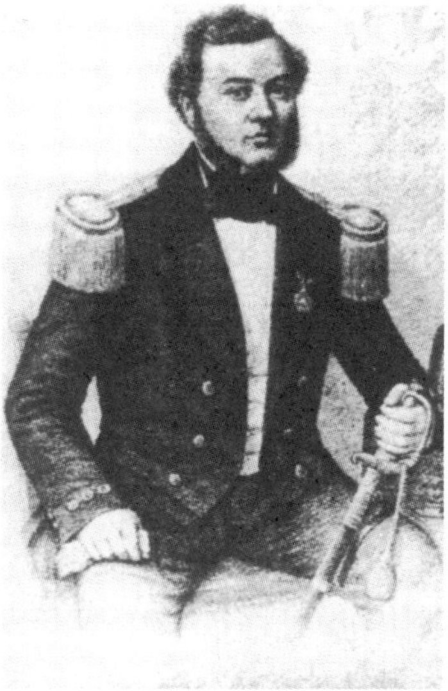

　ポンペの来日はとくに幕府の招請に基づくもので，海軍伝習所教官団の一員としての軍医派遣に選ばれたためであった。長崎に着任したポンペはただちに医学伝習の準備に取り掛かった。松本良順以下十数名に対して長崎奉行所西役所において西洋医学の講義が始められた。しかしこの医学伝習はあくまで海軍伝習生中の軍医希望者に行うものであったため，名目上は良順1人が講義を受け，他は従者ということになっていた。間もなく各藩選抜の伝習生も増え手狭になったことから**医学伝習所**が設置されることになる。これが今日の長崎大学医学部の前身である。

図7　若き日のポンペ像

　任期中ポンペは350人の日本人医師を教育し133名に修業証を発行している。ポンペの医学教育は基礎医学を十分に学んだ上で臨床医学へ進むという系統だった方法で行われた。ポンペの教育方針は実物教育に徹するもので，当初はパリから人体模型キンストレーキを取り寄せて伝習生に見せながら教育し，解剖学においてはポンペ自らが執刀して各部を示説した。当時は攘夷の中で，外国人が日本人の体を解剖するのはけしからんという不穏な空気があったため，150人の士卒が警備する中で行われた。伝習に当たっては全ての学科に簡単な手引書を作って伝習生に配布し，これに基づいて口頭で説明するといった親切なものであった。明治の医学界を作り上げた人物の大部分はポンペの門下生であり，多くの優秀な人材を多数輩出した。

11　長崎養生所とポンペの帰国

　医学伝習所と並んでポンペの在日中の業績の二番目に日本最初の西洋式病院である**長崎養生所**の設立が挙げられる。これはポンペの申し出によりオランダ商館長ドンケル・クルチウスが江戸参府の折幕府に願い出て実現した。この病院の規模は東西25メートル，南北8メートル，2階建洋式建築2棟をH字型に建てたもので，128床を有し，通常70床が使用されていた。

　1858年安政5年全国的にコレラが流行し，江戸だけで死者の数は10万人とも26万人ともいわれている。ポンペはジャワからの情報でコレラの日本侵入を予想し，長崎奉行所にコレラ対策意見書を提出している。これに基づき奉行所は生鮮食料品の食用を禁止し，ポンペの推奨する水薬を配給し

(319)

ている。この水薬はキニーネとアヘンからなるもので，このため医家がキニーネを買いあさり，大坂ではキニーネの在庫が無くなった。

　ポンペは在日5年ののち1862年惜しまれて帰国した。翌1863年幕府は第1回オランダ留学生6人をライデンに派遣している。この中にはシーボルトの高弟であった伊東玄朴（1800-1871）の養子の伊東玄伯（のちに宮内省大侍医）と，佐藤泰然の長女を娶った林洞海の息子の林研海（のちに陸軍軍医総監）の2人の医学留学生が含まれている。この留学生の中には第1回長崎海軍伝習生の取締であった榎本武揚（1836-1908）も含まれていたが，榎本は林洞海の娘タツの婿であるから松本良順の甥に当たる。

　幕臣の松本良順は戊辰戦争の中で会津篭城に参戦するが，落城に当たり藩主松平容保（1835-1893）から深く感謝され，城外に立ち去ることを求められた。江戸で捕縛されたが，その後明治政府に出仕して初代陸軍軍医総監に栄進して男爵を授けられた。ポンペは帰国後，1864年に軍医を退職した。1874年，右大臣岩倉具視（1825-1883）に，ペテルブルクに赴任する榎本武揚を補佐するよう請われ，日本の特使に任命されて外交顧問としてロシアに派遣された。

12　ドイツ医学の採用とお雇い外国人による医学教育

　ポンペが帰国するとオランダ政府はポンペよりも有能な**ボードイン**（1822-1885）を後継者として日本に送りオランダの日本進出の一助にしようとした。ボードインはユトレヒト軍医学校で15年間に渡る教職の経験の持ち主であった。一方，イギリス人医師ウイリス（1837-1894）は幕末維新の戦乱の中で明治新政府側に立ち重要な勲功を挙げた。西洋の軍陣医学，とりわけ外科学の前に日本の漢方医学はその無能さをあからさまにさらけ出すことになった。新政府はウイリスのイギリス医学を選ぶか，ボードインのオランダ医学を選ぶか，その選択に迷うことになる。しかし結局はオランダ人宣教師フルベッキ（1830-1898）の意見を聞き入れ，明治3年に第3の道であるドイツ医学の採用を決定し，以後日本の医学は第2次世界大戦までドイツ流一色に染められることになる。ウイリスは明治政府のドイツ医学採用に当たり，西郷隆盛（1827-1877）らの紹介で鹿児島に行き，鹿児島医学校を興した。

　お雇い外国人による医学教育が行われることになり，明治4年にはドイツ陸軍軍医外科の**ミュラー**（1822-1893）と海軍軍医内科の**ホフマン**（1837-1894）が来日した。また明治9年，本郷の加賀藩邸の跡に東京大学医学部が設立された。日本人に馴染みの深い**ベルツ**（1849-1913）は明治9年に来日し，内科・産科を担当し，**スクリバ**（1848-1905）は明治14年に来日し，外科・皮膚科を担当した。

　明治12年東京大学医学部は第1回卒業生のうち成績優秀者をドイツに留学させた。これらドイツ

留学組の俊才は帰朝するや否や次々と外国人医学教師に替わって教授に就任し，明治36年には東京大学医学部教授の全員が日本人となり日本の医学界はやっと自立を達成することになる。明治28年，国会で漢方医の存続は禁止された。

13　森鴎外と脚気論争

　森鴎外（林太郎）(1862-1922)は東京帝国大学卒業後ドイツに留学し，帰国後陸軍軍医総監となった。医学界で彼を有名にしているものは，彼の誤った指導による陸軍の脚気対策である。脚気は江戸中期以降主として都会で流行し，「江戸わずらい」「大坂腫れ」と呼ばれ，第14代将軍家茂も脚気で死んでいる。ポンペやボードインは脚気の患者を診て，これは東南アジアでみられる「ベリベリ」という病気で西洋には存在しないと返答していた。脚気はビタミンB_1欠乏症で，末梢神経炎による筋力低下，感覚障害，うっ血性心不全を起こす。ビタミンB_1は白米には含まれていないが玄米，麦には含まれている。森鴎外はカロリー栄養説の立場からあくまで米食は兵食として優れていると主張していた。一方海軍では，海軍軍医総監高木兼寛の進言に従ってパン食を取り入れた所，脚気が激減し，この後海軍では米麦混食となり脚気問題は解決した。しかし陸軍はあくまで森林太郎軍医総監の主張のまま日露戦争に突入した。米麦混食が全軍に行き渡ったのは日露戦争最大の陸戦となった明治38年の奉天会戦のあとであった。

14　北里柴三郎とコッホ

　19世紀は細菌学の勃興の時代であった。フランスの**ルイ・パスツール**(1822-1895)，ドイツの**ロベルト・コッホ**(1843-1910)の2大巨人によって伝染病の本体が明らかにされ，治療法の確立が当時の国民の国家主義と結びついて先陣争いを繰り広げていた。この中にあって北里柴三郎(1852-1931)（図8）は日本人で初めて世界の桧舞台に登場した男であり，ゲルマン・ラテンの秀才達と同じ土俵で堂々と日本人の才能を発揮し，やがて日本医学の小さな流れは世界医学の本流に合流することになる。

　パスツールは狂犬病ワクチンを発明した。9歳の少年ジョセフ・メイステルが14ヶ所を狂犬に噛まれパスツールを訪れた。パスツールはワクチンを接種し，少年は発病を免れた。後日，少年はパスツール研究所の門番として生涯を送ることを希望した。パスツールは享年73歳，国葬で送られパスツール研究所の地下に埋葬された。コッホは結核菌の発見でノーベル賞を1905年に受賞している。現在のBCGはウシ型結核菌の弱毒生ワクチンである。コッホは結核菌の不活化成分のツベルク

第6章　近代日本医学史

リンに結核の治療効果があると発表した。これは大学者コッホの最大の失敗であった。51歳の時コッホはヘドビグ・フライブルグという女学生に恋をした。妻エミーと離婚し，2ヶ月後に30歳年下のヘドビグと再婚した。ツベルクリンと女性スキャンダルはコッホの晩節を汚したとされている。享年66歳，葬儀は質素で参列者は妻を含め11人であった。

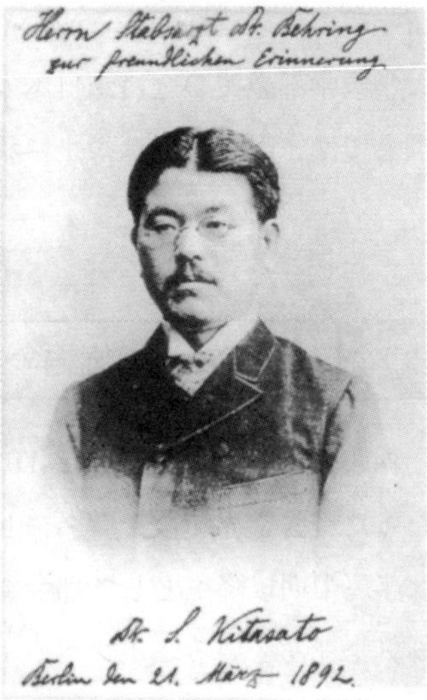

北里柴三郎（1852-1931）は明治16年東京大学医学部を卒業し，明治18年ドイツ留学を命じられる。北里32歳であった。コッホはコッホ研究所を訪れた北里の流暢なドイツ語にまず驚かされたという。結核菌の発見者として名高いコッホは北里を門下の講師リョフラーに託した。リョフラーもまた北里に驚かされた。北里はベルリンに着いてから1年間，下宿から研究所までの道以外は歩いたことがなかったという。

図8　北里柴三郎像。1892年 41歳

　北里は破傷風菌の嫌気性培養に成功する。さらに破傷風は破傷風菌自体に原因があるのではなく破傷風菌が出す毒素に原因があることをつきとめる。同様の結果を同門の**エミール・ベーリング**（1854-1917）はジフテリア菌で証明し，この2人の学者は連名で，「ジフテリア及び破傷風の血清療法について」という論文を発表する。全世界がこの2人の学者を絶賛し，1901年ベーリングは単独でノーベル賞を受賞した。

　北里の留学期間は3年間であったが，5年に延長された。帰国が迫った時，北里の留学に尽力した内務省衛生局長でポンペの門下生であった長与専斎（1838-1902）は宮内大臣に嘆願し，明治天皇は北里の乞いを入れて金一千円を下賜されている。明治26年北里の帰国を知ったケンブリッジ大学は細菌学研究所を新設し，北里をその所長に招聘しようとする。ペンシルバニア大学も彼を招聘しようとする。しかし北里は，「私は日本に帰って同胞の病苦を救い，天皇の聖恩に報いなければなりません。」といって断っている。

　しかしこの凱旋将軍に対して意外にも日本は冷ややかであった。東大は門を閉ざし文部省はそっぽを向いたのであった。この時，慶応義塾の**福沢諭吉**（1834-1901）は北里に私立の伝染病研究所を提供し，北里の日本における研究が始まった。北里の研究所には年々補助金が支給された。やがて伝染病研究はその重要性からいって民間に任せることはできなくなり，国立に移管され内務省に所属することとなった。この時北里は欣然として研究所の一切を国家に寄付し，自らは国立研究所の所長となった。大正9年慶応義塾に医学部が設立された時，北里は福沢諭吉の恩を忘れず初代医学部長となった。

　明治41年コッホが来日している。日本には70日余滞在し，上野音楽学校大講堂での記念講演で

第6章　近代日本医学史

は北里が自ら通訳を務め，夜の観劇会では森鴎外が芝居の筋書きの翻訳を引き受ける熱の入れ方であった。大の親日家となったコッホは日本人のお手伝いさんをドイツに連れて行きたいと希望し，北里はお花さんという少女を渡独させた。お花さんは2年後コッホが没するまで忠実にコッホの身辺の世話をしたという。

15　志賀潔とエールリッヒ

　志賀潔（1870-1957）は明治31年，北里伝染病研究所で赤痢菌を発見し，明治34年からエールリッヒの元に留学している。

　エールリッヒ（1854-1915）は，免疫には血清注射による受動免疫と毒素注射による能動免疫のあることを発見していた。さらに毒素を加熱処理などにより毒性を失わせても免疫発生機能は失われないことを発見し，1908年にノーベル賞を受賞している。エールリッヒの活躍した新興のプロシアでは，当時特殊構造を持つ色素剤が沢山造られていた。エールリッヒは志賀に，この色素剤をトリパノゾーマ（アフリカ睡眠病をおこす原虫）に投与する研究を勧めた。

　数百種類の色素が試され，1904年ついに志賀は抗トリパノゾーマ作用を持つトリパンロートの開発に成功する。エールリッヒ・志賀はこれを**色素療法**として発表し国内外に大反響を引き起こした。これは後年の化学療法の先駆けとなるものである。

16　秦佐八郎とサルバルサン

　明治41年エールリッヒは**秦佐八郎**（1873-1938）を待ちかまえるようにして受け入れ，自ら研究室に案内した。秦は一千近くの化学薬品の抗スピロヘータ作用を研究したと伝えられている。梅毒スピロヘータは1905年にまだ発見されたばかりであったが，秦は1909年に606製剤が梅毒スピロヘータに有効であることを突き止めている。この製剤は1910年には**サルバルサン**の名前で発売されるに至る。この後エールリッヒはドイツで，秦佐八郎は日本でこの新薬の使用上の注意などの啓蒙活動を行う一方，改良研究に慌ただしい毎日を送ることになる。

　そのほか，**鈴木梅太郎**（1862-1940）は白米の栄養的な価値について長く研究を続け，脚気の病状と身体の仕組みを解きあかし，明治43年に米糠からオリザニン（ビタミンB_1）を取り出すことに成功している。

17　英雄，野口英世の生涯

野口英世（1876-1928）（図9）は北里柴三郎よりも人気があり，秦佐八郎よりも有名である。多くの伝記が書かれ，その銅像・胸像は日本中至る所に見られる。しかしこの日本の英雄は，一方では少なくともアメリカに留学するまでは無類の浪費家で放蕩者であり，また名誉欲の強い側面も持っていた。

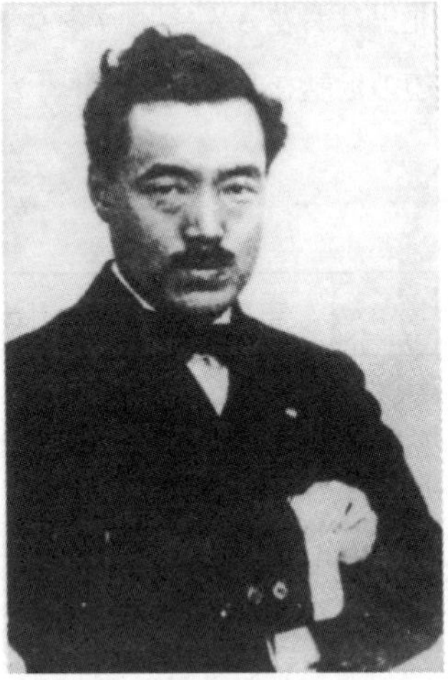

野口は明治9年会津の貧農に生まれた。3歳の時，誤って囲炉裏に手を入れ左手に火傷を負う。明治20年東京に出て済生舎という医学校に入り，医師開業試験に合格する。しかし火傷で四指が癒着した左手では打診や聴診がおぼつかないので細菌学を専攻することになる。明治31年北里伝染病研究所に入るが，所員は全て東大卒の学歴があり，野口は惨めな思いをする。この時たまたま研究所を訪れたアメリカ人フレクスナーに取り入り，明治32年，25歳の野口はアメリカ行きの船に乗り込む。留学に際して縁談が持ち上がり，帰国後の結婚を約束して結納代わりに渡航費200円を受け取る。この額は当時の教員の1年分の給料を上回っていた。しかし後日この約束は履行されなかった。

図9　野口英世像。1920年 44歳

ペンシルバニア大学医学部教授であったフレクスナーは突然の野口の訪米に驚くが，結局野口に蛇毒研究所の助手のポストを与えた。パンと水で生命をつなぎながら，一歩も実験室を出ることはなかった。野口は何時寝るのだろうと噂されるほどであった。ヘビ毒の研究，梅毒スピロヘータの研究によりロックフェラー研究所の部長に昇進する。野口の最大の業績とされる神経梅毒の脳組織から梅毒スピロヘータの発見に成功したのも大正2年のことであった。野口は梅毒スピロヘータの純粋培養，小児麻痺と狂犬病の病原体の純粋培養に成功したと発表しているが，後にいずれもが誤報であることが判明した。しかし野口の名声は高まりノーベル賞候補にも挙げられた。

大正4年，野口は大歓迎のうちに帰国する。当時，日本は日露戦争に勝ってナショナリズムが勃興し，白人の中にあって白人を凌ぐ業績を挙げた英世は，日本の英雄に祭あげられる。再びアメリカに戻った野口は，名声が既に絶頂期を過ぎたことを悟る。当時アメリカはスペインと戦争中で，キューバに上陸したアメリカ兵は戦死者よりも黄熱病での死者の方が多かった。この病原体は細菌濾過器を通過する微生物で，野口の光学顕微鏡では見えないウイルスであった。しかし功を焦る野口は黄熱病流行地であったアフリカのアクラに向かった。自ら黄熱病に罹患し，51歳の生涯を閉じることになる。臨終に際して「私には分からない」と囁いたと伝えられている。

日本史ファンにとって最も熱き思いに駆り立てられるのは，幕末から明治維新にかけての人物像

第6章　近代日本医学史

である。我々医師の先輩達には，熱き思いでこの時代を駆け抜けてきた人々がいた。私はパリ大学ラリボワジエール病院に4年間留学した。19世紀に建てられたパリの病院は外観をそのままに，内装を近代化して使われている。明治時代，多くの日本人医師はヨーロッパのこの様な病院で学び熱き思いで毎日を過ごしてきた。北里先生の足元にははるかに及ぶべくもないが，歴史を紐解く時，自分の体にも熱き血潮が巡るのを感じ，自分も末裔であるという思いが込み上げて来る。

第7章　上海中医薬大学留学記

【1】はじめに …………………………………………………………………329
【2】留学に至るまでの経緯 …………………………………………………329
【3】曙光医院での研修内容 …………………………………………………330
【4】中医学による肝炎の治療 ………………………………………………331
【5】外来診療の実際 …………………………………………………………332
【6】中国の医学教育と医療の実情 …………………………………………333
【7】現代中西医結合医療と日本の東洋医学 ………………………………334
【8】上海の現状と中国の展望 ………………………………………………335
【9】国際教育学院と日本からの留学の方法 ………………………………336
【10】書籍，薬品の購入の仕方 ………………………………………………337

第7章　上海中医薬大学留学記

1　はじめに

　高齢化社会を迎えて今，漢方医学に熱い視線が向けられようとしている。厚生労働省の主管している「長寿科学総合研究プロジェクト」にも東洋医学分野が設けられている。明治28年近代国家建設を急ぐ明治政府は漢方医の存続を国会で廃止し，以後漢方医学は細々と命脈を保ってきた。昭和51年，日本医師会長の武見太郎先生のご尽力により漢方薬は保険適応が認められ，現在148種類を処方することが可能となった。しかしその内容をよく見てみると，保険適応の認められている漢方エキス剤は，新しい方剤でも，エーテル麻酔に先駆けること42年，通仙散を発明し乳癌の手術を行って小説や映画にもなった華岡青洲の十味敗毒湯や，幕末のフランス公使レオンロッシュの落馬による難症を治して名声を馳せ明治維新後も東宮侍医を勤めた浅田宗伯の女神散などがせいぜいで，ほとんどは1800年前の「傷寒論」や「金匱要略」に記載されている古いものである。なるほど漢方薬は有効であるけれども，中国の中医学とはルーツは1つであるのにまるで別の医学のような漢方医学を不思議に思ったり，このような古い日本の伝統処方よりも針麻酔で手術を行ったり，漢方薬で癌の治療も行う現代中医学にはさらに診療に役立つ内容があるのではないかと考えておられる方も多いと思う。幸い私は短期間ではあったけれども上海中医薬大学に留学する機会を得たので，その様子を紹介させて頂き，また実際には，医療従事者であれば以外と簡単に上海中医薬大学で研修を受けることが可能であるので，その留学方法なども最後の項目で紹介させて頂きたいと思う。

2　留学に至るまでの経緯

　5～6年前から東海大学神経内科学教室には中国人留学生が訪れるようになり，主に私が臨床研究指導を担当してきた。彼等の留学業績を作る目的から中国語論文の作成を行うようになり，40歳を過ぎてから中国語の学習を始めた。既に3編が中国の医学雑誌に掲載され，さらに1編が中国で最も権威のある『中華内科学雑誌』に受理されている。留学生には主に西洋医学教育を受けた西医と中医学教育を受けた中医とがいた。彼等から学ぶことも多く，神経内科外来の高齢の患者さんを対象に体を温め新陳代謝を盛んにする温性補性薬を中心に漢方薬治療を開始し好評を得た。国内の漢方講習会や針灸セミナーにも積極的に参加し，日本東洋医学会にも入会した。段々と思いは募り上海中医薬大学留学を画策するようになった。上海からの留学生がおり，中医学病院の副院長と知りありであるとのことだったので，このルートを介して上海中医薬大学附属曙光医院（病院）にて中医学の実地臨床研修を受ける好機を得た。東海大学は立派な大学で，海外調査研究派遣計画書を提出した所，それは立派な心掛けであるということになって，学長先生から30万円の下賜金を頂いた。

3 曙光医院での研修内容

　上海中医薬大学にはもともと外国人専用の国際教育学院が併設されており，この学院のスケジュールに沿って曙光医院での研修が行われた。留学前は学部内で4週間に渡って中医学の講義が行われるものと思っていたが，入学手続きに行くと，既に十分な中医学の学力があると判断されるので，上海中医薬大学附属曙光医院での臨床研修を受けて貰いたいとのことであった。スケジュール表には午前8時から午後4時までの研修内容が記載されていた。曙光医院は，最新式で11階建ての外来専門棟があり，1階は救急車のつけられる救急部（急診）になっていた（図1）。裏手に入院病棟（住院）があり18階建て600床であった。曙光医院には，日本に留学歴のある先生，文部科学省研修生を目指す先生が沢山おり，主に日本語のできる先生のもとで門診（メンチェン，外来），病房（ピンファン，病棟）での指導を受けた。一部は私の希望で神経内科外来や西洋式病院も見学した。副院長の康正祥Kang Zheng Xiang教授の外来には週2回付いて，胃腸病の診療を，腎炎科の周家俊助教授には外来，病棟で腎臓病や現代中医学の診断学について教えを受けた。漢方薬といっても必ずしも家で煎じるものではなく，頼めば病院の薬局で煎じてくれ，また中成薬といって日本の漢方エキス薬やカプセル，錠剤になったものもある。総じて投与量は日本のほぼ2倍位の量で1日2回食間を原則としていたが食後1日3回でも差し支えないとのことであった。生薬の種類は1000種以上にのぼり500種が頻用されているという。現在の日本の東洋医学の診断学は四診八綱といっ

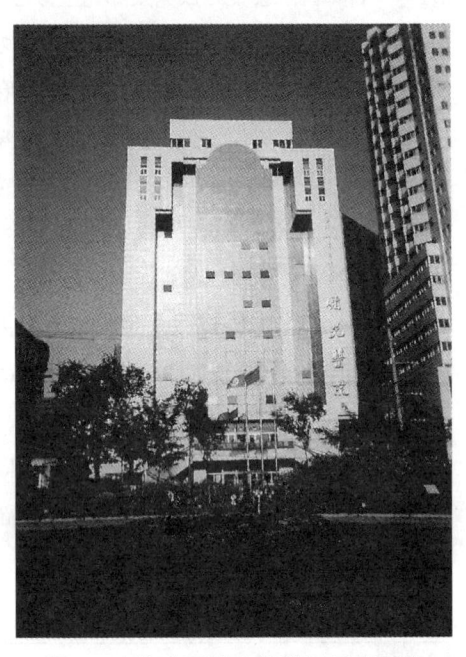

図1　上海中医薬大学附属曙光医院

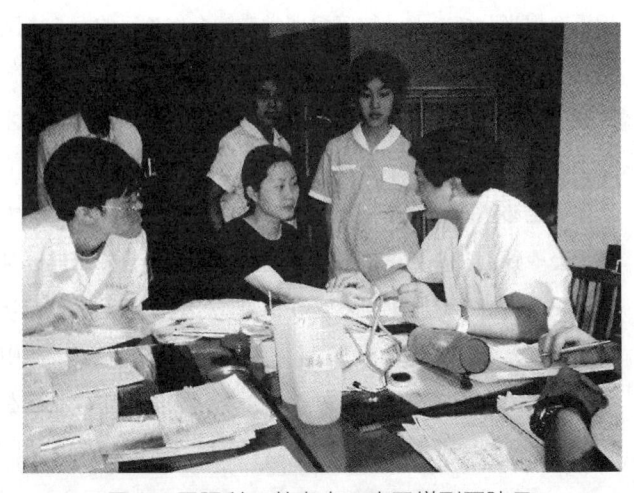

図2　胃腸科で外来中の康正祥副医院長

て，表裏寒熱虚実陰陽証に基づく古いものであるが，現代中医学では，西洋医学との結合医学を目指して，まず弁病論治を行う。弁病論治という言葉は日本では使われていないが，中国の中医学ではまず西洋医学的診断を優先して行い，その上で患者さんの症状その他から症状群としての証を決める。これは我々日本の西洋医が行っている手法と何ら異ならない（図2）。まず病名診断を行い，次に患者さんの状態により個々の医療方針を決めていくやり方である。この証の決め方も宋代以降，明，清代に皇室の御医によって新体系化された臓腑弁証が主体で，これらの知識は日本には輸入されておらず，現在の日本では四診八綱が中心をなしている。日本の漢方医学には1800年前の中医学がそのままの形で生きており，南アメリカの日系人の間に明治時代の日本がそのまま生きているのに似ている。

4　中医学による肝炎の治療

中国では12億人の人口のうち1億2千万人がB型肝炎であり，そのうち95%が母親からの垂直感染である。予防ワクチンのある現在，母親がB型肝炎であれば，子供には新生児期にワクチン接種が行われている。肝科は中国では極めて重要な診療科で肝科教授の王霊台Wang Ling Tai先生が曙光医院の院長で，私はその下の将健助教授のもとで指導を受けた。B型肝炎はe抗原が陽性だと活動性と感染性が高く肝硬変，肝臓癌への移行率が高い。現在西洋医学で最も有効率の高いインターフェロン療法のe抗原陰性化率は17%であるが，最新の漢方処方では40%にも達している。さらに活動性を低下させる薬は西洋薬では強力ミノファーゲンくらいだがこれも生薬の甘草の成分である。漢方生薬の山梔子，茵蔯蒿，五味子，金銭草，黄芩には明らかにGOT，GPTを低下させる作用があり，さらに点滴製剤として清開霊，肝炎霊などがあり，外来，病棟でこれらの薬剤の有効性を目のあたりにした私には，何故これらの優れた薬物が日本では使えないでいるのかを残念に思った。

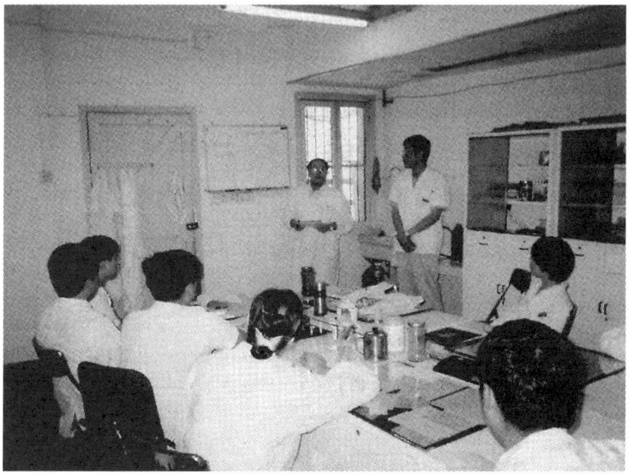

中国では肝臓病は伝染病であるという誤った認識が蔓延してしまっているので，肝科は通常の外来病棟とは別の病棟で診療を行なっている。

図3　曙光医院で「痴呆と抗痴呆薬」について講演する著者

以前はむしろ稀なほどであった脂肪肝も最近は増加しているそうで，会社の健康診断でトランスアミナーゼの高値を指摘されると同僚から嫌がられるそうで，心配して肝科を訪れ，自分は結婚できるのかどうか相談にやってくる。体重を10kg減らせば大丈夫だと，将先生は答えていた。

肝科の先生から研修途中で，何か講演をして欲しいと頼まれた。スライドも何も持って来なかったが，日本からFAXで資料を取り寄せて「痴呆と抗痴呆薬」について，黒板に語学力の及ぶ限り中国語で要旨を書き，日本語で講演し留学歴7年の将先生に通訳をしてもらい，1時間15分の講演を無事終了した（図3）。

5　外来診療の実際

中国の外来診察室は日本の数倍の広さがある。別に特別の診療機具が置いてある訳ではない。待合室がない訳ではなく，廊下に椅子が沢山並べられている。診察室の扉は開けっぱなしが普通である。中国人にはおよそプライバシーというものがなく，患者を診察している最中に，順番を待ちかねた別の患者がゾクゾク診察室に入ってくる。カルテは患者個人の持ち物で，診察順番をしきりに気にしながら医師の前に自分でカルテを並べる。今診察を受けている患者を皆んなで取り囲む様にして見ている。皆んな同志（トンチー）だということなのだろうか。

中医学専門の病院のせいもあるのだろうが，診察は漢方医学の，望診（視診），聞診（患者の音声を聞き，臭を嗅ぐ），問診，切診（打聴触診）の順に優先順位が定められているようで，かなり詳細な問診は行われるが，ほかは舌診と脈診たまに血圧を測る位で，あまり患者に触れることはしない。患者の方も黙って座ればピタリと当たるのが名医と心得ているようで，不満の様子はない。日本では血圧を測って胸腹部の打聴診をしなければ患者は納得しない。医療保険制度はまだ緒についたばかりで，国民皆保険とはほど遠く，うまく機能していない様子であった。上海市内の住人は保険の適応を受けていたが，郊外の農家は自費診療であった。検査は採血，検尿，内視鏡，超音波エコーはルーチンの検査として行われていた。ただCT検査は1回千元（1元＝14円）の高額で農民にはなかなか行えない面もあった。急性肝炎で来院して緊急入院を勧められても断わるケースもあり，尿毒症で入院を勧めても費用がかさむので老婆を連れ帰るケースもあった。医師も患者も家族も辛い決断の現実であった。曙光医院の1日の入院費は38元である。中国人が望んでいるものは，共産主義でも民主主義でもなく，ひとえに貧困からの脱出と豊かさである。

6　中国の医学教育と医療の実情

　中国の教育制度は，小学校6年，中学校3年，高等学校3年で日本と同じである。義務教育は小学校の6年間で，上海では中学校までが義務教育とされている。中学校までに3千語の漢字を習得し，3千語は新聞や小説を読むのに十分な字数である。高等学校でさらに3千語が教えられるが，あまり実用性はなく12年間に渡って漢字学習を行うのはかなりの苦痛であるとのことであった。医師になるためには5年間医科大学で医学教育を受ける必要がある。医科大学を卒業すればそのまま医生（医師）になることができ，医師国家試験はないが，2000年からは施行されるとのことであった。医科大学には2種類あり，西医大学では西洋医学80％，中医学20％の比率で医学教育が行われ，中医大学では，西洋医学40％，中医学60％の比率で医学教育が行われる。西医と中医とに分かれるが，明確な基準があって区別される訳ではなく，同じ医療行為を行うことができ，中医大学を卒業しても西医として医療を行っている人もある。5年間の医学教育のうち，4年間は学部で教育を受け，1年間は臨床実習に当てられる。学費は無料である。中国には碩士（けんし）と呼ばれる修士過程が存在し，この場合には教育年限は7年間で，大学の一般教育2年間，中医学教育3年間，臨床実習2年間となる。博士になるためには，碩士になってからさらに3年間の研究活動と学位論文が必要になる。学校教育上の職務は助教（助手）→講師（講師）→副教授（助教授）→教授（教授）で，病院では医師→主治医師→副主任医師→主任医師で，それぞれほぼ助教，講師，副教授，教授が対応する。医師の待遇はそれほど恵まれず，35歳の主治医師で月給が3千元で，年2回，春節と夏にボーナスとしてそれぞれ千元が支給される。兼職は認められていない。そのため日本のように最も成績のよい者が医学部に進学するといった現象は必ずしも見られない。

　中国の病院は全て国立で，1級から3級までの等級に分けられ，3級が最も優れている。3級は大学附属病院で，とくに優れた全国の100の病院を百佳医院という。2級は区ごとに設けられた国立病院で，1級は地元の地段医院を指す（図4）。個人経営の小さな日本の医院に相当するものを診所zheng shuoという。ここには入院設備はなく，また保険も適応されない。退職した年寄りの先生が主として行うが患者数は少なく，主に歯科（牙科）である。

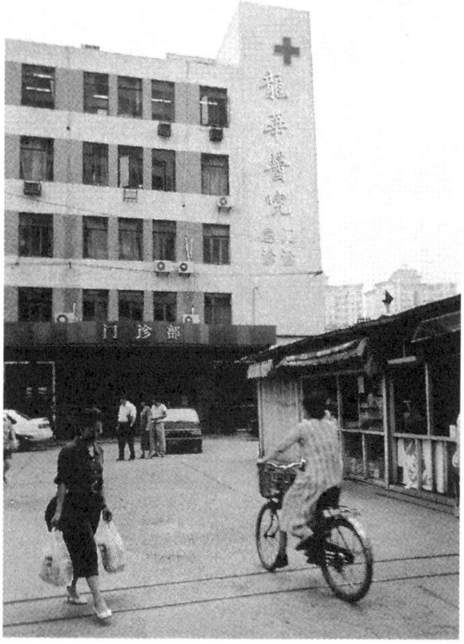

図4　龍華医院の外来・救急部

7　現代中西医結合医療と日本の東洋医学

　上海中医薬大学附属曙光医院は中医学専門病院とはいっても大学病院であり，心筋梗塞の急性期医療や脳卒中の治療も積極的に行っている。漢方薬というと日本では緩徐な薬効の煎じ薬が相場であるが，現代中医学では，脳梗塞急性期に脳血流改善薬として丹参の点滴や意識障害に対して清開霊の点滴が行われている。これらは中医学専門病院に限った治療法ではなく，一般的に広く認められた治療法である。全体として西洋式医療の中に，中医学を取り込んだ内容で，中医学が得意とする消化器病には積極的に中医学を取り入れるが，悪性腫瘍の治療には西洋医学を第一として，漢方医療を制癌剤の副作用軽減の補助薬として用いるなど，調和のとれた医療が施されていた。東洋医学は西洋医学と双壁をなすものではなく，西洋医学を第一としてその中に東洋医学が得意とする分野を組み入れている。人類の築いてきた文化は時代の流れに即して進歩発展すべきもので，そのままの形で残そうとすれば，博物館にしまって置くか，さもなければ衰退消滅する運命を背負っている。今だに黄帝内経や傷寒論を漢文調で解釈して役に立つのは医史学者だけである。日本で東洋医学科を標榜して東洋医学の中心的存在になるのは，何ら差し支えのないことであるが，本来日本の東洋医学が目指す所のものは，全ての診療科において西洋医学診療を100％行うよりも，その中に東洋医学的診療を数％取り入れることにより，より日本人にあった診療ができるという点にある。私が調べた範囲では，1800年前の傷寒論に記載された方剤のうち少なくとも51種類は現在も優秀処方として健在である。しかしこの古典的方剤のみに満足せず，その後進歩発展してきた中医学を基礎として，さらにそれを消化吸収発展させて，現代日本の医療に役立てることこそが大切であると考えている。

　西洋医学を一言で表わせば**病因除去**の考え方であり，東洋医学を一言で表わせば**偏向是正**の考え方である。病因が明らかなものは病名診断すなわち治療ガイドラインの方程式が当てはまり，アメリカ人の得意とする合理主義がこれほどに功を奏することはない。しかし短命なアメリカ人にはこの考え方は当てはまっても，世界に冠たる最長寿国日本には必ずしもこの考え方は当てはまらない。老齢に伴う患者さんの訴えは病因が明らかで，病名診断すなわち治療ガイドラインの方程式が当てはまるものはむしろ少ない。老齢者は誰でも温泉に行って温まれば体の具合が良くなることを知っている。西洋薬には体を温める薬剤は1剤も存在しない。漢方薬には体を温め新陳代謝を促進する温性補性薬が沢山存在する。冷感を訴える老齢者の患者に温性補性薬を投与すると半数以上にQOL (Quality of Life) の向上が認められる。老齢に伴う患者さんの訴えに，ビタミン剤や脳循環代謝改善薬，さらにはただでさえ意欲の低下のみられる老人にトランキライザーを投与する神経内科医は恥ずかしい。

8　上海の現状と中国の展望

　上海は改革解放を掲げる新中国の象徴的存在であり，市街は山手線の管内を一回り小さくした位の大きさで，開発には手頃である。中国の土地は全て国有地であるので新開発に際して立ち退き問題が発生しない。80年代までに建設された国営住宅は1Kまたは2Kの狭いもので月百元程度の家賃を払っている（図5）。新開発地に指定されると，そこの住人は郊外のきれいな新築マンションを無料で手に入れることができ家賃

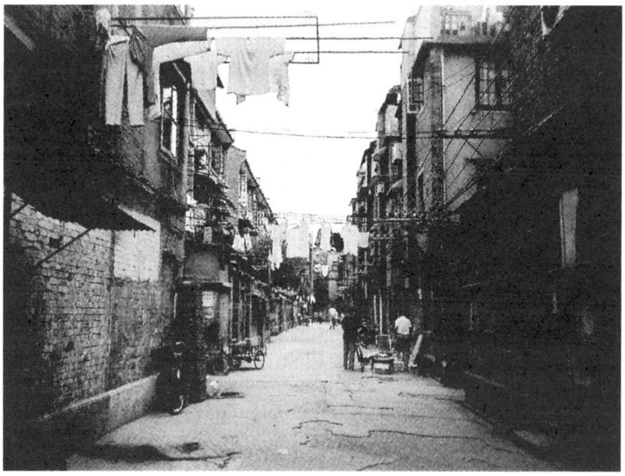

図5　80年代以前に建てられた上海の国営住宅

は不要となる。古くてきたない国営住宅地に行けば皆がこの棚からぼた餅式の話をどんなに心待ちにしているかが分かる。また一方では新築マンションの購入も盛んに行われている。これは不動産業者が国家から70年間を条件に土地を借りて建てた，日本でいう定期借地権付住宅である。

　高架道路の建設も盛んでいわば無料の首都高で渋滞もあまり発生していない。地下鉄1号線は既に開通し，2号線も今年中に開通予定である。中国政府は上海の繁栄を内外に見せ，中国はこんなにも豊かになりつつあり，ここには明日の中国があるとしきりに宣伝している。かくあれ，よかしと願う指導者のにじむような思いがひしひしと感じられる。貧困と無知と文盲の12億の民を率いる政治家は偉大である。毛沢東，鄧小平，その後継者たちは立派である。しかし今回の留学の世話をして頂いた復旦大学の張教授はこれらの開発は主に日本とドイツからの借款によるもので，国民はその負債の大きさを知らないと国の将来をしきりに心配しておられた。

　中国人には昼寝の習慣がある。上海を含む華東地域で最大規模の旧フランス租借地に建つ瑞金医院は病床数1500床，勤務医900人の大病院である。勤務時間は朝の7時30分から夕方5時までである。ところが医師をはじめとする職員は11時から2時まで3時間の休息をとる。家に帰って昼寝をしたり，病院に昼寝用のベッドが置いてある。日本の医師には昼休みをとる習慣がない。12時過ぎに昼ご飯を食べるだけで休むことはない。夕方5時に帰宅する医師は稀である。研修医の大半は夕食を病院で食べてから帰宅する。休日でもまるで平日のように病棟に顔を出す。中国では休日に当直医以外はいない。患者さんの具合が思わしくなくとも，勤務時間だけはきちんと守る。日本の今日の繁栄は政治家によるものではなく，ひとえに国民一人一人の努力の賜である。中国に日本以上の豊かさと繁栄がもたらされるとはとても思えなかった。

(335)

第7章　上海中医薬大学留学記

9　国際教育学院と日本からの留学の方法

　上海中医薬大学Shanghai University of Traditional Chinese Medicineにはもともと外国人を対象とした国際教育学院International Education Collegeが併設されており，そこに留学指南Guide to Studyを請求するとガイドのパンフレットと外国留学生来華学習申請表Application Form for Foreignersを送ってくれる。留学指南も留学申請表もどちらも中国語と英語で書かれている。請求先は，中国上海市零陵路530号，郵編（郵便番号200032），上海中医薬大学国際教育学院宛である。英語で書けばShanghai University of Traditional Chinese Medicine, 530 Lingling Load, Shanghai, Chinaである。日本からの電話番号は001-86-21-6417-4600，FAXは001-86-21-6417-8290である。教育主任Directorは孫燕Sun Yan老師で，教務主管Executive of Educational Administrationは橋静華Qiao jing-Hua老師である。留学生執務室は，住所は同じだが直通電話は001-86-21-6417-1226，FAXは001-86-21-6403-6299，E-mailはjinghuaq@hotmail.comである。曙光医院の住所は上海市普安路185号，電話番号001-86-21-5382-1650である。

　中医学または針灸に基礎班と進修班がありそれぞれに1ヶ月コースと3ヶ月コースがある。授業は中国語で行われるが，専属の通訳の先生がおり，中国語，日本語，英語，フランス語を選択できる。申請の際，報名費（申込金）として1ヶ月コースと3ヶ月コースにそれぞれ千人民元（RMB），2千人民元が必要だが，港区赤坂にある中国銀行（TEL：03-3505-8818）に行けば小切手を作ってくれる。学費は中国についてから現金（人民元）で支払い，1ヶ月コースと3ヶ月コースで，それぞれ8千元，1万5千元である。通常は4月または9月に開校される。留学までに何回かの文通が必要になる。私のまわりには中国人医師が沢山いるので，中国語で手紙を書いて貰ったが，郁偉忠Yue Wei Zhong老師のような日本に留学歴8年の専門の通訳もおられるので，日本語または英語で書いても差し支えないと思う。

　外国人が本科生として入学して5年間の教育を受けて中国の医師免許を取得することもできる。資格は日本の高校卒業証があれば大丈夫で学力は問わない。但し中国語の語学試験に合格する必要があり，1級から8級まであり，8級が最高点で6級以上が及第である。外国人本科生は1学年に20人位おり，韓国人が最も多く，次いで台湾人，マレーシア人，アジア系アメリカ人，日本人などで，日本人の場合は高校を卒業して，上海の中国語学校で1年か2年中国語を勉強して語学試験に合格して本科生となる。但し外国人留学生の場合は中国人とは別のクラスで教育が行われる。新修生といって1年または2年間中医学を勉強することも可能で，日本からは針灸師，薬剤師がやって来るとのことであった。

10　書籍，薬品の購入の仕方

　医学書は国際教育学院のある零陵路の学部にも小さな本屋が2軒あるが，福州路465号の上海書城が上海最大の書店で，私はここで中医学と中西医結合医学の本を30冊程購入した。シリーズで英華対訳の中医学書が10冊出版されており全て購入した。日華対訳本は医学辞典と漢日中医臨床会話のみであった。薬品は南京東路616号の第一医薬商店に行けば何でも売ってくれる。土産に頼まれたやせる石鹸もここで買った。そのほかに私は研究用のアンプルを購入した。脳血管障害急性期には活血化瘀(かっけつかお)の観点から丹参(たんじん)の点滴が，意識障害には清開霊(チンカイリン)の点滴が行われる。私の本来の研究はラットを用いた実験的脳梗塞の治療的研究で，MRIを用いて各種薬剤の経時的脳梗塞進展抑制作用を研究しているが，これらの薬剤の効果も検討したいと考えている。

(2000年1月記)

第8章　中国語の医学論文

【1】MRIを用いた実験的脳梗塞に対する抗浮腫薬の薬効評価……………………341
　　　　中華内科雑誌　39(1)：34-36, 2000
　　　　泉　義雄, 灰田宗孝, 栗田太作, 劉萍, 魏新

【2】当帰芍薬散の投与により経過良好であった急性視床性痴呆の1例 ……………344
　　　　広州中医薬大学学報　17(4)：358-359, 2000
　　　　泉　義雄, 李敏

抗脑水肿药物对脑梗死作用的影像效果评价

泉 義雄　灰田 宗孝　栗田 太作　刘萍　魏新

【摘要】 目的　用 MRI 影像学方法检测抗脑水肿药对急性脑梗死后缺血性脑水肿的治疗效果。方法　对 26 只大白鼠进行右大脑中动脉完全结扎制成急性脑梗死模型,并随机分成 3 组进行甘油、甘露醇、速尿腹腔注射。用药前后作 MRI T2 加权轴状断层摄象。结果　投药前后全脑高倍信号区容积减少,变化率甘油为 92%($P<0.01$),速尿为 95%($P=0.03$);皮质高信号区容积的变化率甘油为 87%($P<0.01$),甘露醇为 89%($P=0.03$);纹状体高信号区容积的变化率速尿为 87%($P<0.05$)。投药前后信号强度的变化在健侧皮质区甘油为 54~49($P<0.01$),甘露醇为 54~50($P<0.01$);在患侧皮质区甘油为 102~97($P<0.01$);在患侧纹状体区甘油为 100~93($P<0.01$),甘露醇为 94~88($P=0.03$)。结论　抗脑水肿药对脑水肿的改善在 MRI 影像学上表现为高信号区的缩小和信号强度的降低。

【关键词】　核磁共振；脑梗塞；脑水肿

Evaluation of antiedema agents in a rat cerebral infarction model by magnetic resonance imaging analysis
Yoshio Izumi, Munetaka Eaida, Daisaku Kukrita, et al. Tokai University, School of Medicine, Japan

【Abstract】 **Objective**　To investigate the efficacy of drugs used to treat brain edema in a rat acute cerebral infarction model by MRI image analysis. **Methods**　Twenty-six rats were anesthetized with halothane and the right middle cerebral artery was permanently occluded with transvascular approach using a nylon suture. At 24 hours after the occlusion, axial T2-weighted MRI images were taken before and two hours after intraperitoneal administration of a test drug. **Results**　After the administration of glycerol ($n=9$), or furosemide ($n=8$), the high intensity area (HIA) in the whole brain amounted to 92% ($P<0.01$), 94% ($P=0.07$), or 95% ($P=0.03$), respectively as compared with the corresponding HIA before administration. The HIA in the cerebral cortex amouted to 87% ($P<0.01$), 89% ($P=0.03$), or 98% ($P=0.47$), and that in the striatum to 102%, 106%, or 87% ($P<0.05$), respectively. The signal intensity change (before→after) was 54→49 ($P<0.01$), 54→50 ($P<0.01$), 55→54 in the left side normal cortex; 102→97 ($P<0.01$), 100→98, or 98→97 in the cortex of injured side; and 100→93 ($P<0.01$), 94→88 ($P=0.03$), or 94→94 in the striatum of injured side respectively. **Conclusion**　Improvement of edema by the drugs was observed as a reduction on HIA and a decrease in signal intensity on MRI and the changes were significant in the case of administration of each of glycerol, mannitol and furosemide.

【Key words】　Nuclear magnetic resonance; Cerebral infarction; Brain edma

　　抗脑水肿药物主要用于脑血管障碍的急性期,其功效在于改善临床症状和脑循环代谢[1]。目前,虽然 CT、MRI 已被广泛运用,但抗脑水肿药物在影像效果方面的评价尚未见报道[2,3]。本实验进行了多条件、多例数的动物实验研究,现报告如下。

材料与方法

1. 对 26 只大白鼠进行氟烷吸入麻醉,然后采用颈动脉导管法建立脑梗死模型,用直径 0.32 mm 的外科尼龙线将右侧颈总动脉及右大脑中动脉起始部作完全闭塞缝合[4],24 h 后再次吸入氟烷,并进行 MRI 断层摄影,层厚 3 mm。摄片后,将大白鼠随机分成 3 组,甘油组 9 只,甘露醇组 9 只,速尿组 8 只;分别将甘油(17 ml/kg 体重)、甘露醇(17 ml/kg 体重)、速尿(17 ml/kg 体重)注入各组大白鼠腹腔内,2 h 后,再作一次 MRI 摄影,最后对其 T2 中高信号区域容积及信号强度的变化进行比较。

2. MRI 信号强度设定:将药剂(Garlicoil®,NM 社)与脑梗死兔的头部一起进行MRI摄影,将药剂

作者单位:日本國テ259-11 神奈川縣伊勢原市望星臺東海大學醫學部附屬病院神經内科

表1　3组大白鼠用药前后结果($\bar{x} \pm s$)

组别	鼠数(只)	全脑高信号区容积 投药前(mm³)	全脑高信号区容积 投药后(mm³)	变化率(%)	皮质高信号区容积 投药前(mm³)	皮质高信号区容积 投药后(mm³)	变化率(%)	纹状体高信号区容积 投药前(mm³)	纹状体高信号区容积 投药后(mm³)	变化率(%)	健侧皮质信号强度 投药前	健侧皮质信号强度 投药后	患侧皮质信号强度 投药前	患侧皮质信号强度 投药后	患侧纹状体皮质信号强度 投药前	患侧纹状体皮质信号强度 投药后
甘油组	9	207±31	191±29	92*	156±30	139±23	87△	51±13	52±11	102	54±3	49±3△	102±8	97±8△	100±14	93±16△
甘露醇组	9	189±30	177±30	94	141±25	125±26	89*	49±9	52±7	106	54±5	50±4△	99±18	95±18△	93±25	86±20△△
速尿组	8	189±31	180±35	95	137±30	134±37	98	52±6	45±10	87**	55±5	54±3	97±17	96±14△	93±23	94±18

注:同组同项目投药前后比较,*$P=0.03$,**$P<0.05$,△$P<0.01$,△△$P=0.04$

的信号强度定为100,兔脑组织信号强度是与药剂的信号强度相比较而得出。

3.统计学方法:采用配对t检验,$P<0.05$为差异有统计学意义。

结　果

1.投药前后高信号区容积和信号强度的变化见表1。高信号区为脑梗死灶中脑水肿表现。甘油、甘露醇和速尿注入后:(1)3组全脑高信号区容积分别为投药前容积的92%($P<0.01$)、94%和95%($P=0.03$),其变化均小于10%,但甘油组和速尿组的变化值之间有统计学意义;(2)3组皮层高信号区容积变化率为87%($P<0.01$)、89%($P=0.03$)和98%,可见皮层高信号区由于甘油、甘露醇的作用,容积缩小,而速尿组则无变化;(3)3组纹状体高信号区容积变化率分别为102%、106%和87%($P<0.05$),仅速尿组出现有意义的减少;(4)信号强度的变化:甘油组未见健侧皮质、患侧皮质和纹状体出现有统计学意义的信号强度减弱。

2.甘露醇组在健侧皮质区出现信号强度减弱见图1,2。

讨　论

CT、MRI影像学诊断目前已是临床常用的重要检查手段,但与抗脑水肿药物相关的报告却很少,原因之一是由于影像上的肉眼几乎不易观察到的微小变化;其二是因为在临床上一般用药后不可能立即再进行MRI检查。

脑缺血初期,由于血流低下,脑组织供氧不足,ATP缺乏而产生细胞性肿胀,细胞间隙缩小。脑组织缺血缺氧使糖分解增加、乳酸堆积、酸中毒。血管闭塞6~12 h后,血管内皮细胞损害,血脑屏障破坏,毛细血管通透性增高,血清蛋白等漏出使细胞外液增加,而出现血管源性水肿。

在正常情况下,甘油、甘露醇等高渗液进入血管后升高血浆胶体渗透压,使血管外水分子移至血管内。由于其分子量大,所以不会漏到血管外。但在脑血管意外,病灶处血脑屏障遭破坏时,健侧脑组织的水分比病灶处水分更容易进入血管内,从而缩小脑容积,降低颅内压。因此,在本实验中,甘油、甘露醇组出现了健侧皮质信号强度减弱现象。

脑缺血进行MRI后24 h,此时正是细胞性水肿和血管源性水肿同时出现的所谓缺血性水肿期[5]。甘油、甘露醇均漏出血管外,甘油漏入组织后,可被线粒体分解代谢,故很少出现反跳现象。而甘露醇因不能参与体内代谢,当其残留在血管外时,反而引起脑组织渗透压增高,加剧脑水肿,出现反跳现象。本实验中,甘露醇效果比甘油低,且全脑高信号区容积无减少。患侧皮质区信号强度无明显减弱的原因之一可以认为是由于甘露醇漏出血管外的缘故。

甘油除有脱水作用外,还有增加脑血流[6],降低红细胞压积、改善微循环、增强前列腺素的作用[7]。另外,还有抑制血小板凝集、增加红细胞变形能力等作用,同甘露醇一样可以清除自由基。脑细胞在缺血、缺氧状态下,产生大量自由基,后者与不饱和脂肪酸反应生成过氧脂质物,引起细胞膜损害。甘油、甘露醇作为自由基清除剂,对细胞性脑水肿有效,而且甘油可以减少游离脂肪酸。

速尿在日本不作为脑血管障碍急性期的治疗药,一般认为其抗脑水肿作用主要通过抑制脑脊液的生成,所以对脑肿瘤等血管源性水肿有效,而对细胞性脑水肿无效[8]。

从本实验结果可以看出,高渗性脱水剂对皮质梗死、利尿剂对纹状体梗死都显示出统计学上有意义的缩小效果。以前我们所进行过的一系列神经保护类药物的实验[9],尽管在皮质梗死上显示了梗死

容积减少,但纹状体梗死未出现有意义的变化。这种现象可以解释为:大脑皮质由于脑表面吻合支的侧支循环发达,因而梗死周边缺血阴影较广而基底核部位由于侧支循环不发达,所以接受药物保护的领域较小。由于纹状体梗死是完全性缺血,而且以血管源性水肿为主,大脑皮质梗死产生的细胞水肿有所不同,所以,由于水肿性质的差别决定了高渗性脱水剂与利尿剂不同的效果。

尽管抗脑水肿药在临床已切实有效,但在关于影像改善方面的报道尚不多见。本实验证明尽管改善程度很小,但多条件、多例数的实验结果,仍可得出较有意义的结论。

(本文图1,2见插页图第2页)

参 考 文 献

1　Ohta K, Gotoh F, Tomita N, et al. Effect of glycerol on the hemodynamics of acutely induced ischemic area in the cerebral cortex of cats. Adv Neurol, 1990, 52:275-284.
2　Cascino T, Baglivo J, Conti J, et al. Quantitative CT assessment of furosemide and mannitol-inuced changes in brain water content. Neurology, 1983, 33:898-903.
3　灰田宗孝, 篠原幸人. CT, MRI-特に虚血性脳血管障害のMRI像について. 老年醫學, 1987, 25:1026-1034.
4　泉義雄, 篠原幸人, Elisabeth PS. 直達法および經力テーテル法による局所脳虚血モデルの比較と血流再開通の脳梗塞容積に及ぼす影響. Brain Hypoxia, 1994, 8:21-27.
5　篠原幸人. 脳浮腫治療藥とその使い方. 現代醫療, 1991, 23:1960-1694.
6　Katzman R, Clasen R, Klatzo I, et al. Report of joint committee for Stroke Resources Iv. Brain edema in stroke. Stroke, 1977, 8:521-540.
7　柏木史彦, 片山泰朗. 高張溶液の實験的脳虚血に及ぼす效果. 腦神經, 1988, 40:19-27.
8　Buhrley LE, Reed DJ. The effect of furosemide on sodium 22 uptake into cerebrospinal fluid and brain. Exp Brain Res, 1972, 14:503-510.
9　泉義雄, Pinard E, Roussel S, 他. テット中大腦動脈閉塞モデルにおけるマグネシウム少量投與の梗塞積縮小作用. 脳卒中, 1995, 17:284-291.

(收稿日期:1999-03-26)
(本文编辑:丁云秋)

第十次全国病毒性肝炎学术会议征文通知

由中华医学会传染病与寄生虫病学分会和中华医学会肝病学分会联合举办的第十次全国病毒性肝炎学术会议定于2000年第三季度召开。征文内容:(1)各型病毒性肝炎病原学、流行病学、预防管理的研究。(2)病毒性肝炎发病机制,病理、诊断治疗研究的新进展。(3)病毒性肝炎肝硬化、肝癌等合并症的研究。(4)修改病毒性肝炎防治方案"临床验证的研究"。征文要求:(1)请寄论文全文及600~1 000字左右的摘要各1份(自留底稿)。论文内容应体现先进性、科学性和具有理论实用价值,论文摘要应包括目的、材料和方法、结果、结论4个部分。(2)凡未在国内、外刊物和全国性学术会议发表的论文均可投寄。(3)论文和摘要请用稿纸誊写清楚,字迹工整,加盖单位公章。全文和摘要均须写清作者姓名、单位、邮编。(4)稿件请于2000年6月15日前(以邮戳为准)寄北京东四西大街42号中华医学会学术会务部李久一同志收,信封上请注明"第十次病毒性肝炎会议征文"字样。

马斯平有奖征文通知

马斯平(Maxipime®)——盐酸头孢吡肟是由中美上海施贵宝制药有限公司率先在中国上市的第一个四代头孢菌素,具有显著的临床及医药经济学优势。包括:分子结构再创新;抗菌谱覆盖新突破;克服耐药新优势;更低药物剂量获得更佳临床疗效;惟一FDA批准用于中性粒细胞减少伴发热单药经验治疗的抗生素;简便、安全、经济的每日2次给药方案。

为推动中国抗生素市场的不断发展,正确评价马斯平在临床上的地位,指导临床合理用药,中华医学会中华内科杂志编委会与中美上海施贵宝制药有限公司将于1999年10月1日~2000年10月31日共同举办"马斯平有奖征文活动"。

征文内容:马斯平在呼吸科、血液科、烧伤科、重症监护、普内科、普外科等的应用经验总结。征文要求:(1)征文侧重于临床应用的研究。欢迎在病例选择、治疗方案、疗效观察(客观指标)等方面设对照组,有统计学分析;(2)写作规范参见中华内科杂志稿约规定。文章一般在4 000字以内,并另附1 000字以内的摘要1份,正文和摘要均应详细注明作者姓名、单位、通讯地址和邮政编码;(3)论文应为未在国内外杂志上公开发表者。截稿日期:2000年10月31日(以当地邮戳为准),要求为打印稿。来稿请寄:100710 北京东四西大街42号中华医学会中华内科杂志编辑部收,请在信封上注明"马斯平有奖征文"字样。

评选方法:(1)我们将邀请国内抗生素领域著名的专家担任本次活动的评委,在2000年11月底公布评奖结果。获奖者将发专函通知。(2)评审标准:依据论文科研设计和写作水平及其科学性、逻辑性、真实性等进行评比。(3)本次征文设一等奖2名,第一作者将被邀请参加国际学术会议1次,论文达到中华内科杂志刊出水平者,经编委会审稿通过可在中华内科杂志上发表;二等奖6名,第一作者将被邀请参加国内学术会议1次(价值人民币3 000元);三等奖若干名,价值人民币1 000元精美礼物1份。征文稿将由中华内科杂志编辑部编辑、出版论文专辑。一、二、三等奖论文的作者将获得以"中华医学会中华内科杂志编委会、中美上海施贵宝制药有限公司"名义颁发的奖牌和证书,并将被邀请出席颁奖大会。所有文章一经被汇编收录,即可获得上述单位联合签章的论文证书,并可获得学分。

文章编号：1007-3213（2000）04-0358-02

当归芍药散治疗一例急性丘脑性痴呆

泉义雄[1]，李敏[2]

(1. 日本东海大学医学院部神经内科；　2. 广州中医药大学科研处，广州　510405)

摘要： 脑血管性痴呆的大部分原因为大脑基底核的多发性小梗塞和在白质存在不全软化灶的广泛性病灶，痴呆的主要症状是智能障碍，对药物疗法有抵抗性。对一例急性发病的丘脑性痴呆患者给予当归芍药散之后，不仅记忆力障碍，而且自我意欲低下也得到了明显改善，最后恢复了正常工作。

主题词： 痴呆，血管性/中药疗法；　当归芍药汤/治疗应用

中图分类号： R749.1[+]2　　**文献标识码：** A

1 病例介绍

某男，51岁，ID号码：06875157。主诉：记忆障碍。1997年3月因主诉右侧手脚异常感而入住日本都内医院2周，曾诊断为脑梗塞，入院后此异常感觉消失，用药不详。1998年8月4日，双眼出现黑暗感而到邻近医院接受了MRI检查，但未发现异常。1998年8月18日在工作场所因语言不合逻辑、语序混乱、举止行为异常而被劝返家休养。8月20日前来日本东海大学神经内科门诊求治，当日紧急入院。患者无特殊既往史和家族史。

神经系统检查：患者意识清晰，无构词构语障碍，但自我意欲低下，小声质问时对答不准确。未发现高级脑神经机能障碍的失语、失行、失认，也未发现运动失调、感觉障碍，深部腱反射正常，无病理性反射。

智能评价：尽管没有出现失语症，但患者自我意欲低下，表情漠然，丧失自身感觉。长谷川式简易智能评价表格（HDS-R）测试时仅达15分（满分30分），在数值上符合HDS-R的痴呆判断标准。铃木比内式智能测验IQ为63分，对物体的名称、日期等一般知识和图形的认知、左右区别等比较判断尚可，但近期记忆力低下，解释童话等综合智能显著下降。

MRI及SPECT诊断：入院第2日的MRI提示，左丘脑前内侧的T_1加强像存在淡色低信号区域，T_2加强像显示左丘脑前内侧的梗塞部存在高信号区域。SPECT画像提示，脑血流量减少的部位与MRI诊断的左丘脑前内侧梗塞部位是一致的。未发现颅内出血、梗塞、脑水肿、占位性病变等。MRI的扫描范围内未发现主要血管的狭窄、闭塞、血管壁不完整、动脉瘤等，但怀疑从病变部位开始有左前乳头体动脉的闭塞。

入院后治疗经过：入院后给予治疗脑梗塞的甘露醇80 mL/d静脉点滴，抗血小板凝集药ticlopidine 20 mg/d口服，记忆力障碍、自我意欲低下未见改善。发病第13日的HDS-R测验为18分，痴呆未能改善。于是从入院第2周起，给予口服当归芍药散7.5 g/d治疗。9月16日出院后继续坚持服用当归芍药散及门诊观察治疗。9月24日（发病第38日）门诊治疗时，患者自诉思维渐变清晰，观察患者的语言表达能力较前进步。HDS-R测验为22分，提示智能评价改善。在随后的门诊治疗中，患者逐渐变得能够读写、回忆往事，自我意欲低下得到改

收稿日期：2000-05-10；
作者简介：泉义雄，男，讲师

善。10月13日（发病第57天）患者提出希望恢复工作的要求，10月20日（发病第64日）按铃木比内式智能测验，患者IQ达到75分，一般知识的正确回答率达到92%，发病初期显著低下的近期记忆力和文字、图形的正确回答率达83%。11月初开始恢复工作，11月10日（发病第85日）长谷川测验为28分，1999年2月12日（发病第179日）的铃木比内式智能测验IQ达到79分。

2 讨论

当归芍药散是在治疗血虚证的四物汤基础上加白术、茯苓、泽泻、当归、川芎而组成。一直以来当归芍药散被认为有促进丘脑下部和脑垂体下部控制的卵巢性激素分泌的作用[1]。自一濑等报告了给予女性Alzheimer氏病人（阿尔茨海默氏病）雌激素治疗而明显改善了认知障碍后，当归芍药散的抗痴呆作用开始引起重视[2]。小山等报告了给予幼鼠当归芍药散后神经传导递质去甲肾上腺素、多巴胺、5-羟色胺的浓度有明显的增加[3]。目前，国际上所开展的抗痴呆药的开发主要以乙酰胆碱酯酶阻碍剂为中心，但近年在Alzheimer氏病人身上发现了老人斑这一事实，证明了在神经突触的起始端存在着变性的淀粉状蛋白沉着物，仅靠提高乙酰胆碱浓度不可能有较好的疗效，因而要求药物应具有恢复变性的受体机能或增加受体数量的作用。荻野等报告了20日龄的早衰老鼠使用当归芍药散后，老鼠海马回的乙酰胆碱数量增加[4]，并且通过进一步研究发现因当归芍药散促进多巴胺作用于神经细胞内钙离子的吸收而提高了脑内酪氨酸酶活性，增加了多巴胺的合成与释放[5]。植田等报告了当归芍药散清除自由基和抗氧化的作用[6]。藤原等报告了利用八方位放射状迷路试验，对东莨菪碱和脑缺血引起的空间认知障碍的老鼠给予当归芍药散后存在着明显的量效依存性改善[7]。在临床研究方面，水岛等报告了42例Alzheimer氏病和脑血管性痴呆患者使用当归芍药散8周后，全体痴呆症状改善率达到了71.5%[8]。

本病例含有自然治愈过程中痴呆改善的可能性，但在使用当归芍药散之前则未发现症状改善。据文献报告，单纯伴有前内侧丘脑梗塞的痴呆通常恢复时间需要3~4年，而伴有脑血管病变的情况下则无望恢复[9]。作者在以往的临床实践中观察到丘脑性失语的患者虽经数年治疗也未能改善，而本病例在服用当归芍药散治疗过程中自发性恢复显著，因此推断当归芍药散具有一定的抗痴呆作用。所以，我们认为，当归芍药散能够明显改善自我意欲低下和智能低下，对因局限性梗塞所致的脑血管性痴呆患者具有较好的临床疗效。

参考文献：

[1] 泉義雄，灰田宗孝．痴呆の病態生理と漢方薬の使い方[J]．神奈川医学誌，1999，26：138

[2] 一瀬邦弘．女性アルツハイマー型痴呆患者に対するエストロゲン投与効果の検討—投与非投与群の比較と長期予後．厚生省長寿科学総合研究痴呆疾患平成6年度研究報告，1995．277-282

[3] 小山たか夫，荻野信義．当帰芍薬散の脳内神経伝達物質に対する作用[J]．現代医療学，1992，5：89

[4] 荻野信義，坂本秀一，鳥居塚和生．当帰芍薬散（TJ-23）の老齢ラットの脳内アセチールコリン系神経細胞とその受容体への作用[J]．和漢医薬誌，1990，7：340

[5] Hagino N. Kampo medicine and neuroendocrine-from here to molecular biology [J]. J Traditional Med, 1996 13: 105

[6] 植田勇人，小松真紀子，平松緑．当帰芍薬散（TJ-23）のラジカル消去作用について[J]．日本脳研究会会誌，1995，21：67

[7] 藤原道弘．実験的記憶障害に対する当帰芍薬散の改善作用[J]．神経薬理，1990，12：217

[8] 水島宣昭．アルツハイマー型痴呆と当帰芍薬散[J]．現代医療学，1998，11：87

[9] 秋口一郎，猪野正誌，福山秀直．一側前内側視床梗塞における初期症候および長期経過について[J]．脳卒中，1987，9：538

【索　引】

【あ】

IgA腎症　111
阿膠　262
悪性腫瘍　127
アコニチン (aconitine)　291
浅田宗伯　80, 305
足三里穴　12
アスクレピオス (Aesculapius)　311
阿是穴　14
アデノシン (adenosine)　286
アトピー性素因　25
アトピー性皮膚炎　25, 26, 27
アビセンナ (Avicenna)　311
アミグダリン (amygdalin)　270, 286
嵐山甫安　313
アラビア医学　311
アラントイン (allantoin)　276
アルツハイマー病　44
アルメイダ (Luís de Almeida)　312
アレカタンニン (arecatannin)　291
アレコリン (arecoline)　291
安神剤　17
安胎　84
安中散　92, 133

アントラキノン (anthraquinone)　267
アンブロワーズ・パレ (Ambroise Paré)　312

【い】

医界之鉄椎　306
胃潰瘍　93
医学館　318
医学伝習所　319
医学典範　311
医心方　302
イソフラボン (isoflavone)　267
イチョウエキス　44
一貫堂　306
一気留滞説　304
逸脱酵素　100
溢流性尿失禁　107
伊東玄朴　317
胃内停水　13, 89
異病同治　18
胃部振水音　13
イブン・シーナー (Ibn Sīnā)　311
医方問余　304
威霊仙　263
胃苓湯　94, 98, 232
陰液　8
陰虚火旺　17, 105, 237
咽喉頭異常感症　40

陰証　6
インターフェロン療法　100
咽中炙臠　66, 141
茵蔯蒿　101, 263
茵蔯蒿湯　101, 247
茵蔯五苓散　101, 233
咽頭炎　66
陰頭寒　110
インポテンツ　109, 134
陰陽五行説　8

【う】

茴香　133, 263
烏頭　263
うつ病　37
烏薬　264
温経湯　73, 76, 78, 82, 220
温散　60
温清飲　174

【え】

AST (GOT)　100
ALT (GPT)　100
栄気（営気）　11
営血　12
エールリッヒ (Paul Ehrlich)　323
衛気　11
越婢加朮湯　51, 53, 110, 153

(347)

索　引

【え】

エフェドリン (ephedrine) 131, 293
エボジアミン (evodiamine) 273
円形脱毛症 30
延胡索 133, 264

【お】

黄耆 264
黄耆建中湯 26, 30, 212
黄芩 101, 265
王燾 302
黄柏 265
往来寒熱 136
黄連 266
黄連解毒湯 27, 42, 81, 123, 140
黄連湯 89, 98, 236
大塚敬節(けいせつ) 123, 306
悪寒 5
悪寒戦慄 59
瘀血 12, 73
悪心嘔吐 90
尾台榕堂 304
乙字湯 97, 132
悪熱 5
オフィオポゴニン (ophiopogonin) 288
おむつ皮膚炎 26
オランダおいね 317
遠志 266
温性薬 5, 261
温中散寒 74
温補腎陽 106

温裏法 16

【か】

外感病 35
解体新書 313
艾葉 266
潰瘍性大腸炎 99
香川修庵 304
鶴膝風 54
火邪 6
何首烏 267
過少月経 75
カスパル流外科 313
かぜ症候群 59
華佗 301
過多月経 75
肩こり 52, 131
華佗中蔵経 301
カタルポール (catalpol) 276
活血化瘀 242
脚気論争 321
葛根 267
葛根湯 35, 52, 59, 131
葛根湯加川芎辛夷 65, 131
滑石 267
滑苔 13
合方 18
滑脈 4, 13
化膿性皮膚疾患 29, 134
過敏性腸症候群 99
花粉症 64
髪 9
加味帰脾湯 38, 44, 251

加味逍遥散 80, 148
カラスリンA (karasurin A) 268
ガレノス (Claudius Galenus) 120, 311
瓜呂根（栝楼根） 267
瓜呂仁 268
肝 10
肝気鬱結 38, 158
肝気上亢 40, 45
乾姜 268
緩下剤 16, 96
間歇熱 5
間質性肺炎 101
寒邪 6
寒証 5
肝証 10
鑑真 302
寒性薬 5
甘草 101, 268
甘草湯 66
寒熱往来 5
甘麦大棗湯 80, 118, 190
感冒 59
漢方診療医典 306
漢方診療の実際 306
甘味 261
鹹味 261

【き】

気 11
喜按 4
奇異性尿失禁 107
気鬱 11, 38

索　引

気管支喘息（きかんしぜんそく）	63
帰耆建中湯（きぎけんちゅうとう）	217
気虚（ききょ）	11
桔梗（ききょう）	269
桔梗湯（ききょうとう）	60, 66, 252
菊花（きくか）	269
帰経（きけい）	262
奇経八脈（きけいはちみゃく）	14
奇穴（きけつ）	14
気血双補剤（きけつそうほざい）	17
気血両虚（きけつりょうきょ）	12
枳実（きじつ）	269
気滞（きたい）	11
北里柴三郎（きたさとしばさぶろう）	322
気の上衝（きのじょうしょう）	12
岐伯（ぎはく）	299
気秘（きひ）	243
帰脾湯（きひとう）	182
芎帰膠艾湯（きゅうきょうかいとう）	76, 99, 108, 193
芎帰調血飲（きゅうきちょうけついん）	39, 77, 86
急性胃炎（きゅうせいいえん）	93
急性気管支炎（きゅうせいきかんしえん）	61
急性糸球体腎炎（きゅうせいしきゅうたいじんえん）	110
急性湿疹（きゅうせいしっしん）	23
急性蕁麻疹（きゅうせいじんましん）	21
急性前立腺炎（きゅうせいぜんりつせんえん）	107
急性皮膚炎（きゅうせいひふえん）	23
拒按（きょあん）	4
羗活（きょうかつ）	270
胸脇苦満（きょうきょうくまん）	4
杏仁（きょうにん）	270
強迫神経症（きょうはくしんけいしょう）	39
恐怖神経症（きょうふしんけいしょう）	39
局方（きょくほう）	262
虚実夾雑（きょじつきょうざつ）	4
虚証（きょしょう）	3, 4
虚証の月経痛（きょしょうのげっけいつう）	78
魚毒（ぎょどく）	22
虚熱（きょねつ）	16, 105
虚煩（きょはん）	11
虚脈（きょみゃく）	4
虚労（きょろう）	12
起立性調節障害（きりつせいちょうせつしょうがい）	118
金匱要略（きんきようりゃく）	300
金匱要略注解（きんきようりゃくちゅうかい）	304
筋収縮性頭痛（きんしゅうしゅくせいずつう）	35
ギンセノシド（ginsenosides）（ぎんせのしど）	287
金銭草（きんせんそう）	101
緊張型頭痛（きんちょうがたずつう）	35
緊張性頭痛（きんちょうせいずつう）	35

【く】

駆瘀血薬（くおけつやく）	13, 16, 73
苦参（くじん）	270
楠本瀧（くすもとたき）	317
唇（くちびる）	9
苦味（くみ）	261
九味檳榔湯（くみびんろうとう）	253
グリチルリチン（glycyrrhizin）（ぐりちるりちん）	268, 277
クロミフェン（clomifene）（くろみふぇん）	75
君薬（くんやく）	18

【け】

荊芥（けいがい）	133, 270
荊芥連翹湯（けいがいれんぎょうとう）	28, 65, 168
経穴（けいけつ）	13
珪酸アルミニウム（けいさんあるみにうむ）	267
桂枝（けいし）	271
桂枝加芍薬大黄湯（けいしかしゃくやくだいおうとう）	96, 99, 246
桂枝加芍薬湯（けいしかしゃくやくとう）	176
桂枝加朮附湯（けいしかじゅつぶとう）	50, 51, 52, 144
桂枝加竜骨牡蛎湯（けいしかりゅうこつぼれいとう）	30, 80, 118, 149
桂枝湯（けいしとう）	60, 165
桂枝二越婢一湯（けいしにえっぴいっとう）	54
桂枝人参湯（けいしにんじんとう）	36, 198
桂枝茯苓丸（けいしぶくりょうがん）	42, 69, 76, 78, 80, 82, 148
桂枝茯苓丸加薏苡仁（けいしぶくりょうがんかよくいにん）	31, 242
桂芍知母湯（けいしゃくちもとう）	55
啓迪集（けいてきしゅう）	303
桂皮（けいひ）	271
啓脾湯（けいひとう）	100, 245
桂麻各半湯（けいまかくはんとう）	22
経絡（けいらく）	13
稽留熱（けいりゅうねつ）	5
外台秘要（げだいひよう）	302
血（けつ）	12
血虚（けっきょ）	12
月経困難症（げっけいこんなんしょう）	77
月経前緊張症（げっけいぜんきんちょうしょう）	79
月経前症候群（げっけいぜんしょうこうぐん）	79
血清療法（けっせいりょうほう）	322
厥陰病（けっちんびょう）	8
血尿（けつにょう）	111
結脈（けつみゃく）	12

索　引

ゲニポシド (geniposide) 275	厚朴 272	ゴミシンA (gomisin A) 273
解表剤 15	洪脈 4	五淋散 106, 108, 173
下品 18	紅毛外科宗伝 313	五苓散 69, 90, 98, 117, 141
眩暈 67	紅毛流外科 313	混合性頭痛 35
元気 11	抗リン脂質抗体 85	
ゲンチオピクリン (gentiopicrin) 295	高齢者 121	【さ】
玄武湯 154	五液 13	柴胡 100, 274
ケンペル (Engelbert Kaempfer) 316	五禽戯 301	柴胡加竜骨牡蠣湯 30, 38, 40, 42, 80, 118, 122, 138
弦脈 4	国際教育学院 336	柴胡桂枝乾姜湯 62
	黒苔 5	柴胡桂枝湯 60, 92, 95, 102, 117, 137
【こ】	国立補完代替医療センター 307	サイコサポニン (saikosaponin) 274
膠飴 271	五虎湯 61, 209	柴胡清肝湯 26, 195
紅花 271	心 9	細辛 274
皇漢医学 306	牛膝 272	柴朴湯 63, 66, 120, 209
高血圧 122	五積散 50, 74, 180	細絡 75
高血圧性脳出血 41	牛車腎気丸 50, 106, 221	柴苓湯 67, 98, 99, 111, 112, 230
高脂血症 126	五十肩 52	数脈 5
降証 12	呉茱萸 273	佐倉順天堂 318
考証医学 305	呉茱萸湯 37, 155	坐骨神経痛 49
甲状腺機能亢進症 128	古書医言 304	察証論治 303
甲状腺機能低下症 128	後世派 303	佐藤泰然 318
紅参 287	五臓六腑 8	ザビエル (Francisco de Xavier) 312
降性薬 12, 262	誤治 18	サポニン (saponin) 269
香蘇散 22, 60, 186	コッホ (Heinrich Hermann Robert Koch) 321	佐薬 18
黄帝 299	骨盤内うっ血症候群 75, 219	サルバルサン (salvarsan) 323
黄帝内経 299	後藤艮山 304	三陰交穴 12
抗動脈硬化作用 139	喉痺 66	三黄瀉心湯 81, 97, 229
更年期障害 79	牛蒡子 273	山楂子 275
項背強 131	古方派 303	
香附子 272	胡麻 273	
糠米 272	五味 261	
	五味子 101, 273	

索引

山梔子（さんしし）	101, 275
三瀉（さんしゃ）	134, 221
山茱萸（さんしゅゆ）	275
三焦（さんしょう）	10
山椒（さんしょう）	276
産褥期（さんじょくき）	86
散性薬（さんせいやく）	5, 262
酸棗仁（さんそうにん）	276
酸棗仁湯（さんそうにんとう）	217
残尿感（ざんにょうかん）	106
三補（さんぽ）	134, 221
酸味（さんみ）	261
三物黄芩湯（さんもつおうごんとう）	236
山薬（さんやく）	276

【し】

C型肝炎（しーがたかんえん）	100
シーボルト（Philipp Franz von Siebold）（しーぼると）	316
シーボルト事件（しーぼるとじけん）	317
滋陰降火湯（じいんこうかとう）	62, 208
滋陰剤（じいんざい）	17
滋陰至宝湯（じいんしほうとう）	62, 207
紫雲膏（しうんこう）	25, 31, 255
地黄（じおう）	105, 276
地黄剤（じおうざい）	105
志賀潔（しがきよし）	323
自汗（じかん）	4
色素療法（しきそりょうほう）	323
四逆散（しぎゃくさん）	40, 92, 95, 102, 158
四逆湯（しぎゃくとう）	74
子宮内膜症（しきゅうないまくしょう）	77
四君子湯（しくんしとう）	94, 192
地骨皮（じこっぴ）	277
シコニン（shikonin）（しこにん）	277
紫根（しこん）	277
歯痕舌（しこんぜつ）	11
四肢厥冷（ししけつれい）	155
脂質異常症（ししついじょうしょう）	126
梔子柏皮湯（ししはくひとう）	254
滋潤薬（じじゅんやく）	120
四診法（ししんほう）	3
四性（しせい）	261
師説筆記（しせつひっき）	304
紫蘇葉（しそよう）	282
七情（しちじょう）	6
七物降下湯（しちもつこうかとう）	123, 165
弛張熱（しちょうねつ）	5
疾患修飾抗リウマチ薬（しっかんしゅうしょくこうりうまちやく）	53
湿邪（しつじゃ）	6
湿証（しつしょう）	13
実証（じっしょう）	3
湿疹（しっしん）	26
実熱（じつねつ）	16
実脈（じつみゃく）	4
しぶり腹（しぶりばら）	98
四物湯（しもつとう）	76, 78, 189
しもやけ	32
瀉火（しゃか）	16
炙甘草（しゃかんぞう）	277
炙甘草湯（しゃかんぞうとう）	127, 181
邪気（じゃき）	3
積（しゃく）	181
使薬（しやく）	18
弱脈（じゃくみゃく）	4
芍薬（しゃくやく）	278
芍薬甘草湯（しゃくやくかんぞうとう）	49, 82, 92, 184
瀉下法（しゃげほう）	16
瀉性薬（しゃせいやく）	4, 261
車前子（しゃぜんし）	278
瀉法（しゃほう）	4
上海中医薬大学（しゃんはいちゅういやくだいがく）	330
習慣性流産（しゅうかんせいりゅうざん）	85
収性薬（しゅうせいやく）	262
十全大補湯（じゅうぜんだいほとう）	29, 121, 127, 167
シュードエフェドリン（pseudoephedrine）（しゅーどえふぇどりん）	293
十二指腸潰瘍（じゅうにしちょうかいよう）	93
十二正経（じゅうにせいけい）	13
十味敗毒湯（じゅうみはいどくとう）	22, 25, 67, 133
縮砂（しゅくしゃ）	133, 278
手掌煩熱（しゅしょうはんねつ）	6, 220
主婦湿疹（しゅふしっしん）	31
濡脈（じゅみゃく）	4
淳于意（じゅんうい）	299
峻下剤（しゅんげざい）	16, 95
潤性薬（じゅんせいやく）	13
潤苔（じゅんたい）	13
潤腸湯（じゅんちょうとう）	96, 170
春林軒（しゅんりんけん）	305, 316
証（しょう）	3
少陰病（しょういんびょう）	8
消化性潰瘍（しょうかせいかいよう）	93, 95
消渇（しょうかつ）	124
傷寒（しょうかん）	7
傷寒雑病論（しょうかんざつびょうろん）	300
傷寒論（しょうかんろん）	300
承気湯類（じょうきとうるい）	95
生姜（しょうきょう）	279
小建中湯（しょうけんちゅうとう）	99, 117, 119, 120, 212
小柴胡湯（しょうさいことう）	101, 117, 136

索引

小柴胡湯加桔梗石膏	61, 66, 223
消散法	16
升証	12
升性薬	12, 262
小青竜湯	62, 64, 120, 144
蕉窓雑話	305
蕉窓方意解	305
升提	107, 121, 132, 163
小児	117
小児喘息	120
上熱下寒	5
小麦	279
小半夏加茯苓湯	84, 146
消風散	23, 27, 146
小腹急結	13, 75
小腹硬満	12, 75
小腹不仁	4
上品	18
升麻	132, 279
升麻葛根湯	214
少陽病	7
ショガール (shogaol)	268
蜀椒	276
食毒	125
食欲不振	89
曙光医院	330
暑邪	6
諸病源候論	302
脂漏性	26
腎	10
辛夷	132, 279
辛夷清肺湯	65, 218
腎陰虚	105, 202
津液	13

辛温解表剤	15
心火旺	225
心下痞鞭	4, 89, 139
心下部振水音	89
心肝火旺	140, 229
真寒仮熱	60
参耆剤	4, 38, 121
心気症	39
鍼灸療法	13
腎虚	105
神経症	39
神経性食欲不振症	89
進行性指掌角皮症	31
ジンジェロール (gingerol)	279
心証	10
腎証	10
尋常性痤瘡	28
心身症	39, 40
心腎相交	11
参蘇飲	60, 183
心臓喘息	127
人体構造論	312
シンナムアルデヒド (cinnamaldehyde)	271
神農	299
神農本草経	18, 299
神秘湯	63, 120, 201
心不全	127
真武湯	73, 100, 123, 154
蕁麻疹	134
辛味	261
臣薬	18
腎陽虚	105, 134, 221
辛涼解表剤	15

【す】

水	13
膵炎	102
水逆	90
水穀	8
水穀の気	89
水腫	16
随証治療	83
水滞	13
水毒	16
杉田玄白	313
スクリバ (Julius Karl Scriba)	320
鈴木梅太郎	323
頭痛	35

【せ】

正気	3
精気	311
性機能障害	109
精気論	311
清実熱	16
臍上悸	12, 139
清上防風湯	28, 175
清暑益気湯	89, 250
精神発達遅滞	44
清心蓮子飲	107, 108, 225
清熱	5
清熱解毒	140, 229
清熱瀉火	140, 229
清熱清血薬	105
清熱法	15

(352)

索　引

清肺湯	62, 204
生理不順	75
癤	29
石膏	280
泄瀉	4, 99
接触性皮膚炎	25
切診	3
舌診	5
折衷派	305
切迫性尿失禁	107
川芎	280
川芎茶調散	35, 241
センキュノリド (senkyunolide)	280
千金翼方	302
前胡	280
川骨	281
蝉退	281
顫動舌	12
センノサイド (sennoside A)	95, 282
宣肺解表	21
前立腺肥大	134
前立腺肥大症	106

【そ】

宗気	9, 11
巣元方	302
嘈雑	91
蔵志	304, 313
燥邪	6
蒼朮	281
倉舒	301
燥証	13

創傷治癒	29
相生相剋	8
燥性薬	13, 261
痩舌	12
曹操	301
壮熱	5
桑白皮	281
臓腑弁証	9
双裏双解剤	17
続発性無月経	75
疎経活血湯	50, 73, 171
疏泄	10, 89
蘇木	282
素問	299
蘇葉	282
孫思邈	302

【た】

太陰病	8
大黄	282
大黄甘草湯	96, 200
大黄牡丹皮湯	76, 78, 96, 156
大逆上気	62, 153
大建中湯	96, 213
大柴胡湯	97, 101, 136
大承気湯	96, 245
大棗 (ナツメ)	276, 283
胎毒	26
大防風湯	54, 211
太陽病	7
高野長英	318
高橋景保	318
沢瀉	283

竹田昌慶	303
武見太郎	307
田代三喜	303
ダナゾール (danazole)	77
痰飲	16
胆道疾患	102
タンニン (tannin)	267
蛋白尿	111
丹波康頼	302

【ち】

蓄血	16
竹茹	283
竹茹温胆湯	61, 207
竹節人参	288
蓄膿症	65, 132
治打撲一方	203
治頭瘡一方	175
痴呆症	44
遅脈	5
知母	283
中医学	306, 337
中医薬大学	307
中間証	4
中建中湯	213
中耳炎	66
中西医結合医学	337
中風	7, 41
中品	18
調胃承気湯	96, 191
丁香	284
丁子 (字)	284
張仲景	300
釣藤鉤	284

(353)

索 引

釣藤散	36, 123, 166	当帰	286	軟舌	12
潮熱	5	動悸	127	南蛮流外科	312
腸癰	156	当帰飲子	23, 25, 201		
腸癰湯	255	当帰建中湯	78, 240	【に】	
チョコレート嚢胞	77	当帰四逆加呉茱萸生姜湯			
猪苓	284		32, 50, 73, 161	にきび	28
猪苓湯	106, 108, 162	当帰芍薬散	44,	肉芽形成	29
猪苓湯合四物湯		73, 76, 80, 82, 85, 147		二朮湯	52, 203
	108, 162, 228	当帰湯	217	二陳湯	90, 198
陳皮	285	導水瑣言	305	日本誌	316
沈脈	5	糖尿病	123	日本植物誌	318
		糖尿病性腎症	112	日本西教史	312
【つ】		桃仁	286	日本動物誌	318
		同病異治	18	乳汁うっ滞	86
椎骨脳底動脈不全	68	頭風眩	301	尿失禁	107
通仙散	305, 315	独活	133, 287	尿路結石	109
通導散	40, 76, 78, 219	督脈	14	女神散	41, 80, 86, 183
通鼻	218	杜仲	287	妊娠	84
爪	9	兎糞	243	人参	287
つわり	146	吐法	16	妊娠悪阻	84, 146
		ドライスキン	26	妊娠高血圧症候群	85
【て】		トリカブト	263, 291	妊娠中毒症	85
		頓医抄	302	人参湯	74, 94,
低血圧	123	呑酸	91		99, 117, 123, 126, 156
適応性弛緩	94, 164			人参養栄湯	121, 222
テネスムス (tenesmus)	98	【な】		認知症	44
天南星	285			忍冬	288
天麻	285	内外合一活物窮理	305	任脈	14
天門冬	285	内科秘録	305		
		長崎出島	313	【ね】	
【と】		長崎養生所	319		
		半井明親	303	熱極	5
桃核承気湯		名古屋玄医	303	熱邪	6
	76, 78, 80, 97, 179	鳴滝塾	316	熱証	5
冬瓜子	286	難経	14	ネフローゼ症候群	112

(354)

索　引

ねぼけ	118

【の】

ノイローゼ	39
脳梗塞	42
脳出血	41
脳循環不全	68
脳卒中	41
野口英世	324
ノトプテロール (notopterol)	270

【は】

肺	10
梅核気	66
バイカリン (baicalin)	265
肺証	10
肺熱	173
排膿散及湯	29, 66, 240
貝母	288
排卵障害	82
麦芽	288
白苔	60
麦門冬	288
麦門冬湯	62, 153
パスツール (Louis Pasteur)	321
秦佐八郎	323
八味地黄丸	50, 105, 106, 109, 122, 134
薄荷	289
発汗法	15
八綱弁証	3
発散性薬	5
八珍湯	167
発熱	59
発表	21
発表薬	5
華	9
華岡青洲	133, 305, 315
鼻づまり	218
土生玄碩	317
ハルナール® (harnal)	106
半夏	289
半夏厚朴湯	38, 66, 141
半夏瀉心湯	89, 90, 91, 98, 139
半夏白朮天麻湯	36, 68, 118, 159
蛮書解禁令	313
胖舌	5
煩熱	236
半表半裏	5

【ひ】

脾	10
B型肝炎	100
脾胃虚証	4
冷え症	73
ひきつけ	118
備急千金要方	302
脾証	10
ヒステリー	39
ヒステリー球	66
ヒポクラテス (Hippocrates)	311
ヒポクラテス全集	311
肥満	125
微脈	4
皮毛	9
百合	289
白芷	290
白朮	290
白虎加人参湯	27, 119, 124, 157
病因除去	334
病邪弁証	6
表証	5
表層性びらん性出血性胃炎	93
標治法	14
枇杷葉	290
頻発月経	75
檳榔子	291

【ふ】

ファブリカ (De humani corporis fabrica)	312
不安神経症	39
風湿	53, 170
風邪	6
腹圧性尿失禁	107
副作用	18
福沢諭吉	322
腹痛	92
腹皮拘急	4
腹脈湯	181
茯苓	291
茯苓飲	91, 94, 185
茯苓飲合半夏厚朴湯	91, 185, 233

(355)

索　引

附子　291
附子理中湯　74, 100
フスタギン® (Hustagin)　278
不整脈　127
勿誤薬室方函　305
勿誤薬室方函口訣　305
浮動感　68
不妊症　81
プネウマ (pneuma)　311
扶陽抑陰説　303
プラチコディン (platycodin)　269
フラボノイド (flavonoid)　269
プランタジン (plantagin)　278
聞診　3

【へ】

ベーリング (Emil Adolf von Behring)　322
平胃散　91, 94, 195
平脈　5
ペオニフロリン (paeoniflorin)　278
ペオノール (paeonol)　293
ベザリウス (Andreas Vesalius)　312
ペリルアルデヒド (perillaldehyde)　282
ベルツ (Erwin von Bälz)　320

ベルベリン (berberine)　265, 266
変形性膝関節症　50
偏向是正　334
扁鵲　299
弁証論治　3
片頭痛　37
扁桃炎　66
弁病論治　331

【ほ】

防已　292
防已黄耆湯　51, 126, 145
方極　304
膀胱炎　108
芒刺舌　5
芒硝　292
方証相対　301, 304
望診　3
防風　133, 292
防風通聖散　97, 125, 180
補益法　17
ボードイン (Anthonius Franciscus Bauduin)　320
補完代替医療　307
補気剤　17
補気薬　12
補血剤　17
補血滋陰薬　105
母子同服　118
補性薬　4, 261
牡丹皮　293
補中益気湯　107, 121, 127, 163

ホフマン (Theodor Eduard Hoffmann)　320
補法　4
牡蠣　293
本治法　15
ポンペ (Johannes Lijdius Catharinus Pompe van Meerdervoort)　319
本間棗軒　305

【ま】

前野良沢　314
麻黄　293
麻黄湯　59, 150
麻黄附子細辛湯　60, 243
麻杏甘石湯　61, 63, 120, 173
麻杏薏甘湯　54, 194
マグノサリン (magnosalin)　279
マグノシニン (magnoshinin)　279
マグノロール (magnolol)　272
麻子仁　294
麻子仁丸　96, 242
マタニティブルー　86
末梢循環障害　73
松本良順　318
マトリン (matrine)　270
曲直瀬玄朔　303
曲直瀬道三　303
麻沸散　301
麻沸湯　305, 315
万安方　302

索　引

慢性胃炎	93	森鴎外	321	吉益東洞	304
慢性肝炎	100, 101	森道伯	306	吉益南涯	305
慢性関節リウマチ	53, 54	問診	3	夜泣き	118
慢性気管支炎	62			四体液説	311
慢性糸球体腎炎	111	**【や】**			
慢性湿疹	24	夜間頻尿	134	**【ら】**	
慢性蕁麻疹	23	夜驚症	118	蘭学事始	315
慢性皮膚炎	24	薬徴	304	蘭方禁止令	318
慢性副鼻腔炎	65, 132	益母草	294		
万病一毒説	304	やせ症	126	**【り】**	
		夜尿症	119	理気剤	17
【み】		山脇東洋	304, 313	理気薬	12
未病	14			裏急後重	96, 98
耳鳴	66	**【ゆ】**		痢疾	98
ミュラー（Benjamin Carl Leopold Müller）	320	湯本求真	306	裏証	5
				利水去湿薬	13
【む】				利水剤	16
無症候性血尿	111	**【よ】**		理中丸	94, 156
無症候性蛋白尿	111	癰	29	六君子湯	93, 126, 164
胸やけ	91	瘍科秘録	305, 315	立効散	224
		陽気	8	溜飲	91
【め】		楊守敬	305	竜眼肉	295
メニエール病	69	陽証	6	竜骨	295
めまい	67	養胎優先	84	竜胆	295
面（顔）	9	腰痛	49	竜胆瀉肝湯	25, 108, 192
		陽明病	8	苓甘姜味辛夏仁湯	62, 64, 235
【も】		薏苡仁	125, 294, 242	良姜	133, 296
木通	294	薏苡仁湯	54, 170	苓姜朮甘湯	74, 106, 234
木防已湯	127, 158	抑肝散	45, 119, 172	苓桂朮甘湯	68, 69, 118, 161
木香	294	抑肝散加陳皮半夏	45, 119, 199	良性発作性頭位めまい	69

(357)

索引

【る】

類聚方　304
類聚方広義　304

【れ】

霊枢　299
連翹　296
連珠飲　68, 118
蓮肉　296

【ろ】

老化　105, 120
老人性瘙痒症　25
六淫七情　6
六味丸　50, 105, 106, 122, 202
六経弁証　7

【わ】

和解法　17
和気清麻呂　302
和田啓十郎　306
和田東郭　305

現 代 漢 方 医 学	●定価（本体4,000円+税）

2014年7月31日　初　版第1刷発行

著　者	泉　　義　雄
発　行　者	新　堰　辰　雄
発　行　所	医　薬　出　版

〒341-0018
埼玉県三郷市早稲田5-5-1-801
TEL 048-957-0507　　FAX 048-957-0580
振替口座　00140-1-15518
E-mail　yakuritorin@ab.auone-net.jp
ＵＲＬ　http://www.ab.auone-net.jp/～yakurin

組版・印刷　　萌芽舎・富士リプロ

JCOPY <(社)出版者著作権管理機構　委託出版物>
本書の無断複製は著作権法上での例外を除き禁じられています．複製される場合は，そのつど事前に，(社)出版者著作権管理機構（TEL03-3513-6969，FAX03-3513-6979）の許諾を得て下さい．

ISBN978-4-9906739-1-8　　　　　　　　©IYAKUSHUPPAN 2014　Printed in Japan

医学フランス語会話

著者：泉義雄（東海大学教授）　ミッシェル・アグノー（パリ大学ラリボワジエール病院神経内科　前教授）

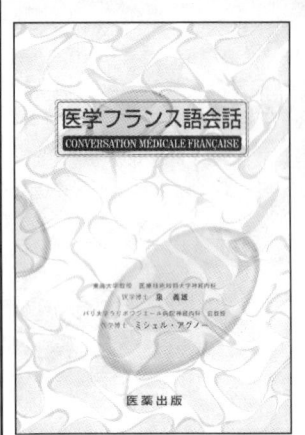

- 明治維新以来、初めての本格的医学フランス語の教科書が誕生しました。
- 病院で必要な例文1,462、専門用語2,944を診療科別に掲載。
- 情報満載のこの一冊で、もうどなたでもフランスに医学留学することが可能になりました。

特徴

1. フランスの医療事情を22項目に分けて解説しました。
2. フランスの医薬品を日本の医薬品と対比して解説しました。
3. 全ての例文、単語にはカタカナで発音が表記されています。
4. 留学依頼の手紙、履歴書、各種文書の書き方、学会発表の仕方も掲載。
5. 医師免許証、専門医認定証、戸籍謄本などの翻訳の仕方も掲載。
6. 留学先となるパリの病院の住所、奨学金の取得の仕方なども掲載。

ISBN978-4-9900940-0-X　A4判409頁　定価（本体4,500円＋税）

改訂版・神経内科のスピード学習と専門医学習

著者：泉義雄（東海大学教授）　五十棲一男（足利赤十字病院神経内科　部長）

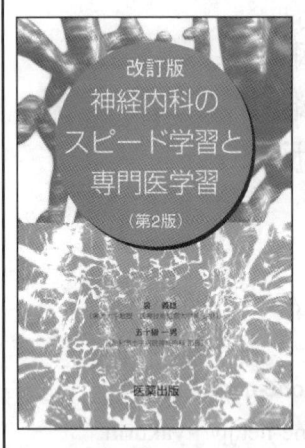

－改訂第2版－

- バージョンアップにより、最強最短の神経内科テキストが完成しました。
- 専門医学習編では五者択一問題を395題から513題に増やしました。

特徴

1. 日本神経学会などの治療ガイドライン、分子生物学的遺伝子最新情報を大幅に掲載しました。
2. 臨床実地問題にすぐ役立つ薬剤の一般名、商品名、投与量を記載しました。
3. 遺伝子診療、Parkinson病、神経病理、脳循環代謝、精神医学を独立した章として詳述しました。

ISBN978-4-9900940-2-7　B5判813頁　定価（本体12,000円＋税）

医薬出版

〒341-0018　埼玉県三郷市早稲田5-5-1-801
TEL 048-957-0507　FAX 048-957-0580
E-mail : yakuritorin@ab.auone-net.jp

現代漢方医学

著者：泉　義雄（東海大学教授、東海大学病院東洋医学科）

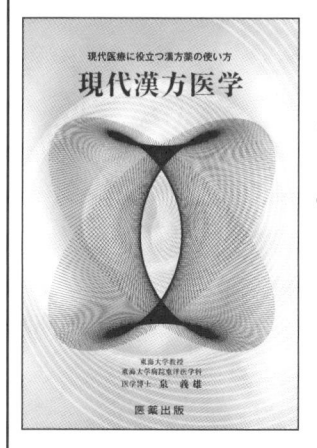

- 古典的な漢方医学の解説にとどまらず、過去20年間の漢方医学関連の論文を渉猟し、臨床治験、動物実験、生薬の最新薬理知見も紹介しました。
- 漢方医学の歴史、上海中医薬大学留学記、中国への留学の仕方なども紹介しました。

特　徴

1. これから漢方薬を治療薬の1つに加えようと考えておられる先生方、既に漢方薬は使用しているがより多くの漢方方剤を使用したいと考えておられる先生方のために書かれました。
2. 古典的な方剤生薬解説と同時に、過去20年間の漢方医学の論文を渉猟し、現在、漢方薬は科学的にどこまで明らかにされてきているのかを解説しました。
3. 捉え所のない高齢者の多愁訴、冷え症と末梢循環障害、更年期障害、心身症、神経疾患など、多くの先生方が漢方薬を治療薬選択の一つに加えて頂ければ、幸いに存じます。

ISBN978-4-9906739-1-8　　B5判358頁　　定価（本体4,000円＋税）

合格国試看護学

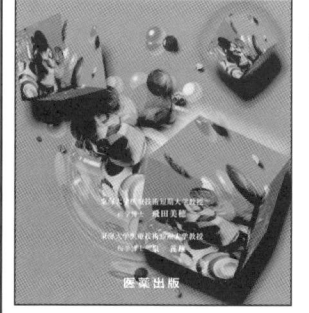

著者：飛田美穂、泉　義雄（東海大学医療技術短期大学教授、医学博士）

- 国試合格を到達目標にした新しいタイプの看護学教科書です。
- 厚生労働省が看護学生に要求している知識を、勉強しやすいように450の小項目に分けて解説しました。

特　徴

1. 小項目は初めに予想問題と簡単な解説を示し、次に国試のポイントとして国試合格に必要な知識をまとめてあります。
2. 全体を32章に分け、各章は単なる既出問題解説や箇条書きの記述を避け、系統だって分かりやすく学習できるように配慮しました。
3. 国試のポイントは看護国試の要点を網羅しており、学習により100％の確率で国試合格できる点数が取れるよう工夫されています。

ISBN978-4-9900940-5-8　　B5判878頁　　定価（本体6,000円＋税）

医薬出版

〒341-0018　埼玉県三郷市早稲田5-5-1-801
TEL 048-957-0507　FAX 048-957-0580
E-mail : yakuritorin@ab.auone-net.jp